◎ 许盈 潘宇 主编

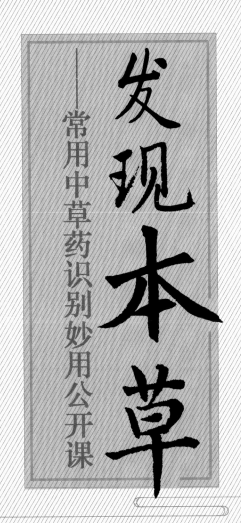

发现本草
——常用中草药识别妙用公开课

U0325193

湖南科学技术出版社

图书在版编目（ＣＩＰ）数据

发现本草：常用中草药识别妙用公开课 / 许盈，潘宇主编. — 长沙：湖南科学技术出版社，2022.6
（中草药图典系列丛书）
ISBN 978-7-5710-1597-8

Ⅰ．①发… Ⅱ．①许… ②潘… Ⅲ．①中草药－图集
Ⅳ．①R282-64

中国版本图书馆 CIP 数据核字(2022)第 088331 号

FAXIAN BENCAO — CHANGYONG ZHONGCAOYAO SHIBIE MIAOYONG GONGKAIKE

发现本草——常用中草药识别妙用公开课

主　　编：许　盈　潘　宇
出 版 人：潘晓山
责任编辑：李　忠
出版发行：湖南科学技术出版社
社　　址：长沙市芙蓉中路一段 416 号泊富国际金融中心
网　　址：http://www.hnstp.com
湖南科学技术出版社天猫旗舰店网址：
　　　　　http://hnkjcbs.tmall.com
邮购联系：0731 - 84375808
印　　刷：湖南凌宇纸品有限公司
　　　　（印装质量问题请直接与本厂联系）
厂　　址：长沙市长沙县黄花镇黄垅新村工业园财富大道 16 号
邮　　编：410137
版　　次：2022 年 6 月第 1 版
印　　次：2022 年 6 月第 1 次印刷
开　　本：710 mm×1000 mm　1/16
印　　张：15.25
字　　数：326 千字
书　　号：ISBN 978-7-5710-1597-8
定　　价：58.00 元

《发现本草——常用中草药识别妙用公开课》编委会

主　编

许　盈（湖南中医药大学）

潘　宇（广西壮族自治区药用植物园）

副主编

朱建平（湖南中医药大学）

袁志鹰（湖南中医药大学）

编　委（以姓氏笔画排序）

王　硕（广西壮族自治区药用植物园）

杨　晗（湖南中医药大学）

杨艳红（湖南中医药大学）

宋志军（广西壮族自治区药用植物园）

陈　路（广西壮族自治区药用植物园）

陈仕恒（醴陵市中医院）

欧　敏（广西壮族自治区药用植物园）

周小雷（广西壮族自治区药用植物园）

候小利（广西壮族自治区药用植物园）

秘　书

蔡雲娟（湖南中医药大学）

前　言

　　随着现代社会的进步和医学模式的变化，人们对健康的需求不断提升。2021年中国科普所的一项最新调查结果显示，我国93.9％公众最感兴趣的科技发展信息是卫生与健康，不得不说，健康需求已经成为当下价值观的主流，不仅老年人对健康的需求强烈，"00后"人群最关心的话题之一也是身心健康。围绕着以治病为中心转为以健康为中心的社会需求，中医药发挥在"治未病"中的主导作用，开展预防保健增进人民健康，消除生活方式病、亚健康状态等对民众的危害，保障人民群众的身体健康，受到前所未有的关注。

　　习近平总书记十分认可中医药的作用："（中医药）副作用小，疗效好，中草药价格相对便宜，很多患者喜欢看中医，像我自己也很喜欢看中医。"一语道出人民大众热爱中医药、信任中医药、乐于使用中草药进行医疗保健。民意相通，植物药在欧洲也有着悠久的应用史，至今在中医、顺势疗法、自然疗法中发挥主导作用。2019年，我公派到葡萄牙米尼奥大学交流，其间参加中葡首届中草药论坛，在工作坊中介绍了常见中草药的应用，中药主要是植物药，取自天然，是生态绿色的，使用较为安全，很多中药材"药食同源"，比如薏苡仁、枸杞子、赤小豆等，葡萄牙民众表现出浓厚的兴趣，由此萌发了出版中草药科普书籍的想法。后来与长期从事中药学、药膳养生教科研工作的专家交流了意见，成立了编委会。其中的大多数成员对中草药的识别或中医养生保健有独到的见解，足迹遍布湖南省内衡山、大围山等大小山峰，以及省外广西、四川、贵州等中草药资源丰富的名山大川，开设的中草药识别和药膳养生课程在课堂教学和网络社群中深受师生欢迎。我们也真诚希望通过这本精心编写的《发现本草——常用中草药识别妙用公开课》让中草药走近每个人，让喜爱中医药的广大读者读好本草、用好本草。

　　本书将中医药与民众的养生保健需求紧密结合，精编收录了临床常用中草药184种，以《中华人民共和国药典》（2020年版）、《中药学》（"十三五"规划教材）为蓝本，配有各种药物的高清植物或饮片图片。全书目录以公开课的方式展开，开篇第一课介绍了中草药基本知识，如中药四气五味、归经、服用禁忌等基础实用小知识，主体部分第二课～第十七课按药材性能排列，依次讲解解表类中药、清热类中药等 16 课。书后附有药名拼音索引等，便于读者根据不同需求快速查阅。每味中药皆从识别要点、挑选要点、药理研究、前人论述、名家妙用、食疗保健六方面阐述，尤其是采撷古今名医的临床用药经验有理有据，食疗保健则切合当代人重视食疗养生的观念，并以表格形式简明列举药物妙用的小贴士，加之精选高度清晰的中药物种及中药饮片彩色图片，可作为各级临床医师、基层医务人员、医药院校师生及自学中医者临床用药必备工具书。

本书的出版得到了湖南中医药大学凌智老师、校友企业湖南省福泰中药饮片有限责任公司赵揆、百草康神药业有限公司马海光等朋友的大力支持，他们提供了自己实地拍摄的中草药鲜药图片和准确可信的饮片图片。在此诚心向所有帮助过我的人致谢！

许　盈

于湖南中医药大学

目　　录

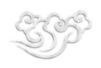

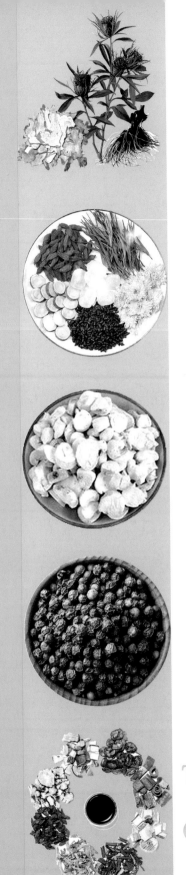

第一课　中草药基本知识

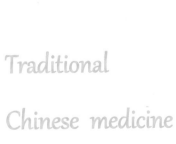

Traditional

Chinese medicine

▶如何正确储存中草药◀

1. 名贵的药材，应单独保存于密闭器皿中，并放置适量的干燥剂。例如，人参、西洋参、鹿茸、冬虫夏草、阿胶、海参、海马、海龙等。如果人参因氧化发黑，则药效不佳。

2. 胶质的药材，应使用牛皮纸包裹，防止长时间存放导致粘连，并应储存于低温环境中，防止融化。例如，阿胶、鹿角胶、龟甲胶等。阿胶、鹿角胶等存放时间不宜超过15年。

3. 含糖或油脂较高易生虫的药材，应储存于低温环境中，防止药材有效成分挥发或改变，以及虫卵滋生等问题。例如，枸杞子、龙眼肉、当归、白菊花等。另外，低温保存的药材也不宜存放超过5年。

4. 含芳香油的有挥发性的药材，不宜存放超过一年，否则有效成分含量将大幅下降。例如，薄荷、紫苏叶、佩兰叶、广藿香、青蒿、香薷、豆蔻、玫瑰花、白菊花、丁香、麝香等。（大部分中药材，宜干燥保存，不宜长期保存。）

▶如何鉴别中草药品质◀

眼观

> 看表面：根据药材各异的外形特征，可辨别不同药材的用药部位。例如，圆柱形或纺锤形多为根类药材，卷筒状多为皮类药材。
>
> 看颜色：根据药材本身的颜色，可以一定程度上鉴别药材是否为道地药材。例如，黄连以色黄为佳，丹参则以色红为佳，玄参则以色偏黑为佳等。
>
> 看断面：根据药材断面的一些标志性特征，可一定程度上鉴别药材的品质。例如，黄芪的断面应有呈"菊花心"样的纹理，杜仲的断面应有胶丝的粘连等。

手触

> 手摸法：触摸药材，根据手上的各种触感，坚软、光滑或粗糙，以及密度的疏松或致密，来品鉴药材品质。例如，盐附子以质软为佳，而黑附子则以质坚为佳。
>
> 手捏法：轻捏药材，感受药材的干黏度、软硬度，以此鉴别药材品质。例如，天仙子以捏取有粘黏感为佳。
>
> 手掂法：掂量药材，感受药材的轻重、坚软、密度，以此鉴别药材品质。例如，荆三棱以坚实体重为佳，相较而言，泡三棱掂时更轻。

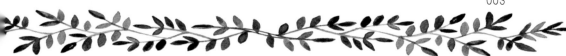

鼻嗅

直接鼻嗅法：直接嗅闻药材气味，鉴别药材品质。例如，薄荷应有清香气，白鲜皮应有羊膻气等。

蒸气鼻嗅法：借用蒸气将药材内的气味带出，需将药材置于热水中，再嗅闻水蒸气的气味。例如，犀角应香而不腥，而水牛角则略有腥气。

揉搓鼻嗅法：部分药材气味微弱，难以直接嗅到，需要折断、揉搓后再嗅闻气味。例如，鱼腥草揉搓后会有腥味，细辛揉搓后会有清香味等。

口尝

品尝药材的口味，以此鉴别药材品质。例如，山楂为酸味、黄连为苦味、甘草为甜味等。

其他理化方法

水试法：通过药材在水中或遇水发生沉浮、溶解，或颜色、透明度、膨胀性产生变化等特殊现象，鉴别药材品质的方法。例如，秦皮的浸出液在光照下会散发出碧蓝色的荧光。

火试法：通过火烧药材，产生闪光或响声，以及特殊的气味、颜色、烟雾等特殊现象，鉴别药材品质的方法。例如，降香，燃烧时香气加剧，变得浓烈，且有油流出；燃烧后，灰烬为白色。

▶如何清洗中药◀

一般而言，中药材长期存放，难免会有积尘，部分药材由于成分原因，甚至可能有产生虫卵的现象。动物类或贝壳类药材，例如蝉蜕、牡蛎、石决明等还可能含有泥土。由于 GMP 认证要求，中药从生产采摘到运输上市的各个步骤流程，都有了规范准则。中药的清洁卫生、农药残留等问题较以往都有了改善。因此在医院取的中药，以及密封于包装中的药材，煎煮前使用清水冲洗一两遍即可，而粉末类中药例如三七粉、滑石粉、琥珀粉、青黛粉、玄明粉等则无洗涤必要。如果是医院以外购买的药材，则可以用 2% 的碳酸氢钠溶液冲洗。

▶如何煎煮中药◀

煎药次数：煎煮两次，可发挥最佳疗效。研究表明，第一次煎煮，中药的有效成分析出率约为 60%。复煎后，残留的有效成分仅剩不到 10%。因此复煎可以减少药物的浪费，同时让血药浓度相对稳定，发挥最佳疗效。

煎药水量：煎煮前先用 40 ℃左右的温水浸泡 15 分钟。浸泡有助于药材的细胞壁膨胀，有利于煎煮时有效成分析出。另外浸泡后，药材体积已经变化，不会在煎煮时改变，更有利于确定

用水量。通常浸泡后按压药材，此时水量应没过药材 3 cm 左右（没过一指节），即适合煎煮。复煎时的用水量不变。

煎药器皿：可使用砂锅或玻璃、搪瓷、不锈钢材料的器皿。使用传统砂锅煎煮中药，由于专用的煎药砂锅口小底深，有利于确定用水量。另外，煎煮期间会发生化学反应，如果用金属器皿，例如铝锅、铁锅、铜锅等煎煮，有可能发生络合反应，导致中药汤液变色或发生沉淀，影响药效甚至还会发生副作用。砂锅无毒而且耐高温，不宜与药材成分发生反应，最适合用来煎煮中药。若没有砂锅，也可以选用玻璃、搪瓷或不锈钢器皿。不锈钢虽然传热快、耐高温，可以用于煎煮中药，但所选用的不锈钢材质必须是达到国家标准的食品级，才不容易与药材成分发生反应。

煎药火候与时间：解表类方剂宜武火煎煮，煮沸后再改文火煮 15～20 分钟；清热、化痰、活血化瘀类方剂于煮沸后再煮 30 分钟为宜；补养类方剂需用文火慢煎，煮沸后再续煮 60 分钟左右，保证有效成分析出。另外，煎煮中药时，每 10 分钟应搅拌一次，使煎煮均匀，提高有效成分的析出率。

▶常见药物的煎法◀

煎煮方法	适用范围
先煎	贝壳类、矿石类药物，如龟甲、鳖甲、赭石、石决明、生牡蛎、生龙骨、生石膏等，因质坚而难煎出味，应打碎先煎，煮沸 10～20 分钟后，再下其他药物。芦根、香茅根、夏枯草、竹茹等，宜先煎取汁，用其汁代水煎其他药物。
后下	芳香挥发类药物，如薄荷、砂仁等，借其挥发油取效的，应在其他药物即将煎好时后下，煎 4～5 分钟即可，防止有效成分挥发。
包煎	为防止煎后药液混浊或减少对消化道、咽喉的不良刺激。部分药物宜用薄布将药包好，再放入锅内煎煮，如赤石脂、滑石、旋覆花等。
另煎	贵重药材，为保存其有效成分，可另炖或另煎。例如，人参隔水炖 3 小时；羚羊角切成薄片另煎 2 小时，取汁服，或水磨汁，或研成细末调服。
溶化（烊化）	胶质、黏性大的药物，如阿胶、鹿角胶、蜂蜜、饴糖等，应先单独加温溶化，再加入去渣的药液中微煮或趁热搅拌，使溶化于药液。可防止胶质粘锅煮焦，影响药效。
冲服	散剂、丹剂、小丸、自然药汁、芳香类药物或贵重药材以冲服为宜或复方其他药物的煎液冲服，如牛黄、麝香、沉香末、肉桂末、三七粉、紫雪丹、六神丸等。
焗服	又称泡服，主要指含有挥发油、容易煎出或久煎容易破坏药效的药物。可以用少量开水或将煮好的一部分药汁趁热浸泡，加盖闷润，减少挥发，半小时后去渣即可服用。如西红花、番泻叶、胖大海、肉桂等。也有一些治疗慢性病如咽炎等的小剂量药物，以药泡水代茶饮。

▶如何正确服用中药◀

○服药次数：普通人每日服1剂，老年人和儿童可酌情增减。急症患者或病情严重的，如急性病、发高热等，可在医师指导下，每日服2剂；慢性疾病，在医师指导下，可1剂分2日服用，或隔1日服1剂。每剂药物一般煎2次，部分补药可以煎3次。每次煎成药汁250～300 mL，可以分为头煎、复煎，分服2次，也可将两次煎的药汁混合后，分2～3次服用。

○服药时间：服药时间可上午1次、下午1次，也可下午1次、临睡前1次，宜在饭后2小时内服用。滋补药宜空腹服用。驱虫药最好在清晨空腹时使用。治疗急性病随时可服，而慢性病应注意保持按时规律服药。

○服药宜忌：服药期间的饮食禁忌

（1）忌浓茶

浓茶含大量鞣酸，服用中药时饮用浓茶，会阻碍人体对中药有效成分的吸收，降低疗效。

（2）忌生冷

生冷食物性多寒凉，会抵消温热性质药材的药效。且不易消化，会刺激胃肠道，影响胃肠对药物的吸收。因此，在治疗寒证时，例如，服用温经通络、祛寒逐湿药或健脾暖胃药时，忌食生冷食物。

（3）忌辛辣

辛辣食物性多温热，耗气动火，也会抵消药效，加重症状。例如，在服用清热败毒、养阴增液、凉血滋阴等中药，或治疗痈疡疮毒等热性病期间，忌食如葱、蒜、胡椒、羊肉等辛辣热性之品，以免抵消药物效果。有的还会促发炎症，伤阴动血。

（4）忌油腻

油腻食物性多会助湿生痰，且会影响人体对药物有效成分的吸收，降低疗效。因此服用中药期间，需忌油腻食物。痰湿较重、脾胃虚弱、消化不良、高血压、冠心病、高脂血症等患者更需注意。

（5）忌腥膻

如海鲜腥气、牛羊膻味等腥膻气，会影响芳香类中药的药效，若服药时不忌腥膻，会降低疗效。所以变应性鼻炎、过敏性哮喘、疮疖、湿疹、荨麻疹等患者，在服用中药期间必须忌食腥膻食物，同时还应少吃螃蟹等发物。

（6）忌食生白萝卜

白萝卜有消食、破气之效，在服用人参、黄芪等滋补类中药时食用白萝卜，会影响滋补药效，降低疗效（服用理气化痰药除外）。

服药宜忌：特殊时期的服药禁忌

（1）妊娠期间用药

妊娠期慎用攻伐类或活血化瘀类中药。妊娠期间严禁使用的辛烈攻伐类中药有斑蝥、商陆、水蛭、虻虫、土鳖虫、蜈蚣、乌头、附子、天雄、三棱、莪术、芫花、麝香、马钱子、蟾酥、轻粉、雄黄、砒霜、大戟、水银、巴豆、牵牛、芒硝、地胆头等；慎用的活血化瘀、温热类中药有桃仁、红花、姜黄、牡丹皮、牛膝、大黄、番泻叶、枳实、冬葵子、附子、肉桂、干姜等。

（2）月经期间用药

使用活血化瘀类以及温燥类中药需注意用量，例如，桃仁、水蛭、川牛膝、鹿茸、鹿角胶、仙茅等，可能会导致盆腔充血，月经量多；寒凉类药物，例如绿豆、生地黄、牡丹皮等会导致血脉凝泣。

（3）婴幼儿用药

婴幼儿为纯阳之体，阳气较盛，温阳类药材，例如，红参、黄芪、鹿茸、附子等，服用时需谨慎，非病情需要不宜使用。否则容易造成血热出血的情况，如流鼻血、便血等。

▶怎样初步判断中药的治疗作用◀

中药品种众多，中药药性理论将中药的治疗作用总结为"四气五味"，就是指药物的性味，包括药物的药性和滋味两方面。

● 中药的四气

四气，即寒、热、温、凉四种不同的药性，又称四性。是药物对人体阴阳盛衰、寒热变化的影响偏向，是中药药性理论的重要组成部分。四气又可分阴阳，寒凉属阴，温热属阳。本质上，药性只有寒热两种。凉、温，以及大热、大寒、微温、微寒，只是药性在寒热之间的程度区分。

● 中药的五味

五味，指药物有酸、苦、甘、辛、咸五种不同的药味，因而具有不同的治疗作用。有些药物还具有淡味或涩味，因而实际上不止五种。但由于酸、苦、甘、辛、咸是其最基本的五种药味，所以仍然称为五味。五味的产生，首先是通过口尝，其是药物真实味道的反映。再通过长期的临床实践观察，发现不同味道的药物会获得不同的治疗效果，从而总结归纳出的五味理论。将药物的滋味与药物作用相关联起来，以味代效。所以，五味的含义既有药物味道的"味"，又包含了代表药物作用的"味"。

> 咸：能下、能软，即具有泻下通便、软坚散结的作用。咸味药多用于大便燥结、痰核、瘰疬等症。

> 甘：能补、能和、能缓，即具有补益、和中、调和药性和缓急止痛的作用。甘味药多用于正气虚弱、身体诸痛及调和药性、中毒解救等。

> 辛：能散、能行，即具有发散、行气行血的作用。辛味药多用于表证及气血阻滞证。

> 酸：能收、能涩，即具有收敛、固涩的作用。酸味药多用于体虚多汗、肺虚久咳、久泻肠滑、遗精滑精、崩带不止等症。

> 苦：能泄、能燥、能坚，即具有清泻火热、泄降气逆、通泄大便、燥湿、坚阴等作用。苦味药多用于热证、火证、湿证、喘咳、呕吐、便秘等证。

▶中药如何配伍◀

◆中药的君臣佐使

中药君臣佐使指在中药处方中，各味药所发挥的作用不同。成方剂的药物中，可按其在方剂中所起的作用分为君药、臣药、佐药、使药。君药是指方剂中针对主证起主要治疗作用的药物；臣药是指辅助君药治疗主证，或主要治疗兼证的药物；佐药是指配合君臣药物治疗兼证，或抑制君臣药物的毒性；使药是指引导各种药物直达病变部位，或调和诸药的药物。一方之中，君药并不可缺，臣药、佐药、使药三药可酌情配置或删除。

◆中药的七情

前人把单味药的应用及药物之间的配伍关系概括为七种情况，称为"七情"。除"单行"外，都是从两味药材配伍用药的角度，观察单味中药通过简单配伍后的药性、药效变化规律。它精简地总结了中药临床应用的基本规律，是中医遣药用方的基础。

- 单行：指用单味药就能发挥预期治疗效果，不需要其他药辅助。
- 相须：即性能功效相类似的药物配合使用，可以增强原有疗效。
- 相使：即在性能功效方面有某些共性的药物配伍合用，而以一药为主，另一药为辅，辅药能增强主药疗效。
- 相畏：即一种药物的毒性反应或副作用，能被另一种药物减轻或消除。
- 相杀：即一种药物能减轻或消除另一种药物的毒性反应或副作用。
- 相恶：即两药合用，一种药物能使另一种药物原有功效降低，甚至丧失。
- 相反：即两药合用，能产生或增强毒性反应或副作用。如"十八反""十九畏"中的若干药物。

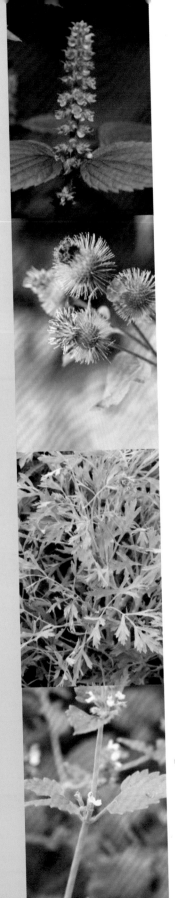

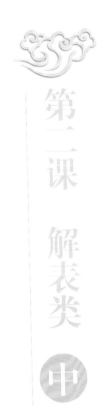

第二课 解表类

中药

Traditional

Chinese medicine

麻黄 MAHUANG

别名：龙沙、狗骨、卑相

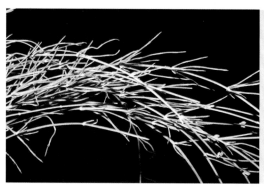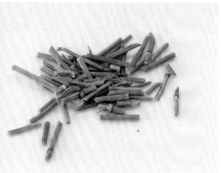

识别要点 草本状灌木，高 20～40 cm，木质茎短，小枝伸直或微曲，绿色长圆柱形，细纵长纹，节明显。鳞叶膜质鞘状，下部约 1/2 合生，上部 2 裂，裂片锐三角形。

挑选要点 以淡绿色或黄绿色、内心充实，手拉不脱节、味苦涩者为佳。

药理研究 麻黄发汗作用与影响下丘脑体温调节中枢有关。麻黄水提物、醇提物能抑制多种炎症模型；麻黄煎剂及麻黄挥发油对多种细菌及病毒感染有治疗作用；麻黄碱治疗剂量能兴奋中脑、延髓呼吸中枢和血管运动中枢。

前人论述 《汤液本草》："夫麻黄治卫实之药，桂枝治卫虚之药。桂枝、麻黄，虽为太阳证药，其实荣卫也。肺主卫（为气），心主荣（为血），故麻黄为手太阴之剂，桂枝为手少阴之剂。故伤寒伤风而嗽者，用麻黄桂枝，即汤液之源也。"

名家妙用 陈苏生将作用相反的麻黄与麻黄根同用，使麻黄更好地发挥定喘排痰的作用，在慢性呼吸系统疾病患者中效果很好，在咳不爽、痰不利、气逆不顺、上逆作喘的患者中亦收到相应效果。（《上海地区名老中医临床特色经验集Ⅰ》）

食疗保健 **麻黄干姜粥** 麻黄、干姜各 6 g，甘草、葱白各 3 g，粳米 100 g。将麻黄、干姜、甘草加适量水煎煮，滤汁去渣。将粳米洗净后加入煎汁，共煮为粥。将葱白洗净切碎，在粥将成时加入，搅匀，再稍煮片刻。适用于肺阳亏虚、咳嗽咳痰、畏寒流涕、支气管哮喘等。（《中国药膳大典》）

麻黄妙用小贴士	
性味归经	辛，微苦，温。归肺、膀胱经。
功效	发汗散寒，宣肺平喘，利水消肿。
主治病症	风寒表实证、胸闷喘咳、风水浮肿、风寒湿痹、阴疽痰核。
炮制品种	蜜麻黄、麻黄绒、蜜麻黄绒。
常用量及毒性	2～10 g。
不适宜人群	表虚自汗、阴虚盗汗及肺肾虚喘者、失眠、高血压患者慎用；运动员禁用。

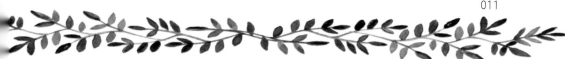

白芷　BAIZHI

别名：川白芷、芳香

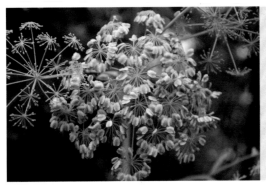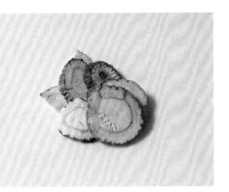

识别要点 根长圆锥形，上部近方形，表面灰棕色，有多数较大皮孔样横向突起，断面白色。茎及叶鞘多为黄绿色。

挑选要点 以根条粗壮、体重坚实、粉性足、气香浓郁者为佳。

药理研究 白芷挥发油镇痛作用较为明显；白芷水、醇、醚、乙酸乙酯提取部位均具有抗炎作用，作用机制与抑制环氧酶、减少炎症介质生成、抗多形核细胞趋化等有关；白芷体外实验显示对多种细菌有不同程度的抑制作用；白芷中香豆素类成分有抗炎保肝、促进脂肪分解和抑制脂肪合成作用。

前人论述 《本草纲目》："白芷，色白味辛，行手阳明；性温气厚，行足阳明；芳香上达，入手太阴肺经。如头、目、眉、齿诸病，三经之风热也；如漏、带、痈疽诸病，三经之湿热也；风热者辛以散之，湿热者温以除之。"

名家妙用 孟景春常用白芷为主治疗以下病症：白芷 50 g，滑石粉、杜红花、绿豆粉各 30 g，研细，调糊，涂于患处可治疗面部黄褐斑；以白芷为细末，食后服 3 g，可治口臭；白芷、藁本等分为末，夜擦日梳可治头屑。（《孟景春用药一得集》）

食疗保健 **川芎白芷炖鱼头** 川芎、白芷各 15 g，鳙鱼头 1 个（约 200 g），生姜、葱、食盐、料酒各适量。将川芎洗净切片；白芷洗净切片；鳙鱼头去鳃，洗净。将药物、鱼头放入铝锅内，加生姜、葱、食盐、料酒、水适量。将铝锅置武火上煮沸，再用文火炖熟即成，食用时加味精少许。分顿喝汤。治疗男女头风，四肢拘挛痹痛。（《家庭食疗手册》）

白芷妙用小贴士	
性味归经	辛，温。归肺、胃、大肠经。
功效	解表散寒，祛风止痛，宣通鼻窍，燥湿止带，消肿排脓。
主治病症	风寒感冒、阳明经头额痛、牙龈肿痛、鼻衄、鼻渊、鼻塞流涕、带下、疮疡肿痛等。
常用量及毒性	3～10 g。
不适宜人群	阴虚血热者忌服。

桂枝　GUIZHI

别名：玉桂

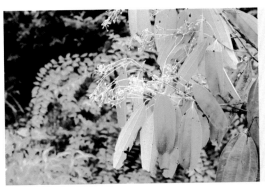 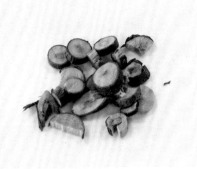

识别要点 常绿乔木，全株气芳香，树皮灰褐色，枝条被灰黄色短柔毛，叶互生，革质，长椭圆形，上面无毛有光泽，下面疏被黄色短毛。

挑选要点 一看：圆柱形多分支，表面红棕色。二摸：指甲划过有油痕。三尝：香味浓厚，味甜辣者为佳。

药理研究 桂枝挥发油中桂皮醛、桂皮酸为主的有效成分对多种发热模型动物有解热作用；桂枝煎剂和桂枝挥发油对急性、慢性和免疫损伤性炎症均有拮抗作用；具有抗菌、抗病毒、镇静、抗惊厥、利尿、促进消化、扩张血管、改善微循环、抗血小板聚集、保护心肌、改善血管内皮功能障碍、增强胰岛素敏感性、抗抑郁等作用。

前人论述 《本草纲目》："治一切风冷风湿，骨节挛痛，解肌开腠理，抑肝气，扶脾土，熨阴痹。"

名家妙用 龚士澄治疗哮喘对于不宜使用麻黄之人，一律使用桂枝入方，用量一次7～10 g，确有平喘作用；对于四肢麻木患者，一般选用桂枝尖和酒炒白芍为主药，再根据患者不同具体病症配方，治麻效果甚好。(《临证用药经验》)

食疗保健 **桂枝粥** 桂枝10 g，大米100 g，葱白2茎，生姜3片。将桂枝择洗干净，放入锅中，加清水适量，浸泡5～10分钟后，水煎取汁，加大米煮粥，待熟时调入葱白、姜末，再煮一二沸即成，每日1～2剂，连续3～5日。适用于风寒感冒，畏风发热，无汗或有汗，头痛身痛，风湿痹痛等。(《中国药膳大辞典》)

桂枝妙用小贴士	
性味归经	辛、甘，温。归心、肺、膀胱经。
功效	发汗解肌，温通经脉，助阳化气，平冲降气。
主治病症	风寒感冒、寒凝血滞诸痛症、痰饮、水肿、心悸、奔豚。
炮制品种	蜜桂枝长于温中补虚，散寒止痛。
常用量及毒性	3～10 g。
不适宜人群	外感热病、阴虚火旺、血热妄行等症者，均当忌用；孕妇及月经量过多者慎用。

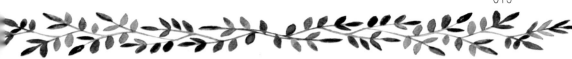

细辛 XIXIN

别名：小辛、少辛、盆草细辛

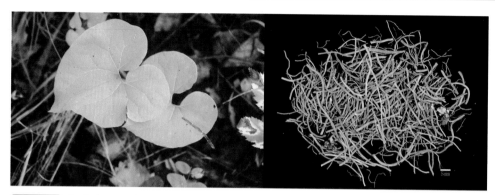

识别要点 根茎直立或横走。叶通常 2 枚，芽苞叶肾圆形，边缘被柔毛，叶片心形，上面疏生短毛，脉上较密，下面仅脉上有被毛，花紫黑色。

挑选要点 以根灰黄、叶绿、干燥、味辛辣麻舌者为佳。

药理研究 细辛 50％煎剂麻醉效果相当于 1％普鲁卡因；细辛挥发油对多种原因引起的发热有解热作用，其抗炎作用与增强肾上腺皮质功能有关，还能阻碍炎症介质释放，降低毛细血管通透性，有效抑制白细胞游走及结缔组织增生，对组胺和乙酰胆碱所引起的支气管痉挛有对抗作用；细辛水提物、醇提物均使速发型变态反应总过敏介质释放量减少；另，现代药理研究发现细辛有改善心血管功能、保护神经等作用。

前人论述 《神农本草经百种录》："细辛，以气为治也。凡药香者，皆能疏散风邪，细辛气盛而味烈，其疏散之力更大。且风必挟寒以来，而又本热而标寒，细辛性温，又能驱逐寒气，故其疏散上下之风邪，能无微不入，无处不到也。"

名家妙用 赵恩俭常用细辛治疗呕逆，常以丁香柿蒂汤加入 3g 细辛，其治疗呕逆的疗效明显优于丁香柿蒂汤等方。

食疗保健 杜仲酒 杜仲、丹参各 250 g，川芎 150 g，桂心 120 g，细辛 60 g，酒 8000 mL。前五药切成 1 cm 大小块状，置于密封容器中加入白酒浸泡半个月，去渣每日饮用 15～30 mL。补肾壮骨，活血止痛。适用于肾虚腰痛或卒然腰痛。(《外台秘要》)

细辛妙用小贴士	
性味归经	辛，温。归心、肺、肾经。
功效	解表散寒，祛风止痛，通窍，温肺化饮。
主治病症	风寒感冒、头痛、牙痛、风湿痹痛、鼻衄、鼻渊、鼻塞流涕、风寒咳喘症等。
炮制品种	蜜细辛
常用量及毒性	内服：煎服，1～3 g；散剂，0.5～1 g。外用：适量。
配伍禁忌	不宜与藜芦同用。
不适宜人群	气虚多汗、阴虚阳亢头痛、阴虚燥咳或肺热咳嗽者忌用。

紫苏叶 ZISUYE

别名：苏叶、赤苏、皱苏

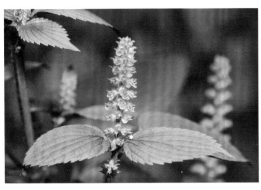 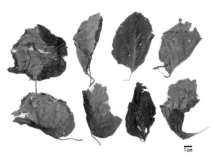

识别要点 一年生草本，高 30～100 cm，茎直立，多分枝，紫色或绿色，钝四棱形，被长柔毛，叶对生，叶阔卵形，边缘具粗锯齿。

挑选要点 以叶大、色紫、不碎、香气浓、无枝梗杂质者为佳。

药理研究 紫苏中 β-丁香烯能减少支气管分泌物，缓解支气管平滑肌痉挛，起到止咳平喘祛痰的作用；紫苏水煎剂及醇浸剂皆能扩张皮肤血管，刺激汗腺分泌，发挥发汗解热作用；紫苏具有止血和抗凝血双重作用；另有抗菌抗病毒、调血脂、镇静、促进消化液分泌、增强肠蠕动、抗炎抗过敏的作用。

前人论述 《长沙药解》："苏叶辛散之性，善破凝寒而下冲逆，扩胸腹而消胀满，故能治胸中瘀结之证而通经达脉，发散风寒，双解中外之药也。"

名家妙用 陈笑夫常用紫苏叶茎治疗腹泻，偏向于治疗有可追忆的食物过敏史并曾有类似急性胃肠炎的发病史的患者。无论急性或慢性腹泻，紫苏叶必须与茎同用，并须配陈皮，获效后须忌引起发病的食物。(《医海拾贝——江苏当代老中医经验选》)

食疗保健 **鲤鱼汤** 鲤鱼 1 条（去肠肚、鳞片），赤茯苓、猪苓、泽泻、杏仁、紫苏叶各 30 g。先用水煮鱼取汤汁，去鱼，入药煮汤。食前温服一盏，鱼亦食之。功能利水渗湿，宣肺化水。适用于肥胖见有浮肿，喘急，小便涩，大便难等。(《古今医统大全》)

紫苏叶妙用小贴士	
性味归经	辛，温。归肺、脾经。
功效	解表散寒，行气和胃。
主治病症	风寒感冒、咳嗽呕恶、脾胃气滞、妊娠呕吐、鱼蟹中毒。
炮制品种	净制。
常用量及毒性	5～10 g。
不适宜人群	表虚自汗、阴虚盗汗及肺肾虚喘、失眠、高血压患者慎用；运动员禁用。

苍耳子　CANG'ERZI

别名：苍子、牛虱子、猪耳、菜耳、老苍子

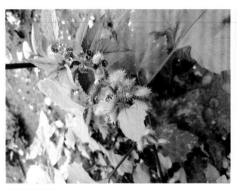
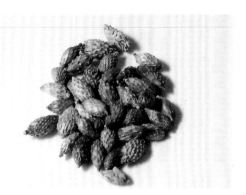

识别要点 叶互生有长柄，叶片三角状卵形，基出三脉，上面绿色，下面苍白色，被粗糙或短白伏毛。成熟果实绿色、淡黄色或红褐色，外面疏生具倒钩的总苞刺；瘦果2，倒卵形。

挑选要点 以粒大、饱满、色黄棕、气微、味微苦者为佳。

药理研究 苍耳子提取物具有抗炎、镇痛、抗菌、抗病毒作用；对呼吸系统有低剂量呼吸促进作用，高剂量呼吸抑制作用；对心血管系统有降低血压甚至心脏抑制作用；另有降低正常动物血糖和抗氧化作用。

前人论述 《神农本草经》："苍耳子，主治风头寒痛，风湿周痹，四肢拘挛痛，恶肉死肌，久服益气。"

名家妙用 汤瑕玲采用苍耳子治疗顽固性牙痛。用苍耳子6g，焙黄去壳后将苍耳子仁研成细末，与1个鸡蛋混匀，不放盐炒熟食之，每日1次，连服3次，效果显著，牙痛较重患者可配合消炎药及甲硝唑等药物。(《中国民间疗法》)

食疗保健 **苍耳子粥** 苍耳子10g，粳米50g。先煮苍耳子取汁去渣，再入粳米煮粥。适用于因风湿上扰引起的头痛、鼻渊，以及风湿阻痹之肢体作痛或皮肤瘙痒等症。(《太平圣惠方》)

苍耳子妙用小贴士	
性味归经	辛、苦，温。归肺经。
功效	散风寒，通鼻窍，祛风湿，止痛。
主治病症	风寒头痛、鼻塞流涕、鼻衄、鼻渊、风疹瘙痒、湿痹拘挛。
炮制品种	炒苍耳子可降毒。
常用量及毒性	有毒。3～10g。
不适宜人群	血虚头痛者不宜服用。

生姜 SHENGJIANG

别名：姜皮、姜、姜根、百辣云

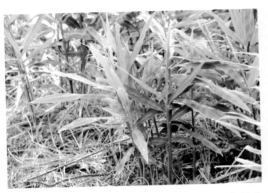
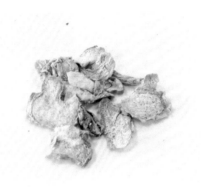

识别要点 根茎肥厚，断面黄白色，浓厚辛辣气微，叶互生，两列，叶片具羽状平行脉，无柄，抱茎，叶舌2～4 mm。

挑选要点 以表皮粗糙、颜色暗黄、质地饱满、气息辛香、新鲜未经硫熏者为佳。

药理研究 生姜挥发油有抗炎抗过敏作用，且随剂量增加，疗效加强；具有促进胃液分泌，保护胃黏膜作用；生姜油，姜辣素，姜辣烯醇能抗肝损伤；生姜的丙酮提取物还具有利胆作用，并抑制胆结石；生姜浸膏有末梢性镇吐作用；另有强心、降低胆固醇、抗病原微生物、抗氧化等作用。

前人论述 《金匮要略》："半夏、生姜汁均善止呕，合用益佳；并有开胃和中之功。用于胃气不和，呕哕不安。"

名家妙用 李景尧治疗脾胃病症常用温法，喜用生姜，凡脾胃病症几乎每方必用，如属沉寒痼疾以附子、肉桂、干姜、吴茱萸等温散寒药为主，重在祛邪；如属脾胃虚寒则以人参、黄芪、白术、甘草、大枣等甘温益气扶正补虚。（《津门医粹·第一辑》）

食疗保健 **生姜粥** 粳米50 g，生姜5片，连须葱数茎，米醋适量。将生姜洗净，捣烂；葱洗净备用；将生姜与粳米同入锅中，加清水适量，煮粥，粥将熟时加入葱、醋，稍煮即成，趁热服食。本品食用方便，老幼皆宜，适用于风寒型感冒初起。（《饮食辨录》）

生姜妙用小贴士	
性味归经	辛，微温。归肺、脾、胃经。
功效	解表散寒，温中止呕，化痰止咳，解鱼蟹毒。
主治病症	风寒感冒轻症、脾胃寒症、胃寒呕吐、寒痰咳嗽、鱼蟹中毒。
炮制品种	煨姜、姜粉、姜皮。
常用量及毒性	3～10 g。
不适宜人群	热盛及阴虚内热者忌服。

葱白 CONGBAI

别名：大葱、香葱、细香葱、小葱、四季葱

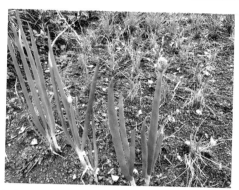

识别要点 簇生，全体辛臭，折断后有辛味黏液。根须丛生，鳞茎圆柱形，先端稍肥大，鳞叶成层，白色，上具白色纵纹；叶基生，叶片圆柱形，中空，长约 45 cm，先端尖，绿色，具纵纹。

挑选要点 以新鲜无虫害者为佳。

药理研究 葱白体外实验有抗病原微生物作用；水煎剂能提高小鼠痛阈值，表现镇静镇痛作用；另有壮阳、促进消化液分泌等作用。

前人论述 《神农本草经》："主伤寒寒热，出汗中风，面目肿。"

名家妙用 朱良春用葱白治疗外感初起有以下三法：一法，用葱白一握，和米煮粥，粥成，加入食醋，趁热食之，可迅速收发汗解表退热之效；二法，婴儿感冒，不便服药，用葱白绞汁，兑入母乳或牛奶中服用，服后得汗便热退身安；三法，葱白、生姜各 30 g，同捣如泥状，临用加食盐少许，包布，对感冒发热者涂擦其后背，每日 2 次，涂后盖被取汗。（《朱良春用药经验集》）

食疗保健 **葱梨鸡蛋** 梨 120 g，生姜、葱白各 15 g，鸡蛋 2 枚。将梨、葱白、姜煎汤；将鸡蛋打入碗中搅匀，用煎好的沸汤冲入即成；趁热顿服，覆被取遍身微汗出。功效为散寒解表。适用于风寒束表型感冒，症见发热头痛，鼻流清涕，咳嗽等。（《饮食与长寿》）

葱白妙用小贴士	
性味归经	辛，温。归肺、胃经。
功效	发汗解表，驱寒通阳。
主治病症	风寒感冒，阴盛格阳，外敷可散结通络下乳等。
炮制品种	净制。
常用量	内服：3～10 g。外用：适量。

荆芥　JINGJIE

别名：香荆芥、线芥、四棱杆蒿、假苏

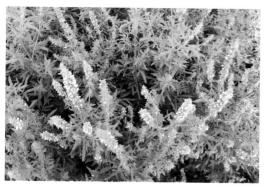 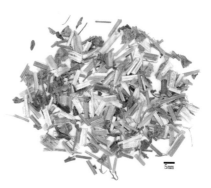

识别要点 一年生草本，高 60～100 cm，具强烈香气。茎直立四棱形，上部多分枝，基部棕紫色。全株被灰白色短柔毛。叶对生，茎基部叶片无柄或近无柄，羽状深裂，裂片披针形，上面暗绿色，下面灰绿色，均无毛。

挑选要点 以干燥、黄绿色、茎细、穗多、无杂质者为佳。

药理研究 荆芥煎剂及挥发油、荆芥酯类成分均有抗炎作用，尤其对炎症早期抑制作用较强；荆芥煎剂体外实验表现出抗菌、抗病毒作用；荆芥挥发油能抑制致敏豚鼠平滑肌变态反应的慢反应物质的释放和抑制大鼠被动皮肤过敏反应；荆芥酯类提取物能抑制化学、热刺激引起的小鼠疼痛反应；荆芥内酯类提取物有发汗和改善血液流变学的作用。

前人论述 《本草纲目》："散风热，清头目。作枕，去头项风；同石膏末服，去风热头痛。"

名家妙用 谢海洲将荆芥与薄荷等份应用，粉碎为细末，炼蜜为丸，每次 10 g，每日 3 次，可用治感受风邪所致之口眼㖞斜。（《谢海洲临床经验辑要》）

食疗保健 **五神汤** 荆芥、紫苏叶、生姜各 10 g，茶叶 6 g，红糖 30 g。红糖加水适量，烧沸，使红糖溶解，荆芥、紫苏叶、茶叶、生姜用另锅加水，文火煎沸，倒入红糖溶液搅匀即成，趁热饮用。可用于风寒感冒初起症状较轻者，也可作为外感病流行期间的预防药膳。（《惠直堂经验方》）

荆芥妙用小贴士	
性味归经	辛，微温。归肺、肝经。
功效	解表散风，透疹，消疮。
主治病症	外感表证、皮疹不透、风疹瘙痒、疮疡初起。
炮制品种	炒荆芥长于祛风理血，荆芥炭长于止血。
常用量及毒性	5～10 g。
不适宜人群	表虚自汗、阴虚头痛者忌服。

防风 FANGFENG

别名：铜芸、回草、百枝

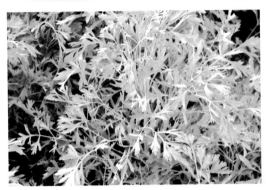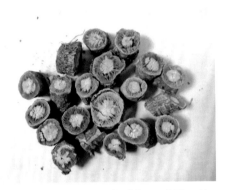

识别要点 根粗壮，长圆柱形，有分枝，淡黄棕色，根头处密生纤维状叶柄及明显环纹。叶片卵形或长圆形，极长，2～3回羽状分裂。

挑选要点 以皮细、紧实、条粗壮、须毛少、质柔软、断面皮部浅棕色或浅黄色者为佳。

药理研究 防风具有抗炎、抗过敏、抗菌、抗病毒作用；防风水煎剂在1～2小时内对家兔发热模型解热效果优于安替比林；防风水提液显著提高小鼠腹腔巨噬细胞吞噬百分率，体现出免疫增强作用；另有镇静抗惊厥、抑制小鼠小肠推进、抗肿瘤、抗凝血的作用。

前人论述 《本草纲目》："三十六般风，去上焦风邪，头目滞气，经络留湿，一身骨节痛。除风去湿仙药。"

名家妙用 黄融琪重用防风治疗胃下垂，对改善胃动力效果显著，其经验方"益气防风汤"的基础方为防风、黄芪各20～30 g，人参、白术、炒当归各10 g，升麻、柴胡各4.5 g。（《中医杂志》）

食疗保健 **防风粥** 防风10～15 g，葱白2根，粳米100 g。先将防风、葱白煎煮取汁，去渣；粳米按常法煮粥，待粥将熟时加入药汁，煮成稀粥服食，每日早晚食用。具有祛风解表，散寒止痛功效。可用于春季风寒感冒，对老幼体弱患者也较适宜。（《千金月令》）

防风妙用小贴士	
性味归经	辛、甘，微温。归膀胱、肝、脾经。
功效	祛风解表，胜湿止痛，止痉。
主治病症	感冒头痛、风湿痹痛、风疹瘙痒、破伤风等。
炮制品种	炒防风用于祛风，防风炭、蜜防风。
常用量及毒性	5～10 g。
不适宜人群	阴血亏虚及热盛动风者不宜使用。

羌活　QIANGHUO

别名：羌青、护羌使者、胡王使者、羌滑、退风使者、黑药

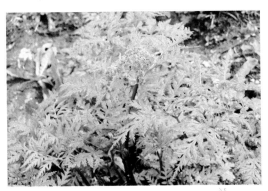 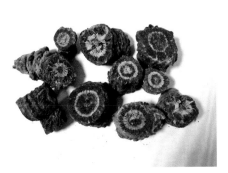

识别要点 茎直立，中空圆柱形，表面淡紫色，有纵棱。基生叶及茎下部叶有长柄，叶片为末回裂片长卵形，边缘缺刻状浅裂至羽状深裂，复伞花序顶生或腋生。

挑选要点 以蚕状全体环节紧密、表面棕黑色、体轻质松脆、气味清香纯正、味微苦而辛者为佳。

药理研究 羌活挥发油具有明显解热作用；羌活提取物有显著抗炎、镇痛作用；对心脑血管系统，有抗心律失常、抗心肌缺血、抗血栓作用；另有抗休克、抗过敏、提高红细胞免疫功能、抑菌等作用。

前人论述《雷公炮制药性解》："羌活气清属阳，善行气分，舒而不敛，升而能沉，雄而善散，可发表邪，故入手太阳小肠。足太阳膀胱以理游风，其功用与独活虽若不同，实互相表里。"

名家妙用 谢海洲治疗脑髓病、颅脑损伤后遗症等，在应用补肾养脑、血肉有情之品的同时，常加羌活取其推动吸收，其促动作用远胜于陈皮、枳实。羌活与当归、五灵脂，治由寒滞心脉所致的冠心病。(《中医杂志》)

食疗保健 **三七酒** 三七、川芎、薏苡仁、海桐皮、生地黄、牛膝、羌活、地骨皮、五加皮各 15 g，白酒 2500 g。功效活血止痛，散瘀通络。适用于跌打损伤，瘀血阻滞之瘀血肿痛，关节痹痛等。(《中国中医独特疗法大全》)

羌活妙用小贴士	
性味归经	辛、苦，温。归膀胱、肾经。
功效	解表散寒，祛风除湿，止痛。
主治病症	风寒感冒、头痛项强、风湿痹痛、肩背酸痛。
常用量及毒性	3～10 g。
不适宜人群	阴血亏虚者慎用，脾胃虚弱者不宜服用。

薄荷 BOHE

别名：野薄荷、夜息香、鱼香草

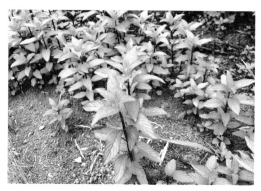 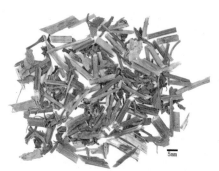

识别要点 茎直立，锐四棱锥形，多分枝，角隅处及近节处柔毛明显，高30～80 cm。单叶对生，叶形变化较大，披针形、长圆形至椭圆形，边缘疏生粗大锯齿，上面深绿色，下面淡绿色，轮伞花序腋生。

挑选要点 以叶多、色深绿、气微浓者为佳。

药理研究 内服少量薄荷即可兴奋中枢神经系统，扩张毛细血管、促进汗腺分泌，起到发汗解热作用；另有局部刺激、抗菌、抗病毒、溶解结石等作用；薄荷脑能起到祛痰、麻醉、镇吐、止痒、抗炎作用。

前人论述 《本草纲目》："薄荷，辛能发散，凉能清利，专于消风散热。故头痛、头风、眼目、咽喉、口齿诸病、小儿惊热，及瘰疬、疮疥为要药。"

名家妙用 薄荷辛凉清冽，能散能降，主肺中邪盛有余，龚士澄常用于风热咳嗽痰结气逆，每使黏痰胶结得消，咳嗽得止；薄荷专于消散风热，疏解郁闷，善治咽喉、气管、肺络等处之疼痛，凡内伤咳嗽所致之痛皆忌之。（《临证用药经验》）

食疗保健 **薄荷烧鸡腿** 鲜薄荷叶30 g，鸡腿250 g，料酒、葱各10 g，姜5 g，盐3 g，鸡精2 g，素油35 g。将薄荷叶去杂质洗净，切成细丝，鸡腿洗净，剁成3 cm见方的块，姜切片，葱切段。将炒锅置武火上烧热，加入素油，烧至六成热时，下入姜葱爆香，随即下入鸡腿炒变色，加入料酒、水，文火烧煮25分钟加入盐、鸡精、薄荷叶即成。疏风，辟秽，解毒。适用于头痛，目赤，咽喉肿痛，食滞气胀，口疮、疮疥等症。（《食疗药膳》）

薄荷妙用小贴士	
性味归经	辛，凉。归肺、肝经。
功效	疏散风热，清利头目，利咽透疹，疏肝行气。
主治病症	风热感冒、风温初起，头痛、目赤、喉痹、口疮、风疹、麻疹、胸胁胀闷。
炮制品种	蜜薄荷、盐薄荷。
常用量及毒性	3～6 g。
不适宜人群	体虚多汗者不宜使用。

桑叶 SANGYE

别名：家桑、荆桑、桑椹树、黄桑

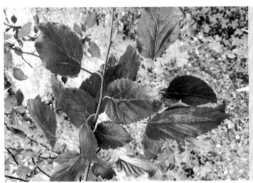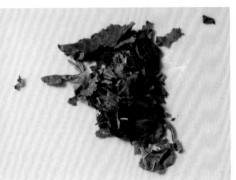

识别要点 树皮灰白色，有条状浅裂，单叶互生，叶片卵形或宽卵形，先端尖，基部圆形或近心形，边缘有锯齿，有的不规则分裂，上面无毛有光泽，下面脉上有短毛，腋间有毛。

挑选要点 以叶大而厚、叶片完整、色黄绿、质扎手者为佳。

药理研究 桑叶提取物对纤维蛋白酶反应有直接抑制作用，起到抗凝血作用；桑叶中的芸香苷、槲皮素、槲皮苷起到降血压作用；另桑叶提取物具有降血糖、降胆固醇、抗血栓形成、抗动脉粥样硬化等作用。

前人论述 《本草蒙筌》："采经霜者煮汤，洗眼去风泪殊胜。盐捣敷蛇虫蜈蚣咬毒，蒸捣署扑损瘀血带凝。煎代茶，消水肿脚浮，下气令关节利；研作散，汤调。止霍乱吐泻，出汗除风痹疼。炙和桑衣煎浓，治痢诸伤止血。"

名家妙用 谢海洲选桑叶 60 g 焙干研细末，每晚睡前米汤送服 5～10 g，用于小儿体弱，睡后汗出，头面如洗，不及 1 周，盗汗竟除。实践证明桑叶辛凉宣透，为小儿盗汗首选药物。(《名老中医医话》)

食疗保健 **枸杞桑叶肉汁汤** 桑叶 60 g，瘦肉 80 g，姜、枸杞子各 10 g，油 1 勺，鸡精少许，盐 1 勺。准备好桑叶、枸杞子，姜、瘦肉切成丝备用。瘦肉用盐腌制一下，捏成圆形，底下放桑叶，把姜丝、枸杞子放在瘦肉丝上面。放入适量的水后，用电压锅慢炖 1 小时，放入油、鸡精等调味即可。可疏散风热，清肺润燥，清肝明目。(《中国药膳》)

桑叶妙用小贴士	
性味归经	甘、苦，寒。归肺、肝经。
功效	疏散风热，清肺润燥，平抑肝阳，清肝明目。
主治病症	风热感冒、肺热燥咳、头晕头痛、目赤眼花。
炮制品种	蜜桑叶多用于肺热咳嗽，炒桑叶。
常用量及毒性	5～10 g。

牛蒡子　NIUBANGZI

别名：恶实、鼠粘子、黍粘子、大力子、黑风子、毛锥子

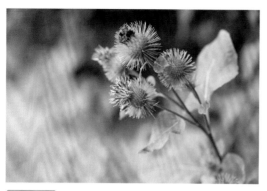 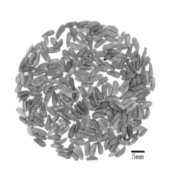

5mm

识别要点 二年生草本，高 1～2 m。根粗壮，肉质，圆锥形。茎直立多分枝，带紫褐色，纵条棱，基生叶大，丛生有长柄，茎生叶互生，叶片长卵形，具不整齐波状微齿，头状花序簇生于茎顶。

挑选要点 一看：以粒大、饱满、色灰褐者为佳。二尝：气特异，味苦、微辛。

药理研究 牛蒡子乙醇提取液体外实验有体现出对各癌株细胞生长抑制作用；牛蒡子提取物能增强机体免疫功能；牛蒡子可以保护重要器官避免运动损伤，起到维持运动过程中血红蛋白和血糖水平稳定；另有抗肾病、抗菌、抗病毒、轻度泻下等作用。

前人论述 《药性论》："除诸风，去丹毒，主明目，利腰脚，又散诸结节、筋骨烦热毒。"

名家妙用 刘弼臣治咽喜用牛蒡子，常谓"利咽润化需牛蒡"，他提出牛蒡子还有"利咽润化"之功，故在风寒感冒引起的咽喉肿痛中，经常看到刘老对牛蒡子的应用，且临床疗效确切。(《中华中医药杂志》)

食疗保健 **牛蒡子茶** 牛蒡子 10 g，绿茶 3 g。取牛蒡子和绿茶用 300 mL 开水冲泡一段时间后即可饮用，冲饮至味淡。作为传统药茶方，代替茶饮用，具有疏散风热、宣肺、利咽、消肿等作用，可治疗风热咳嗽、咽喉肿痛等。(《中国药膳大辞典》)

牛蒡子妙用小贴士	
性味归经	辛、苦，寒。归肺、胃经。
功效	疏散风热、宣肺透疹、解毒利咽。
主治病症	风热感冒、温病初起、咳嗽痰多、麻疹不透、风疹瘙痒、痈肿疮毒等。
炮制品种	炒牛蒡子长于解毒透疹，利咽散结，化痰止咳。
常用量及毒性	6～12 g。
不适宜人群	气虚便溏者慎用。

菊花　JUHUA

别名：寿客、金英、黄华、秋菊、隐逸花

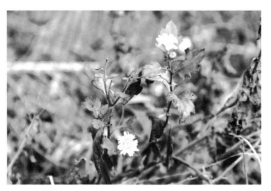
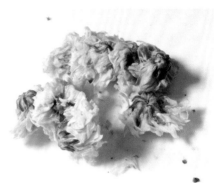

识别要点　多年生草本，高 60～150 cm，茎直立，被柔毛。叶互生，叶片卵形至披针形，羽状浅裂或半裂，基部楔形，头状花序大小不一，单个或数个集生茎枝顶端。

挑选要点　一看：颜色不过于鲜亮或暗淡，以花萼偏绿色者为佳。二摸：以花松软顺滑、花瓣整齐者为佳。

药理研究　菊花具有抗菌、抗病毒，以及能抑制逆转录酶和人类免疫缺陷病毒复制的活性，起到抗艾滋病作用；菊花可以显著扩张心脏冠状动脉，增加冠状动脉血流量，提高心肌细胞对缺氧耐受力；菊苷起到很好的降血压作用；另有抗衰老、抗氧化、抗肿瘤等作用。

前人论述　《本草纲目》："风热，目疼欲脱，泪出，养目去盲，作枕明目。"

名家妙用　傅少岩父亲傅兴中先生生前诊治"疔疮走黄"（类似现代医学的脓毒败血症）时，不管疔毒已溃或未溃，即用蓖麻拔毒膏药敷贴于患处，另用大剂一味菊花饮（每用菊花 200 g 以上，多用野菊花），煎汤代茶，大量饮用，并将菊花渣外敷肿处。（《杏林医选·江西名老中医经验选篇》）

食疗保健　**菊楂决明饮**　菊花 10 g，山楂片、决明子各 15 g。先将决明子打碎，与菊花、山楂片共放锅中，水煎代茶饮。功能活血化瘀，降脂明目。对于现代眼底动脉硬化病引起视力减退等症状改善有益。（《吃什么我做主》）

菊花妙用小贴士	
性味归经	甘、苦，微寒。归肺、肝经。
功效	疏散风热，平抑肝阳，清肝明目，清热解毒。
主治病症	风热感冒、头痛眩晕、目赤肿痛、眼目昏花、疮痈肿痛。
炮制品种	炒菊花、菊花炭。
常用量及毒性	5～10 g。
不适宜人群	气虚胃寒，食少泄泻者慎用。

葛根　GEGEN

别名：葛条、甘葛、葛藤

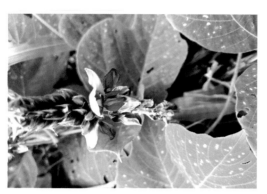 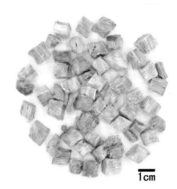

1cm

识别要点 三出复叶，托叶盾状着生，卵状长椭圆形，小托叶针状，总花序顶生或腋生。

挑选要点 一看：外表皮白色或淡棕色。二摸：质硬而重、切面粗糙具粉性。三尝：气微，味微甜。

药理研究 葛根煎剂及其黄酮类成分葛根素，对多种实验性发热动物模型均具有解热作用；葛根煎剂及葛根素具有降血糖作用；葛根对心血管系统有降血压、舒张血管、改善微循环障碍、保护缺血心肌、抗心律失常、抗血栓、改善血液流变学作用；葛根总黄酮、葛根素能减轻脑组织神经元凋亡，对缺氧缺血性脑损伤后的脑神经发挥保护作用；另有防治骨质疏松、保肝、降脂、抗氧化及解酒作用。

前人论述 《神农本草经》："消渴，身大热，呕吐，诸痹，起阴气，解诸毒。"

名家妙用 孟景春用葛根治疗慢性泄泻，凡大便泄泻，日行2～3次，更见口渴者，多在辨证处方中重用葛根20～30 g，必须用煨葛根。用于解肌肉的痉挛；用于治疗冠心病。(《孟景春用药一得集》)

食疗保健 **葛粉羹** 葛根粉250 g，菊花、精盐各6 g，淡豆豉150 g，生姜、葱丝各9 g。姜、淡豆豉、菊花放入清水中小火煮20分钟，去渣取汁，大火烧沸，调入葛根粉加水调成芡汁煮沸成熟，加盐调味，撒上葱丝即可。适用于高血压、糖尿病属于阴虚者，症见口渴口干，心烦，头痛，失眠，口舌溃疡者。亚健康和健康人群用作日常食疗保健。风寒虚寒、脾胃不佳者，忌食。(《常用特色药膳技术指南（第一批）》)

葛根妙用小贴士	
性味归经	甘、辛，凉。归脾、胃、肺经。
功效	解肌退热，生津止渴，透疹，升阳止泻，通经活络，解酒毒。
主治病症	外感表证发热、项背强痛、热病口渴、消渴、麻疹不透、热痢、泄泻、中风偏瘫、胸痹心痛、眩晕头痛、酒毒伤中。
炮制品种	煨葛根用于补胃气，炒葛根、葛根粉、葛根片。
常用量及毒性	10～15 g。
不适宜人群	虚寒者忌用；胃寒呕吐者慎用。

柴胡　CHAIHU

别名：地熏、山菜、菇草、柴草

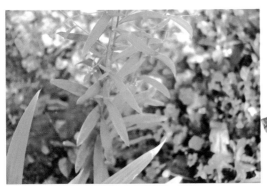
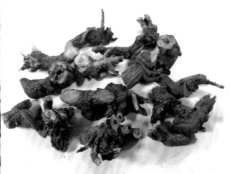

识别要点　主根粗大坚硬，茎单一或数茎丛生，上部多回分支，微做"之"字形曲折。单叶，全缘，弧形脉，具有叶鞘。伞形花序疏松，梗细。

挑选要点　一看：以条粗长、残留茎叶及须根少者为佳；二闻：北柴胡气微香、味微苦、南柴胡具有败油气。

药理研究　柴胡解热作用明确，且柴胡总挥发油具有毒性低、解热效果好的优点，作用部位在下丘脑体温调节中枢，能抑制体温条定点上移；柴胡抗炎作用较好，对炎症渗出、毛细血管通透性升高、炎症介质释放等多种炎症过程具有抑制作用。

前人论述　《滇南本草》："伤寒发汗用柴胡，至四日后方可用；若用在先，阳症引入阴经，当忌用。"

名家妙用　张琪认为柴胡具有疏解肝胆、畅利三焦的作用，为利枢机之剂，他使用以柴胡为主药的小柴胡汤加减化裁治疗发热，凡临床表现发热恶寒，苔白脉浮数，恶心呕吐者，皆可用之。他使用柴胡的剂量一般在 20 g 以上，临床疗效甚好，可见柴胡为退热之良药。（《中国百年百名中医临床家丛书·张琪》）

食疗保健　**柴胡疏肝粥**　柴胡、白芍、香附子、枳壳、川芎、甘草、麦芽各 10 g，粳米 100 g，白糖适量。将上七味药煎取浓汁，去渣，粳米淘净与药汁同煮成粥，加入白糖稍煮即可。每日 2 次，温热服。疏肝解郁，理气宽中。适用于慢性病毒性肝炎、肝郁气滞之胁痛低热者。（《中国药膳大典》）

柴胡妙用小贴士	
性味归经	辛、苦，微寒。归肝、胆、肺经。
功效	疏散退热，疏肝解郁，升举阳气。
主治病症	感冒发热、寒热往来、肝郁气滞、胸胁胀痛、月经不调、子宫脱垂、久泻脱肛等。
炮制品种	醋北柴胡、醋南柴胡、鳖血柴胡、蜜柴胡。
常用量及毒性	3～10 g。
不适宜人群	麻疹已透、阴虚火旺、阴虚阳亢者忌用。

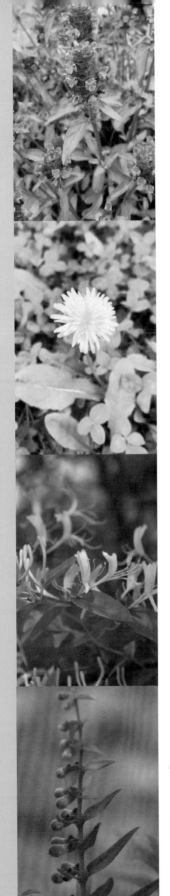

第三课 清热类

Traditional

Chinese medicine

知母　ZHIMU

别名：蚳母、连母、野蓼、地参

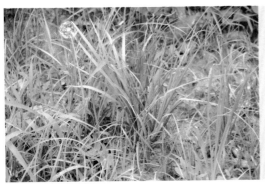 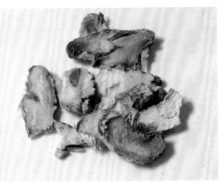

识别要点　全株无毛，茎横生，粗壮，密被许多黄褐色纤维状残叶基，下生多数肉质须根，叶基生，丛出，线形，上面绿色，下面深绿色，叶基部扩大包着根茎，花葶直立，不分枝。

挑选要点　一摸：质硬易折断。二尝：味微甜，略苦，嚼之带黏性。

药理研究　知母煎剂体外实验对多种细菌有抗菌作用；解热有效成分是芒果苷、菝葜皂苷元；知母总多糖具有抗炎活性；另有改善学习记忆、降血脂、降血糖、抗肿瘤等作用。

前人论述　《神农本草经》："主消渴热中，除邪气肢体浮肿，下水，补不足，益气。"

名家妙用　焦树德认为：知母可润肾燥。肾恶燥，燥则开阖不利而水湿蓄郁不行，本品能润肾燥故对湿热郁阻而肢体浮肿之证有良效。知母性寒滑，用于治热，有去热阴生之效。若用之太过，可致脾胃受伤，真阴暗伤，因此药并非滋阴补益之品，用之祛邪则可，用之于扶正则不可也。(《中国名老中医专家学术经验集·第二卷》)

食疗保健　**双母蒸甲鱼**　甲鱼 1 只（500～600 g），川贝母、知母、杏仁、前胡、银柴胡各 6 g，常用调料适量。甲鱼宰杀，放尽血水，剥去甲壳，弃除内脏，切去脚爪，洗净后切成大块；将诸药材洗净，切成薄片，放入纱布袋内，扎紧袋口；将甲鱼块与药袋一起放入蒸碗内，加水适量，再加葱、姜、花椒、食盐、白糖、黄酒等调料后入蒸笼内蒸 1 小时，取出加味精调味后即可；分次食用。适用于慢性支气管炎、肺结核、慢性咽喉炎、支气管扩张咯血属阴虚内热者。(《妇人大全良方》)

知母妙用小贴士	
性味归经	苦、甘，寒。归肺、胃、肾经。
功效	清热泻火，滋阴润燥。
主治病症	外感热病、高热烦渴、肺热燥咳、骨蒸潮热、内热消渴、阴虚肠燥便秘。
炮制品种	盐知母。
常用量及毒性	3～10 g。
不适宜人群	麻疹已透、阴虚火旺、阴虚阳亢者忌用。

夏枯草 XIAKUCAO

别名：九重楼、铁色草、大头花

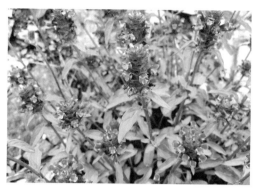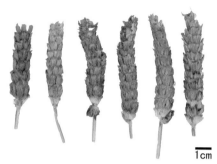

1cm

识别要点 有匍匐地上根状茎，节上生须根。茎上升，下部伏地，自基部多分枝，钝四棱形。具浅槽，紫红色，被稀疏糙毛或近无毛。叶对生，叶片卵状长圆形。轮伞花序密集排列成顶生的假穗状花序。

挑选要点 一看：以色紫褐、穗大者为佳。二尝：微有清香气，味淡，长嚼有黏性。

药理研究 夏枯草对四氧嘧啶诱导的1型糖尿病具有较好的治疗效果；夏枯草总黄酮提取物有抑菌作用；水提物可通过降低炎症因子的含量来产生抗抑郁作用；另有降血压、抗心肌梗死及抗凝血、抑制骨质疏松、提高细胞免疫、抗氧化、镇静等作用。

前人论述 《滇南本草》："祛肝风，行经络。治口眼㖞斜，行肝气，开肝郁，止筋骨疼痛，目珠痛，散瘰疬，周身结核。"

名家妙用 邹良才临床常用夏枯草与蒲公英两味对许多急、慢性肝炎病例能起到降低谷丙转氨酶的效果，另需辨证加减，如邪热明显则加用龙胆、黄芩、大黄；肝经郁热不重者用秦皮、土茯苓、蒲公英；热不重，湿亦不甚者用夏枯草、蒲公英、凤尾草等。(《浙江名中医临床经验选辑（第一辑)》)

食疗保健 夏枯草煲猪肉 夏枯草20 g，猪瘦肉50 g，食盐、味精各适量。将猪肉切薄片，夏枯草装纱布袋中、扎口，同放入砂锅内，加水适量，文火炖至肉熟烂；弃药袋，加食盐、味精调味即成；每日1剂，佐餐食肉饮汤。适用于肝火上炎所致之头痛、眩晕、目疼、耳鸣、烦躁、胁痛、瘰疬、痰核等症。为治疗肝阳上亢，肝火上炎之良膳。(《食物疗法》)

夏枯草妙用小贴士	
性味归经	辛、苦，寒。归肝、胆经。
功效	清肝泻火，明目，散结消肿。
主治病症	目赤肿痛、目珠夜痛、头痛眩晕、瘰疬、瘿瘤、乳痈、乳癖、乳房胀痛。
常用量及毒性	9～15 g。
不适宜人群	脾胃虚弱者慎用。

决明子　JUEMINGZI

别名：马蹄决明、钝叶决明、假绿豆、草决明

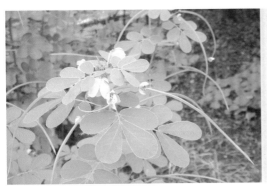
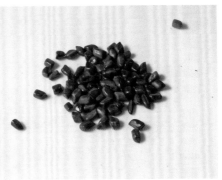

识别要点 叶互生，羽状复叶，小叶3对，叶片倒卵形，下面及边缘有柔毛。花成对腋生，最上部聚生，总花梗极短。荚果细长近四棱形，种子多数，棱柱形或菱形略扁，淡褐色，光亮，两侧各有一条线形斜凹纹。

挑选要点 一看：外观菱方形，状如马蹄，色黄褐，平滑有光泽。二摸：质硬不易破碎。三尝：闻之气微，口尝微苦、略带黏性。

药理研究 决明子提取物对多种细菌体外实验表现出抑制作用；决明子激活眼组织乳酸脱氢酶功能，从而起到防治近视作用；另有保肝、泻下、利尿、抗氧化作用；对心脑血管表现出降血压、抗血小板聚集、降血脂等作用。

前人论述 《本草纲目》："除肝胆风热，淫肤白膜，青盲。"

名家妙用 蒲辅周在针对体虚或老年人大便秘结的患者时，常利用决明子性寒微苦，入肝经，功擅润肠通便清热的特点，在处方中加入决明子9 g。或单用决明子粉，每服3～6 g，视病情每日2～3次，疗效可靠。（《名中医治病绝招》）

食疗保健 **决明子鸡肝** 决明子、黄瓜、胡萝卜各10 g，鲜鸡肝200 g，鲜汤20 mL，食用油500 g，常用调料适量。先将决明子焙干，研成细末；鸡肝洗净切片，用食盐、芝麻油腌渍后，加淀粉拌均匀；黄瓜、胡萝卜洗净切片；炒锅烧油至七成热，把鸡肝片放入油内炸片刻，捞出沥干备用；油锅内放入蔬菜、各调料、决明子末，用鲜汤、淀粉调芡入锅，鸡肝片倒入锅内，翻炒均匀，出锅即成。佐餐食用。适用于肝血亏虚所致的目翳昏花，雀目夜盲，风热目赤肿痛，青盲内障，肠燥便秘等。（《医级》）

决明子妙用小贴士	
性味归经	甘、苦、咸，微寒。归肝、大肠经。
功效	清热明目，润肠通便。
主治病症	目赤涩痛、羞明多泪、头痛眩晕、目暗不明、肠燥便秘。
炮制品种	炒决明子能缓和寒泻之性。
常用量及毒性	9～15 g。
不适宜人群	气虚便溏者不宜用。

天花粉 TIANHUAFEN

别名：天瓜粉、栝楼根、花粉、萎根

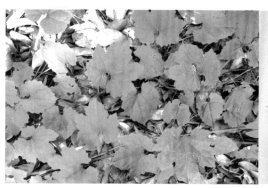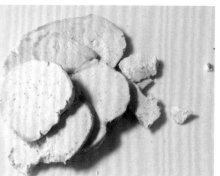

识别要点 攀缘藤本，长可达 10 m。块根圆柱状，肥厚，富含淀粉。茎较粗，多分枝，具纵棱及槽，被白色伸展柔毛。

挑选要点 一摸：质坚实而重，断面淡黄色，富粉性。二尝：气微，味微苦。

药理研究 天花粉煎剂体外实验体现出抗菌、抗病毒作用；另有抗早孕、致流产、免疫抑制、抗肿瘤等作用。

前人论述 《神农本草经》："主消渴，身热，烦满，大热，补虚安中，续绝伤。"

名家妙用 黄英儒把天花粉与牛蒡子、黄芩、栀子、连翘、皂角刺、金银花、青皮、柴胡配伍治疗乳痈，痈疮疖肿；配山豆根、紫花地丁、蒲公英、鹿角霜治疗乳癌，气管癌；提取其有效成分可以用于流产。(《名老中医黄英儒用药经验》)

食疗保健 **天花粉粥** 天花粉 15～20 g (鲜品用 30～60 g，天花粉用 10～15 g)，粳米60 g。将天花粉洗净、切片，放入锅内，加水适量，煎取药汁备用；粳米洗净，放入锅内，加水适量；武火煮开后，调入药汁；改用文火继续煮至米熟烂即成。或以粳米加水煮粥，临熟时加入天花粉，再稍煮至粥熟，候温食用。本方可用于小儿夏季热、糖尿病；亦可用于一些感染性疾病，如大叶性肺炎、急性支气管炎以及牙龈炎等。凡属燥热伤津证的疾病皆可应用。(《药粥疗法》)

天花粉妙用小贴士	
性味归经	甘、微苦，微寒。归肺、胃经。
功效	清热泻火，生津止渴，消肿排脓。
主治病症	热病烦渴、肺热燥咳、内热消渴、疮疡肿毒。
常用量及毒性	10～15 g。
配伍禁忌	不宜与乌头类药材同用。
不适宜人群	孕妇慎用。

淡竹叶 DANZHUYE

别名：竹叶、金鸡米、竹叶卷心

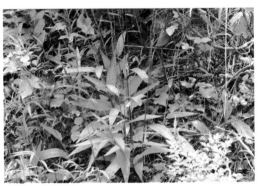 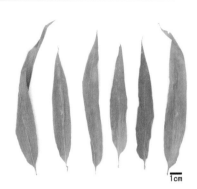

1cm

识别要点 多年生草本，高 40～90 cm，根状茎粗短，坚硬。根须稀疏。秆纤弱，木质化。叶互生，广披针形，全缘平行脉多条，并有明显横脉。

挑选要点 一摸：质轻而柔韧，色黄绿。二尝：气微，味淡。

药理研究 淡竹叶水浸膏对多种发热模型表现出解热作用；淡竹叶水煎剂对金黄色葡萄球菌、溶血性链球菌有抑制作用；另有利尿、抗肿瘤、增高血糖作用。

前人论述 《本草纲目》："去烦热，利小便，除烦止渴，小儿痘毒，外症恶毒。"

名家妙用 张显臣治疗小儿惊痫，睡眠不安用鲜淡竹叶 5～10 g，赭石（打细末）10～15 g，蝉蜕 3 g。水煎，代茶饮。(《名老中医张显臣 60 年中药应用经验》)

食疗保健 **淡竹叶粥** 淡竹叶 30 g，粳米 50 g，冰糖适量。将淡竹叶用水煎汤，去渣，以淡竹叶汤代水，加入洗净的粳米煮粥，待粥将熟时，下冰糖拌匀继续煮至粥汁稠黏为度。每日 1 剂，待粥凉后服食，连用 3～5 日。清热泻火、除烦止渴、利尿通淋。适用于热病伤津所致之烦渴，小便短赤涩痛，口舌生疮等。(《新编中国药膳食疗秘方全书》)

淡竹叶妙用小贴士	
性味归经	甘、淡，寒。归心、胃、小肠经。
功效	清热泻火，除烦止渴，利尿通淋。
主治病症	热病烦渴，小便短赤涩痛，口舌生疮。
炮制品种	净制。
常用量及毒性	6～10 g。
不适宜人群	阴虚火旺、骨蒸潮热者不宜使用。

黄芩 HUANGQIN

别名：条芩、元芩、腐肠、山茶根

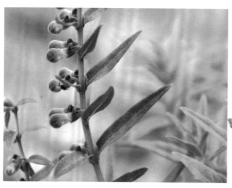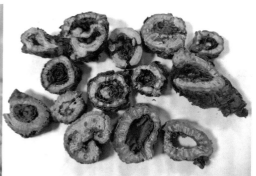

识别要点 茎钝四棱形，具细条纹，绿色或带紫色，叶交互对生，叶片披针形至线状披针形，全缘，上面深绿色，无毛或有微毛，下面淡绿色沿中脉被柔毛，密被黑色下陷的腺点。总状花序顶生或腋生。花冠二唇形，蓝紫色或紫红色。

挑选要点 一看：以条长，质坚实，色黄者为佳。二尝：气微，味苦。

药理研究 黄芩对常见致病菌具有广谱抗菌、抗病毒作用，黄芩对急、慢性炎症反应均有抑制作用；黄芩煎剂、乙醇提取物、黄芩素、黄芩苷具有利胆作用，黄芩所含多种黄酮类成分有抑制血小板聚集作用；另黄芩还有降血压、调节血脂作用，黄芩苷能抑制艾氏腹水瘤，黄芩素和汉黄芩素对小鼠黑色素瘤细胞均有抑制作用。

前人论述《本草纲目》："治风热湿热头疼，奔豚热痛，火咳肺痿喉腥，诸失血。"

名家妙用 邵长荣运用黄芩味苦，性寒，能清三焦实热，尤善泻上焦肺火的特性，常用黄芩配伍麻黄、桔梗、前胡、桑叶等以清肺化痰，治疗肺热咳嗽。(《邵长荣肺科经验集》)

食疗保健 **药梅** 青梅、火酒各 5 kg，木香、木通、黄芩、紫苏、砂仁、薄荷各 500 g。端午日入瓶内，封固，1 个月后可吃，用于痢疾的治疗，只吃 2 个即可治愈。(《串雅外编》)

黄芩妙用小贴士	
性味归经	苦，寒。归肺、胆、脾、大肠、小肠经。
功效	清热燥湿，泻火解毒，止血，安胎。
主治病症	湿温，暑湿，胸闷呕恶，湿热痞满，泻痢，黄疸，肺热咳嗽，高热烦渴，血热吐衄，痈疮肿毒，胎动不安。
炮制品种	酒黄芩、姜黄芩、黄芩炭。
常用量及毒性	3～10 g。
不适宜人群	阳虚、脾胃虚弱、腹泻以及消化性溃疡患者不宜使用。

黄连　HUANGLIAN

别名：味连、川连、鸡爪连

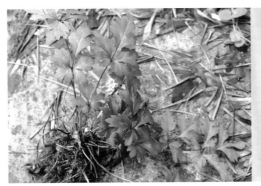 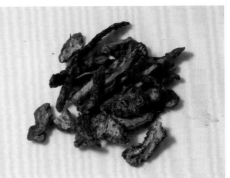

识别要点 根茎黄褐色，常分枝，叶基生，叶片卵状三角形，3全裂，中央裂片具细柄，卵状菱形，羽状深裂。聚伞花序顶生，花黄绿色。

挑选要点 味连以生干、肥壮、连珠状、根须少、质坚体重、断面皮部橙红色、木部鲜黄色或橙黄色者为佳；雅连以条粗壮、须根少、形如蚕者为佳；云连以条细、节多、须根少、色黄者为佳。

药理研究 黄连抗菌谱广，主要抗菌成分为生物碱类，同时具有病原微生物抑制作用；黄连和小檗碱能提高机体对多种细菌内毒素的耐受能力；黄连小檗碱发挥良好的降血糖、调血脂作用；另有抗炎、解热、抗溃疡、抗肿瘤、抗心律失常等作用。

前人论述 《本草备要》："入心泻火，镇肝凉血，燥湿开郁，解渴除烦，益肝胆，浓肠胃，消心瘕，止盗汗。"

名家妙用 陈庚吉运用薛生白《湿热病篇》中黄连苏叶汤治疗湿热证呕吐取得较好效果。黄连 0.9～1.2 g，紫苏叶 0.6～0.9 g，两味煎汤，呷下即止。黄连苦寒治湿热，且能降胃火之上冲，苏叶与黄连配伍有辛开苦降之功。（《黄河医话》）

食疗保健 **羊肝丸** 白羊肝（去膜）1 具，黄连 40 g。羊肝除筋膜，切薄；取干燥瓦盆一口，铺肝于盆中，置于炭火上烘焙至脂汁尽；黄连于钵中捻成细末，与羊肝一起研令极细，制为黄豆大小的丸剂。食后服用 20 丸，暖浆水送下。适用于肝火旺盛所致的眼目昏暗，羞明泪出，隐涩难开，翳障膏盲，攀睛胬肉等症。（《医方考》）

黄连妙用小贴士	
性味归经	苦，寒。归心、脾、胃、肝、胆、大肠经。
功效	清热燥湿，泻火解毒。
主治病症	湿热痞满、呕吐、泻痢、高热神昏、心火亢盛、心烦不寐、心悸不宁、血热吐衄、胃热、消渴、目赤肿痛、痈肿疔疮等。
炮制品种	酒黄连、姜黄连、吴茱萸制黄连。
常用量及毒性	2～5 g。
不适宜人群	脾胃虚寒者忌用；阴虚津伤者慎用。

黄柏　HUANGBO

别名：川黄柏

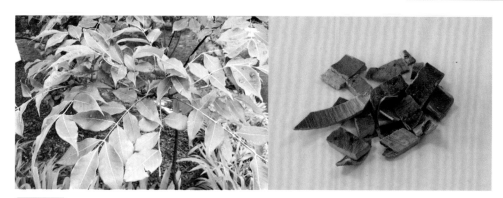

识别要点 树皮外观棕褐色，可见唇形皮孔，外层木栓较薄，奇数羽状复叶对生，叶片长圆状披针形，先端长渐尖，基部宽楔形或圆形，不对称，近全缘。

挑选要点 一看：以皮厚、断面色黄者为佳。二尝：气微，味极苦，嚼之有黏性。

药理研究 黄柏煎剂体外实验中显示出抗病原微生物作用，黄柏抑菌强度及抗菌谱仅次于黄连；黄柏素可使炎症局部血管收缩、减少局部充血或渗血，减少局部炎症；另有调整菌群失调、增强平滑肌张力和收缩振幅、抗乙酰胆碱等作用。

前人论述 《临床常用中药手册》："黄柏苦寒沉降，清热燥湿，泻火解毒力强，归肾、膀胱经，长于清下焦湿热。"

名家妙用 裴笑梅运用清热解毒汤治疗外阴瘙痒：黄柏、狼毒、花椒、蛇床子各 9 g。煎汁，入少量枯矾，坐浴温洗。方中狼毒、花椒、蛇床子能解毒杀虫止痒；黄柏性味苦寒，疗诸疮痛痒，清下焦湿热；加入枯矾以增强敛湿止痒之力。(《裴笑梅妇科临床经验选》)

食疗保健 **苦参黄柏饮** 苦参、蒲公英、生甘草各 10 g，黄柏、金银花、苍术各 6 g，白糖 30 g。上药放入瓦锅加水适量，武火烧沸后文火煎煮 25 分钟，停火，过滤，汁液内加入白糖拌匀即成。每次 150 g，每日 3 次。清热解毒、消肿止痒，湿疹患者饮用尤佳。(《中华药膳纲目》)

黄柏妙用小贴士	
性味归经	苦，寒。归肾、膀胱经。
功效	清热燥湿，泻火除蒸，解毒疗疮。
主治病症	湿热泻痢、黄疸尿赤、带下阴痒、热淋涩痛、脚气痿躄、骨蒸劳热、盗汗、遗精、疮疡肿毒、湿疹湿疮。
炮制品种	盐黄柏、酒黄柏、黄柏炭。
常用量及毒性	3～12 g。
不适宜人群	脾胃虚寒者忌用。

金银花　JINYINHUA

别名：忍冬花、双花、二花、银花、鹭鸶花、金花、双苞花、金藤花

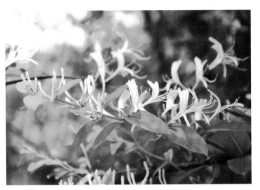 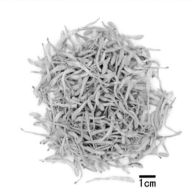

1cm

识别要点　多年生半常绿缠绕木质藤本。长达 9 m，茎中空，多分枝，叶对生，纸质，卵形，花冠唇形上唇 4 浅裂，花冠筒细长。先端钝形，下唇带状而反曲。初开白色花，2～3日后变金黄色。

挑选要点　一看：以花蕾多、色绿白、质柔软、气清香者为佳。二尝：味淡、微苦。

药理研究　金银花中的绿原酸及异绿原酸具有广谱抗菌、抗病毒作用；金银花提取液能降低内毒素含量；另有增强免疫、抗肿瘤、保肝利胆、降低血浆甘油三酯和胆固醇、降血糖、抗氧化等作用。

前人论述　《神农本草经》："金银花性寒味甘，具有清热解毒、凉血化瘀之功效，主治外感风热、瘟病初起、疮痈疔毒、红肿热痛、便脓血。"

名家妙用　白清佐老中医重用银花白酒散（金银花、白酒各 240 g）治疗乳痈，金银花不单清热解毒，其性亦补，为治痈最善之品，白酒温散善走，能引药力直达病所，二味合和，药专剂大力强，对初期乳痈，体质壮实者，内消神速，诚良方也。（《著名中医学家的学术经验》）

食疗保健　**银花茶**　金银花 20 g，茶叶 6 g，白糖适量。将金银花、茶叶放入锅内，加清水适量，用武火烧沸 3 分钟；加入白糖，搅拌溶解即可；代茶饮，连服 2～3 日。适用于风热感冒，症见发热，微恶风寒，咽干口渴等。夏季热盛时亦可饮用。（《疾病的食疗与验方》）

金银花妙用小贴士	
性味归经	甘，寒。归肺、心、胃经。
功效	清热解毒，疏散风热。
主治病症	痈肿疔疮、喉痹、丹毒、风热感冒、温病发热、热毒血痢。
炮制品种	炒金银花、金银花炭。
常用量及毒性	6～15 g。
不适宜人群	脾胃虚寒及气虚疮疡脓清者忌用。

连翘 LIANQIAO

别名：落翘、黄花条、黄链条花

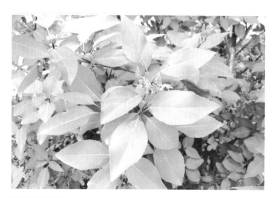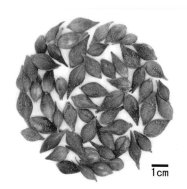

识别要点 小枝土黄色或灰褐色，略四棱形，疏生皮孔，节间中空，节部具实心髓，叶片卵圆形，叶缘有锯齿，蒴果卵圆形，两室，先端喙状渐尖，表面疏生瘤点。

挑选要点 青翘以干燥、色黑绿、不裂口者为佳；老翘以色黄棕、壳厚、显光泽者为佳。气微香，味苦。

药理研究 连翘抗菌谱广，具有抗病原微生物作用；连翘多种提取物均具有抗炎活性，对化学刺激引起的疼痛模型有镇痛作用；连翘酯苷A对卵清蛋白诱导的过敏性哮喘有一定的防治作用；另连翘有保肝、镇吐、神经保护作用；连翘酯苷能改善学习记忆障碍、对短暂性脑缺血所致损伤也有保护作用。

前人论述 《药性论》："主通利五淋，小便不通，除心家客热。"

名家妙用 刘继祖应用心得：一、连翘性散稍配消导药又防其寒凉遏胃；二、其质轻性消易散，对各种气郁、血瘀、热蕴、痰滞均可散而去之。（《刘继祖医论医案撷萃》）

食疗保健 **连翘知母饮** 连翘、当归、知母各6 g，黄连、栀子、川芎、白芍、金银花、甘草各5 g，生地黄10 g，白糖30 g。上述药物放入瓦锅内加水适量。武火煮沸，文火煎煮25分钟，去渣，留汁液。在汁液内加入白糖搅匀即成。清热解毒，软坚消肿。对唇癌有疗效。（《中国药膳大典》）

连翘妙用小贴士	
性味归经	苦，微寒。归肺、心、小肠经。
功效	清热解毒，消肿散结，疏散风热。
主治病症	痈疽、瘰疬、乳痈、丹毒、风热感冒、温病初起、温热入营、高热烦渴、神昏发斑、热淋涩痛。
炮制品种	朱连翘、连翘炭。
常用量及毒性	6～15 g。
不适宜人群	脾胃虚寒及气虚脓清者不宜使用。

白头翁 BAITOUWENG

别名：野丈人、胡王使者、白头公

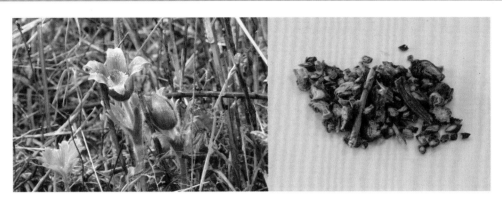

识别要点 基生叶 4～5 花开时长出地面，叶 3 全裂，叶片宽卵圆形，上面被疏毛，后期脱落无毛，3 全裂，中央裂片有柄或近无柄，3 深裂，全缘或有齿。

挑选要点 一看：表面黄棕色或棕褐色，有不规则纵皱纹或纵沟，皮部易脱落，根头部稍膨大，有白色绒毛，脆而硬。二尝：气微，味微苦涩。

药理研究 鲜白头翁榨取液原白头翁素和白头翁素、水浸液等均体现不同程度抗病原微生物作用；另有抗肿瘤、抗炎、增强免疫功能、保肝等作用；白头翁皂苷有较强杀菌作用，白头翁中翁因和翁灵有类似洋地黄样强心作用等。

前人论述 《本草经疏》："滞下胃虚不思食，及下利完谷不化，泄泻由于虚寒寒湿，而不由于湿毒者忌之。"

名家妙用 章次公总结古人谓白头翁入血分，可清肠热，则无杀菌作用，亦必有减低局部充血及消炎作用，若更混合两种作用，则本品可得一结论：白头翁消炎性杀菌药。(《章次公论外感病》)

食疗保健 **白头翁黄连汤** 白头翁 15 g，黄连、黄芩各 6 g，秦皮、甘草、阿胶（烊化）各 10 g。合并便血者，加白及 10 g，研末冲服；腹泻、脱肛者，加黄芪 30 g，枳壳、防风各 6 g；白细胞减少者，加黄芪 30 g，当归 15 g。上药加水煎煮 2 次，将两煎药液混合均匀，分 2 次服，每日 1 剂。适用于宫颈癌放射治疗后腹泻，便血，里急后重，脱肛等并发症。(《肿瘤方剂大辞典》)

白头翁妙用小贴士	
性味归经	苦，寒。归胃、大肠经。
功效	清热解毒，凉血止痢。
主治病症	热毒血痢，阴痒带下。
炮制品种	白头翁炭。
常用量及毒性	内服：9～15 g。外用：适量。
不适宜人群	脾胃虚寒，肠滑作泄者忌服。

蒲公英 PUGONGYING

别名：华花郎、蒲公草、食用蒲公英

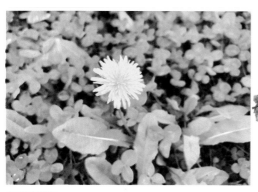 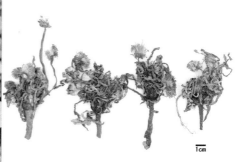

识别要点 全株含白色乳汁，被白色疏软毛，根深长。叶根生，排列成莲座状；叶片线状披针形，边缘浅裂。花茎果上全部有齿状突起，冠毛白色。

挑选要点 一看：绿褐色或暗灰色，花冠黄褐色或淡黄白色，根头部有茸毛。二摸：质轻多褶皱。三尝：气微，味微苦。

药理研究 蒲公英提取物皂苷对多种细菌病毒有抑制作用；蒲公英有对抗内毒素、保护细胞膜及恢复呼吸功能与酶活性的作用；另有抗肿瘤、增强免疫功能、抗氧化、抗衰老、利胆保肝、抗胃损伤、保护心肌等作用。

前人论述 《本草经疏》："蒲公英味甘平，其性无毒。当是入肝入胃，解热凉血之要药。乳痛属肝经，妇人经行后，肝经主事，故主妇人乳痛肿乳毒，并宜生暖之良。"

名家妙用 吉林市名老中医邓维滨善用蒲公英治溃疡。①角膜溃疡：春季可采鲜蒲公英吃，每次50 g，每日3次。或干蒲公英50 g水煎服，每日3次。②消化性溃疡，在辨证方中加入蒲公英50 g。③口腔溃疡：在辨证方中加入蒲公英50 g，痊愈快，减少复发。（《中华名医特技集成》）

食疗保健 **蒲公英粥** 蒲公英40～60 g，粳米100 g。先于砂罐内加水，武火煎煮蒲公英取汁，去渣，后入粳米，以小火煮为粥即可。每日1剂，于早、晚分服之，5～7日为1个疗程。适用于痈肿疮疖，红肿热痛，或咽喉肿痛，或目赤肿痛等；胃和十二指肠溃疡等多种感染性疾病。（《新编中国药膳食疗秘方全书》）

蒲公英妙用小贴士	
性味归经	苦、甘、寒。归肝、胃经。
功效	清热解毒，消肿散结，利尿通淋。
主治病症	疔疮肿毒、乳痈、肺痈、肠痈、瘰疬、目赤、湿热黄疸、热淋涩痛。
常用量及毒性	内服：10～15 g。外用：适量。
不适宜人群	阳虚外寒、脾胃虚弱者忌用。

野菊花 YEJUHUA

别名：山菊花、千层菊、黄菊花

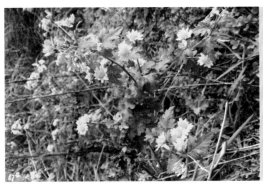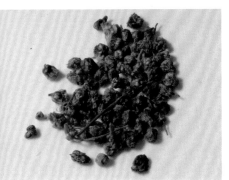

识别要点 根茎粗厚，分枝，有长或短的地下匍匐枝，茎生叶卵形，全部叶上有腺体及柔疏毛，下面灰绿色，毛较多。头状花序，在茎枝顶端排列成伞房状圆锥花序或不规则的伞房花序。舌状花黄色。

挑选要点 类球形，棕黄色、舌状花 1 轮、体轻、气芳香、味苦。

药理研究 野菊花水提部和挥发油都具有抗病原微生物活性；野菊花煎剂能增强吞噬细胞吞噬功能，起到抗炎及增强免疫作用；野菊花多糖具有清除活性氧自由基，抗氧化功能；另有抗肿瘤、降压等作用。

前人论述 《本草汇言》："破血疏肝，解疔散毒。主妇人腹内宿血，解天行火毒丹疔。洗疮疥，又能去风杀虫。"

名家妙用 黄英儒用野菊花配伍连翘、金银花治疮疡疖肿；配山楂、金银花治疗高血压；配龙胆、黄连治疗流行性脑脊髓膜炎；配千里光治疗眼结膜炎；配夏枯草治疗急性淋巴结炎。(《名老中医黄英儒用药经验》)

食疗保健 **玫瑰五花糕** 干玫瑰花 25 g，红花、鸡冠花、凌霄花、野菊花各 15 g，大米粉、糯米粉各 250 g，白糖 100 g。将玫瑰花、红花、鸡冠花、凌霄花、野菊花揉碎备用；大米粉与糯米粉拌匀，糖用水溶开；再拌入诸花，迅速搅拌，徐徐加糖开水，使粉均匀受潮，并泛出半透明色，成糕粉；糕粉湿度以手捏一把成团，放开一揉则散开为度。糕粉筛后放入糕模内，用武火蒸 12～15 分钟；当点心吃，每次 30～50 g，每日 1 次。适用于肝气郁结所致的情志不舒、胸中郁闷、面上雀斑、黄褐斑、脉弦等。(《赵炳南临床经验集》)

野菊花妙用小贴士	
性味归经	苦、辛，微寒。归肝、心经。
功效	清热解毒，泻火平肝。
主治病症	疗疮痈肿、咽喉肿痛、目赤肿痛、头痛眩晕。
常用量及毒性	内服：9～15 g。外用：适量。
不适宜人群	脾胃虚寒者、孕妇慎用。

穿心莲 CHUANXINLIAN

别名：一见喜、万病仙草、榄核莲、苦胆草、日行千里

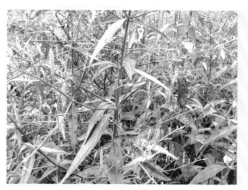 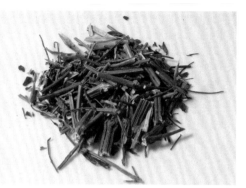

识别要点 茎直立，具 4 棱，多分枝，节处稍膨大，易断，叶对生，长椭圆形，边缘浅波状，两面均无毛。

挑选要点 以色绿、叶多、味极苦者为佳。

药理研究 穿心莲多种内酯具有不同程度的解热效果；穿心莲煎剂具有抗菌作用，其中穿心莲黄酮部分有较强抗志贺菌属活性；另有抑制血小板聚集、增强免疫功能、抗炎、抗癌、保护心脑血管等作用。

前人论述 《岭南采药录》："能解蛇毒，又能理内伤咳嗽。"

名家妙用 黄英儒用穿心连配伍六月雪、大青根、栀子、虎刺、阴行草治疗胆囊炎；配伍金银花、连翘、菊花治疗感冒发热、肺炎、扁桃体炎、咽炎等。（《名老中医黄英儒用药经验》）

食疗保健 **穿心莲汤** 穿心莲、海藻各 10 g，白花蛇舌草 30 g，浙贝母、夏枯草各 12 g，玄参 24 g。上述药物放入瓦锅加适量水，武火煮沸后文火煎煮 25 分钟，去渣取汁，每日服用 1 剂。具有清热解毒，化痰利膈疗效，适用于治食管癌、贲门癌。（《肿瘤方剂大辞典》）

穿心莲妙用小贴士	
性味归经	苦，寒。归心、肺、大肠、膀胱经。
功效	清热解毒，凉血，消肿。
主治病症	风热感冒、咽喉肿痛、口舌生疮、顿咳劳嗽、痈肿疮疡、蛇虫咬伤、泄泻痢疾、热淋涩痛、湿疹瘙痒。
常用量及毒性	6～9 g。
不适宜人群	脾胃虚寒者不宜用。

大青叶　DAQINGYE

别名：蓝叶、蓝菜

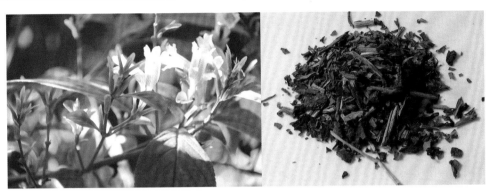

识别要点 光滑无毛，常被粉霜。根肥厚，近圆锥形，表面黄色，具短横纹及少数根须，基生莲座状，叶片长圆形至宽倒披针形，先端钝尖；茎顶部叶宽条形，全缘，无柄。

挑选要点 一看：以叶大、无柄、色暗灰绿者为佳。二尝：气微，味微酸、苦、涩。

药理研究 大青叶、板蓝根及其提取物有广谱抗菌、抗病毒作用；有效成分生物碱 4 (3H) 喹唑酮、有机酸等具有抗内毒素作用；大青叶、板蓝根对机体特异性免疫功能和非特异性免疫功能均有促进作用；另有抗炎、肝损伤保护作用；有效成分靛玉红具有抗肿瘤作用。

前人论述 《本草纲目》："主热毒痢，黄疸，喉痹，丹毒。"

名家妙用 龚士澄总结大青叶清肺热功效，以北京王鹏飞老中医治疗小儿肺炎用青黛配伍银杏、寒水石和天竺黄制剂，应用大青叶引入杂质少的优点，经临床验证，大青叶清肺热功用强，亦无苦寒败胃伤脾之弊端。成人每次用量在 10g 左右。(《临证用药经验》)

食疗保健 **大青叶粥** 大青叶、柴胡各 20 g，大米 150 g，白糖 30 g。大青叶、柴胡洗净，放入瓦锅内，加水适量，煎煮 25 分钟，去渣，留药液待用。大米淘洗干净，放入锅内，加入药液和适量清水，武火烧沸，再用文火煮 35 分钟，加入白糖即成。清热解毒，对带状疱疹有疗效。(《中国药膳大典》)

大青叶妙用小贴士	
性味归经	苦，寒。归心、胃经。
功效	清热解毒，凉血消斑。
主治病症	温病高热、神昏、发斑发疹、疖腮、喉痹、口疮、丹毒、痈肿。
常用量及毒性	内服：9～15 g。外用：适量。
不适宜人群	脾胃虚寒者忌服。

板蓝根 BANLANGEN

别名：菘蓝、山蓝、大蓝根、马蓝根

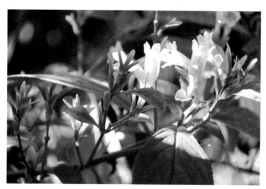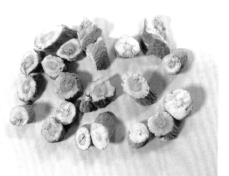

识别要点 光滑无毛，常被粉霜。根肥厚，近圆锥形，表面黄色，具短横纹及少数根须，基生莲座状，叶片长圆形至宽倒披针形，先端钝尖，茎顶部叶宽条形，全缘，无柄。

挑选要点 一摸：体实，质略软。二看：表面淡灰黄色，有纵皱纹，皮孔样突起，断面皮部黄白色，木部黄色。三尝：气微，味微甜后苦涩。

药理研究 同大青叶。

前人论述 《本草便读》："板蓝根即靛青根，其功用性味与靛青叶同，能入肝胃血分，不过清热、解毒、辟疫、杀虫四者而已。但叶主散，根主降，此又同中之异耳。"

名家妙用 郝现军根据临床经验总结，板蓝根性寒味苦，功能清热解毒，散结消痈，凉血利咽，更有通大便作用，可用于治疗火毒炽盛所致大便干结。用法：板蓝根 30 g，甘草 10 g，水煎服，每日 2 次。(《上海中医药杂志》)

食疗保健 **板蓝根粥** 板蓝根、粳米各 30 g，夏枯草 20 g，白糖适量。将板蓝根和夏枯草放入锅中加入适量水煎煮，取汁去渣，加入粳米、白糖，同煮为粥。每日食用 2～3 次，温热服。具有清热解毒，凉血散结的功效。适用于腮腺炎肿痛发热有硬块者。(《中国药膳大典》)

板蓝根妙用小贴士	
性味归经	苦，寒。归心、胃经。
功效	清热解毒，凉血利咽。
主治病症	瘟疫时毒、发热咽痛、温毒发斑，疹腮、烂喉丹痧、大头瘟疫、丹毒、痈肿。
常用量及毒性	9～15 g。
不适宜人群	体虚而无实火热毒者忌服；脾胃虚寒者慎用。

半边莲　BANBIANLIAN

别名：急解索、细米草、水仙花草

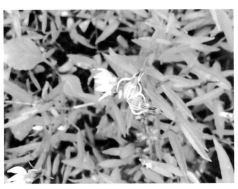 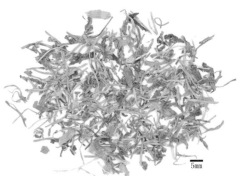

识别要点 多年生矮小草本，仅 10 cm。茎细长，匍匐地面，节上生根，分支直立，无毛，折断有白色乳汁渗出。叶互生，叶片狭披针形，或条形，全缘，花两性，通常一朵，生分枝的上部叶腋，花冠粉红色或白色，背面裂至基部。

挑选要点 一看：以茎叶色绿、根黄者为佳。二尝：气微特异，味微甘而辛。

药理研究 半边莲煎剂提取物具有一定抗蛇毒作用，但中蛇毒 25 分钟后则无保护作用；对血压有持久降压的效果、对血管有抑制血管平滑肌细胞增殖作用；半边莲煎剂和其生物碱制剂对麻醉犬有显著呼吸兴奋作用；另有利胆、催吐等作用。

前人论述 《本草纲目》："蛇虺伤，捣汁饮，以滓围涂之。"

名家妙用 黄英儒用半边莲配鸢尾根治疗蛇毒及毒蛇咬伤；配车前子、泽泻治疗肾性水肿；配泽泻、青皮、荜澄茄治疗肝硬化腹水。（《名老中医黄英儒用药经验》）

食疗保健 **半边莲饮** 半边莲、茯苓、瞿麦各 15 g，泽泻、猪苓各 10 g，半枝莲 20 g，白糖 30 g。以上药物洗干净，放入瓦锅内，加入清水适量。瓦锅置武火上烧沸，再用文火煎煮 25 分钟，停火、过滤去渣，留汁液，在汁液内加入白糖搅匀即成。解毒消肿，渗湿利水。甲状腺癌患者饮用尤佳。（《癌症美味食疗 318 种》）

半边莲妙用小贴士	
性味归经	辛，平。归心、小肠、肺经。
功效	清热解毒，利尿消肿。
主治病症	痈肿疔疮、蛇虫咬伤、臌胀水肿、湿热黄疸、湿疹湿疮。
常用量及毒性	内服：干品 10～15 g，鲜品 30～60 g。外用：适量。
不适宜人群	水肿属阴水者忌用。

青黛　QINGDAI

别名：靛花、青蛤粉、青缸花、蓝露、淀花、靛沫花

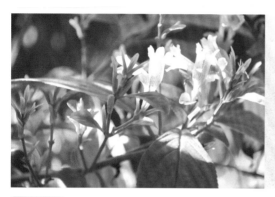
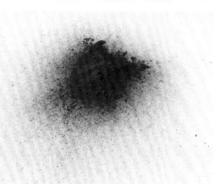

识别要点 一年生草本，高 50～80 cm。茎圆柱形，无毛，有明显节，单叶互生，基部鞘状膜质叶托，淡褐色，叶片卵圆形或卵状披针形，顶端钝，基部圆形或楔形，全缘，具缘毛，前后两面均蓝绿色。

挑选要点 以颜色均匀、体轻能浮于水面、火烧产生紫红色烟雾时间长者为佳。

药理研究 青黛具有抗菌作用；青黛及靛玉红对治疗慢性粒细胞白血病有效；另有抗炎镇痛、免疫增强、保护肝脏、抗胃溃疡等作用。

前人论述 《本草蒙筌》："泻肝，止暴注，消膈上痰水，驱时疫头痛，敛伤寒赤斑，水调服之。"

名家妙用 裘笑梅老中医运用青马一四膏治疗外阴瘙痒症，湿疹：青黛 30 g，鲜马齿苋 120 g，先将马齿苋捣烂，入青黛加麻油和匀，外敷于患处，以清热解毒，祛湿止痒。（《裘笑梅妇科临床经验选》）

食疗保健 **青黛四物茶** 青黛 0.3 g，当归、生地黄、白芍、川芎各 3 g，花茶 5 g。用 300 mL 水煎煮当归、生地黄、白芍、川芎至水沸后，冲泡青黛、花茶即可。也可直接冲饮。具有清热养血，祛风镇惊的功效。适用于产后发狂、烦乱。（《摘元方》）

青黛妙用小贴士	
性味归经	咸，寒。归肝经。
功效	清热解毒，凉血消斑，泻火定惊。
主治病症	温毒发斑、血热吐衄、喉痹口疮、痄腮、火毒疮疡、肝火犯肺、咳嗽胸痛、痰中带血、小儿惊痫。
炮制品种	飞青黛。
常用量及毒性	内服：1～3 g，宜入丸散用。外用：适量。
不适宜人群	胃寒者慎用。

绵马贯众 MIANMAGUANZHONG

别名：绵马鳞毛蕨、贯节、贯渠

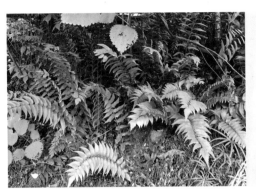 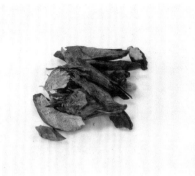

识别要点 叶簇生于根茎顶端，叶柄基部直达叶轴，密生棕色条形至钻形狭鳞片，叶片草质，倒披针形，上面深绿色，下面淡绿色，侧脉羽状分叉。

挑选要点 一看：以个大，质坚实，叶柄残基断面棕绿色者为佳。二尝：气特异，味初淡而微涩，后渐苦、辛。

药理研究 贯众有抗菌作用，对多种有代表性病毒有较强抑制作用；贯众注射液可使子宫明显收缩，有助于止血，贯众炒炭后止血作用加强；另有驱虫、抗肿瘤、护肝、抗白血病等作用。

前人论述 《本草纲目》："治下血崩中带下，产后血气胀痛，斑疹毒，漆毒，骨哽。"

名家妙用 金维老中医研制的贯众汤，意在清热基础上，止血和利尿两者相兼。方中贯众清热解毒止血，莲须、墨旱莲清热凉血止血，玉米须，白茅根利尿止血。虚证乃心、脾、肾亏损，以本方合补中益气汤益气升清，合六味地黄丸固及肾阴，颇为效验。(《中医杂志》)

食疗保健 **贯众茶** 贯众、板蓝根各 30 g，绿茶 5 g。贯众、板蓝根加水煎煮 2 次，每次沸后 20 分钟，合并滤液 1000 mL，用药汁泡绿茶饮用，每日 1 次，连用 3～5 日。清热解毒，预防流行性感冒。(《中国药膳大典》)

绵马贯众妙用小贴士	
性味归经	苦，微寒。归肝、胃经。
功效	清热解毒，驱虫，止血。
主治病症	时疫感冒，风热感冒、温毒发斑、痄腮、疮疡肿痛、虫积腹痛、崩漏下血。
炮制品种	绵马贯众炭，长于止血。
常用量及毒性	有小毒。4.5～9 g。
配伍禁忌	用量不宜过大。
不适宜人群	脾胃虚寒者不宜，孕妇慎用。

鱼腥草　YUXINGCAO

别名：臭菜、侧耳根、臭根草、臭灵丹

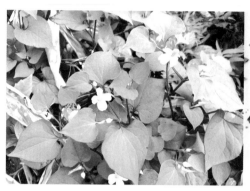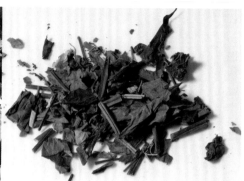

识别要点 多年生腥臭草本，茎下部匍匐，节上生小根，上部直立，无毛或节上被毛。叶互生，薄纸质，有腺点。叶片阔卵形，上面绿色，下面紫红色，两面脉上被柔毛。

挑选要点 质脆易折断。具鱼腥气，味涩。

药理研究 鱼腥草素是主要抗菌成分，与甲氧苄啶（TMP）协同具有协同作用，鱼腥草抗菌有效成分主要在挥发油部分，抗菌作用鲜品优于干品；鱼腥草对多种病毒有抑制作用；鱼腥草注射液对酵母引起的大鼠发热和内毒素所致家兔发热有解热作用；鱼腥草提取物影响花生四烯酸产生抗炎机制。另有免疫调节功能、利尿、平喘、止咳、降血糖、镇静、止血、降血脂、扩张冠状动脉等作用。

前人论述 《本草纲目》："散热毒痈肿，疮痔脱肛，断店疾，解硇毒。"

名家妙用 龚士澄总结，鱼腥草能清上清肺热痰浊，下利膀胱水停，并清肠道热。如痰浊热毒郁肺咳嗽，又尿频、尿急、尿涩痛，小腹胀满，需用本品以清上利下，一物兼擅二长；对湿热为因的泻利、痢疾，单用本品 30 g 或用 15 g 配方，均效。（《临证方药运用心得》）

食疗保健 **鱼腥草猪肺汤** 鲜鱼腥草 60 g，猪肺 200 g，食盐少许。将猪肺洗净切块，除血沫，与鱼腥草同煮汤，加食盐少许调味。每份 1 剂，分顿饮汤食猪肺。适用于肺热咳嗽，痰血脓臭，痔疮疼痛等。（《饮食疗法》）

鱼腥草妙用小贴士	
性味归经	辛，微寒。归肺经。
功效	清热解毒，消痈排脓，利尿通淋。
主治病症	肺痈吐脓、痰热喘咳、热痢、热淋、痈肿疮毒。
炮制品种	鲜鱼腥草、干鱼腥草。
常用量及毒性	内服：15～25 g。外用：适量。
不适宜人群	虚寒证及阴性疮疡者忌服。

土茯苓　TUFULING

别名：冷饭团、硬饭头、红土苓

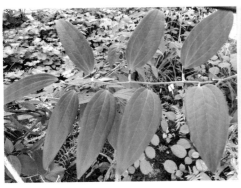 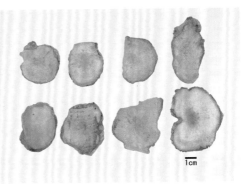

识别要点 茎光滑，无刺。根状茎粗厚，块状。叶互生，具狭鞘，常有纤细卷须两条，叶片薄革质，狭椭圆形，伞形花序。

挑选要点 具有粉性，沾水有黏滑感。气微，味微甘、涩。

药理研究 土茯苓对细胞免疫有抑制作用。有抗炎抗菌，抗真菌作用。土茯苓对急性和亚急性棉酚中毒有保护作用，但不影响棉酚抑制精子生成的作用。

前人论述 《本草纲目》："健脾胃，强筋骨，去风湿，利关节，止泄泻。治拘挛骨痛；恶疮痈肿。解汞粉、银朱毒。"

名家妙用 龚士澄运用土茯苓 25 g，鲜荷蒂 7 枚，加于东垣选奇汤（羌活、黄芩各 6 g，防风 8 g，甘草 5 g，生姜 2 片）中，增强利湿泄热，祛风散火之力，饭后煎服，止痛作用益佳。忌用土茯苓时饮茶，可能致脱发。（《临证用药经验》）

食疗保健 **土茯苓糯米酒** 土茯苓 40 g，糯米 500 g。将土茯苓放于石臼内捣为细末，过100 目筛备用；将糯米浸泡后，蒸熟；制作时将土茯苓末、酒曲末与熟糯米拌匀，酿制成醇酒备用。每次可取酒与糟 50～100 g 饮食，每日可食 1～2 次。用于湿热邪毒留注下焦之淋浊带下，疮疡肿毒，梅毒等治疗。（《新编中国药膳食疗秘方全书》）

土茯苓妙用小贴士	
性味归经	甘、淡，平。归肝、胃经。
功效	解毒，除湿，通利关节。
主治病症	梅毒及汞中毒所致的肢体拘挛、筋骨疼痛、湿热淋浊、带下、疥癣、湿疹瘙痒、痈肿、瘰疬。
常用量及毒性	内服：15～60 g。外用：适量。
不适宜人群	肝肾阴虚者慎服。服用时忌饮茶。

栀子　ZHIZI

别名：黄栀子、黄果树、山栀子、红枝子

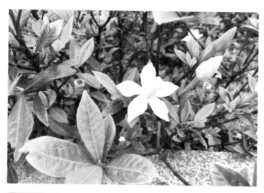 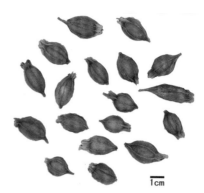

1cm

识别要点　栀子为灌木，高 0.3～3 m，叶对生，或为 3 枚轮生，革质，稀为纸质，叶形多样，两面常无毛，上面亮绿，下面色较暗。

挑选要点　一看：以色红黄、饱满、皮薄者为佳。二尝：气微，味微酸而苦。

药理研究　栀子水提物有抗菌抗病毒、解热抗炎、镇静镇痛作用；栀子水提物、醇提物及藏红花苷、栀子苷、栀子酸、栀子素、京尼平苷均可促进胆汁分泌，起到保肝利胆作用；栀子提取物单次给药后能增加海马体中脑源性神经营养因子的表达，起到抗抑郁作用。

前人论述　《本草崇原》："言栀子生用则吐，炒黑则不吐，且以栀子豉汤为吐剂，愚每用生栀子及栀子豉汤，并未曾吐。"

名家妙用　朱良春认为脾胃湿热，蕴蒸化火，乃急性胰腺炎发病之关键。生栀子泻三焦之火，既入气分清热泻火，又入血分凉血行血，故为首选之药。辅以生大黄、蒲公英、郁金、败酱草、生薏苡仁、桃仁等通腑泻热之品，其效益彰。（《朱良春用药经验集》）

食疗保健　**栀子粥**　栀子 3～5 g，粳米 30～60 g，将栀子碾成细末备用，煮粳米为稀粥，待粥将成时，放入栀子末稍煮即成。每日分 2 次食用。亦可先煎栀子，去渣取汁，再以药汁煮粥。适用于黄疸，淋证，心烦不眠，目赤肿痛。（《养生食鉴》）

栀子妙用小贴士	
性味归经	苦，寒。归心、肺、三焦经。
功效	泻火除烦，清热利湿，凉血解毒；外用消肿止痛。
主治病症	热病烦闷、湿热黄疸、淋证涩痛、血热吐衄、目赤肿痛、火毒疮疡、外治扭挫伤痛。
炮制品种	焦栀子、栀子炭。
常用量及毒性	内服：6～10 g。外用：生品适量，研末调敷。
不适宜人群	脾虚便溏者不宜用。

败酱草　BAIJIANGCAO

别名：败酱

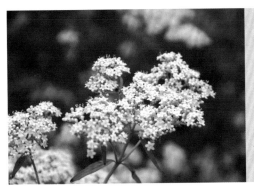
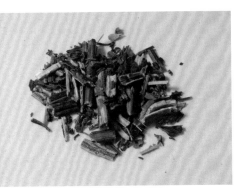

识别要点 多年生草本，高达 1 m。地下茎细长，地上茎直立，密被白色倒生粗毛或仅两侧各有 1 列倒生粗毛。基生叶簇生，卵圆形，边缘有粗齿，叶柄长；茎生叶对生，卵形或长卵形。

挑选要点 一看：有节，节有细根。二闻：败豆酱气。三尝：味苦。

药理研究 败酱草具有一定抗菌作用，对内毒素具有明显减毒作用；有效成分挥发油、败酱烯等具有明显镇静催眠作用；败酱草煎剂能促进胆汁分泌，起到保肝利胆作用，另有增强免疫，抗肿瘤作用。

前人论述 《本草纲目》："败酱，善排脓破血，故仲景治痈，及古方妇人科皆用之。乃易得之物，而后人不知用，盖未遇识者耳。"

名家妙用 龚士澄总结败酱草辛散行血，对血滞所致腹痛、腰胁疼痛、痛不移处者，惯用败酱草 10g 以上，加入四逆散中，其痛即可缓解。对产后恶露停滞、腹痛如锥刺者，用败酱草、炒白芍、全当归各 10 g，甘草 8 g，以行瘀和血缓急，可较快缓解剧痛。（《临证用药经验》）

食疗保健 **凉拌败酱草** 败酱草 500 g，蒜泥 10 g。洗净败酱草后入沸水煮透迅速捞出，挤干水切碎，加入蒜泥，调料拌匀。清热解毒，凉血止痢。适用于痢疾黄疸，血淋等。（《中国药膳大典》）

败酱草妙用小贴士	
性味归经	辛、苦，微寒。归胃、大肠、肝经。
功效	清热解毒，消痈排脓，祛瘀止痛。
主治病症	肠痈肺痈、痈肿疮毒、产后瘀阻腹痛。
炮制品种	败酱炭。
常用量及毒性	内服：6～15 g。外用：适量。
不适宜人群	脾胃虚弱、食少泄泻者不宜用。

射干 SHEGAN

别名：乌扇、乌蒲、黄远、草姜、凤翼

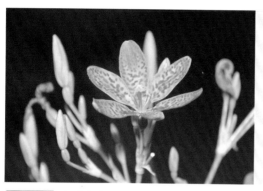 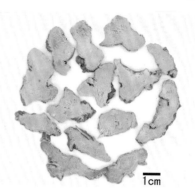

1cm

识别要点 根茎粗壮，横生，鲜黄色，不规则结节状，着生多数细长根须，茎直立，实心，下部生叶，叶扁平，宽剑形，互生，先端渐尖，全缘，绿色带白粉，平行叶脉数条，顶生聚伞花序。

挑选要点 一看：外表皮皱缩，可见残留的须根和须根痕。切面淡黄色或鲜黄色，具散在筋脉小点或筋脉纹，有的可见环纹。二尝：气微，味苦、微辛。

药理研究 射干有效成分异黄酮具有显著抗炎作用，鸢尾苷、鸢尾苷元具有抗透明质酸酶作用，野鸢尾苷能改善毛细血管通透性。另异黄酮具有抗病原微生物作用。

前人论述 《神农本草经》："主咳逆上气，喉痹咽痛，不得消息，散结气，腹中邪逆，食饮大热。"

名家妙用 何公旦曾用射干治肝厥。盖以其泻实火，解痰结，清老血积痰；又为治喉痹、咽痛要药；消癥瘕结核、便毒、疝母；镇肝明目、利大肠、通闭经，用量为 2.4 g，3 g 或 5 g。（《何任医学经验集》）

食疗保健 **牛膝射干饮** 牛膝、夏枯草各 15 g，射干、玄参各 10 g，木蝴蝶、山豆根各 9 g，橄榄 5 g，赤芍、白芍各 6 g，白糖 30 g。以上药物洗干净，放入瓦锅内，加清水适量。瓦锅置武火上烧沸，再用文火煎煮 25 分钟，停火，过滤去渣，留汁液，在汁液内加入白糖搅匀即成。每次 150 g，每日 3 次。清热解毒，化结消肿。对扁桃体癌有疗效。（《中国药膳大典》）

射干妙用小贴士	
性味归经	苦，寒。归肺经。
功效	清热解毒，消痰，利咽。
主治病症	热毒痰火郁结、咽喉肿痛、痰涎壅盛、咳嗽气喘。
炮制品种	炒射干减缓药力，用于体弱气虚者。
常用量及毒性	3～10 g。
不适宜人群	脾虚便溏者不宜使用；孕妇慎用。

山豆根 SHANDOUGEN

别名：广豆根、苦豆根、山大豆根

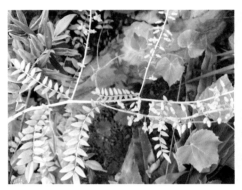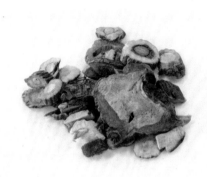

识别要点 藤状灌木，不分枝，茎上常生不定根。叶片 3 枚；叶柄被短柔毛，小叶厚纸质，椭圆形，先端短渐尖至钝圆，基部宽楔形，上面暗绿色，无毛，侧脉极不明显。

挑选要点 一看：不规则结节状，顶端存茎基，下着生根数条，表面棕色，有不规则纵皱纹及横长皮孔样突起。二摸：质坚硬。三尝：有豆腥气，味极苦。

药理研究 山豆根生物碱有效成分具显著抗炎效果，免疫抑制和调节效果，显著抗 I 型变态反应作用，降压扩管和降血脂作用，抗心律失常，中枢抑制作用等。

前人论述 《开宝本草》："主解诸药毒，止痛。消疮肿毒，急黄发热咳嗽，杀小虫。"

名家妙用 龚士澄用茵陈五苓散、栀子柏皮汤等方加进山豆根 10 g 治疗急性黄疸型肝炎，只服 2～3 剂，黄疸能明显减轻。(《临证方药运用心得》)

食疗保健 **山豆根饮** 白英 50 g，板蓝根 20 g，山豆根 10 g，龙葵、野荞麦根、白糖各 30 g，蛇莓 25 g，重楼、灯笼草各 15 g。上述药物洗净，投入瓦锅，加入适量水武火煮沸，文火煎煮 25 分钟，去渣，加入白糖即可服用。每次 150 mL，每日 3 次。清热解毒，软坚散结。对喉癌、扁桃体癌有疗效。(《中华药膳大典》)

山豆根妙用小贴士	
性味归经	苦，寒。归肺、胃经。
功效	清热解毒，消肿利咽。
主治病症	火毒蕴结、乳蛾喉痹、咽喉肿痛、齿龈肿痛、口舌生疮。
常用量及毒性	有毒。内服：3～6 g。外用：适量。
不适宜人群	脾胃虚寒者慎用。

生地黄　SHENGDIHUANG

别名：生地

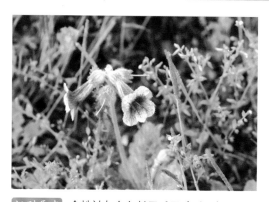 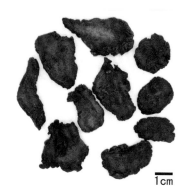

1cm

识别要点 全株被灰白色长柔毛及腺毛。根肥厚，肉质呈块状，圆柱形或纺锤形。基生叶较小。

挑选要点 一看：不规则团块或长圆形，中间膨大两端细。表面棕黑色，极皱缩，具有不规则横曲纹，断面棕黑色，有光泽。二摸：体重，质较柔软而韧，不易折断，断面有黏性。三尝：气微，味微甜。

药理研究 地黄提取物梓醇是地黄滋阴作用的有效活性成分之一，能下调 β 肾上腺素受体 cAMP 系统功能；另具有增强免疫、抗脑缺血再灌注损伤和神经保护作用等。

前人论述 《本经逢原》："生地黄治心热，手心热，益肾水，凉心血，其脉洪实者宜之。若脉虚者，则宜熟地黄。"

名家妙用 刘炳凡重用生地黄治疗虚狂，用药：制何首乌 24 g，丹参 20 g，生地黄 30 g，白芍、山药、龟甲、龙齿、生牡蛎、龙眼肉各 15 g，女贞子 18 g，墨旱莲 12 g，甘草 6 g，大枣 5 个，炙远志 3 g，石菖蒲 2 g。方中重用生地黄来源于《金匮要略》防己地黄汤。(《刘炳凡临证秘诀》)

食疗保健 **生地黄鸡** 生地黄 250 g，乌雌鸡 1 只，饴糖 150 g。鸡宰杀去净毛，洗净治如食法，去内脏备用；将生地黄洗净，切片，入饴糖，调拌后塞入鸡腹内；将鸡腹部朝下置于锅内，于旺火上上笼蒸 2～3 小时，待其熟烂后，食肉，饮汁。适用于肝肾阴虚所致潮热盗汗以及心脾不足所致心中虚悸，虚烦失眠，健忘怔忡。(《肘后备急方》)

生地黄妙用小贴士	
性味归经	甘，寒。归心、肝、肾经。
功效	清热凉血，养阴生津。
主治病症	热入营血、温毒发斑、血热出血、热病伤阴、舌绛消渴、内热烦渴、阴虚发热、骨蒸劳热、津伤便秘。
炮制品种	焦生地、生地炭。
常用量及毒性	10～15 g。
不适宜人群	脾虚湿滞、腹满便溏者不宜使用。

赤芍 CHISHAO

别名：木芍药、草芍药、红芍药、毛果赤芍

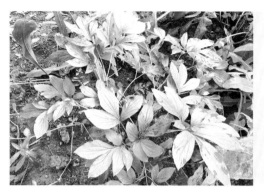
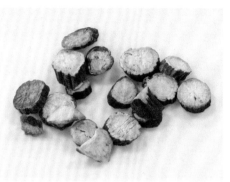

识别要点 根肥大，纺锤形或圆柱形，黑褐色。茎直立。小叶狭卵形，边缘具白色软骨质细齿，两面无毛，下面沿叶脉疏生短柔毛，近革质。花瓣倒卵形，白色。

挑选要点 一摸：质硬而脆，易折断。二看：表面棕褐色，粗糙，有纵沟，断面粉白色，皮部窄，木部放射状纹理。三尝：气微香，味微苦、酸涩。

药理研究 赤芍是传统活血化瘀中药，有较强抗动脉粥样硬化作用；从赤芍中分离得到的赤芍精在体内有抗高脂肪和高胆固醇引起的血小板聚集作用和血栓形成作用；赤芍对缺血性损伤表现出保护作用；另有抗肿瘤、减少肝纤维化发生等作用。

前人论述 《名医别录》："芍药生中岳川谷及丘陵，二月、八月采根暴干。"

名家妙用 汪承柏凉血活血重用赤芍治肝炎，主方为赤芍 80～100 g，葛根、丹参、茜草各 30 g，牡丹皮、生地黄各 15 g。每日煎服 1 剂，用于急性肝炎病程超过 1 个月及慢性肝炎、肝硬化之重度黄疸。(《中华名医特技集成》)

食疗保健 **红花当归酒** 红花 100 g，当归、桂皮、赤芍各 50 g，40％食用酒精适量。将上药干燥粉成粗末，装入纱布袋内；40％食用酒精 1000 mL 浸渍 10～15 日，补充一些 40％食用酒精续浸药渣 3～5 日，滤过，添加食用酒精至 1000 mL，即得；每次服 10～20 mL，每日 3～4 次，亦可外用涂擦跌打扭伤但未破之患处。适用于跌打扭伤，或瘀血所致之经闭、腹痛等。(《中药制剂汇编》)

赤芍妙用小贴士	
性味归经	苦，微寒。归肝经。
功效	清热凉血，散瘀止痛。
主治病症	热入营血、温毒发斑、吐血衄血、目赤肿痛、痈肿疮疡、肝郁胁痛、经闭痛经、癥瘕腹痛、跌扑损伤。
炮制品种	炒赤芍，酒赤芍加强活血祛瘀作用。
常用量及毒性	6～12 g。
配伍禁忌	不宜与藜芦同用。
不适宜人群	血寒经闭者不宜使用；孕妇慎用。

玄参　XUANSHEN

别名：元参、浙玄参、黑参、重台、鬼藏、正马、鹿肠、端、玄台

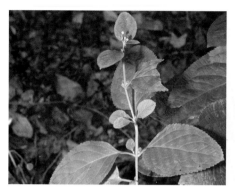 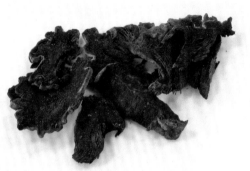

识别要点 根肥大，近圆柱形，下部常分枝，皮灰黄或灰黄色。茎直立，四棱形，有沟纹，光滑或有腺状柔毛；叶片卵形，边缘具细锯齿。聚伞花序，花冠暗紫色。

挑选要点 一看：断面平坦，黑色，微有光泽。二摸：质坚实，不易折断。三尝：具焦糖气、味甘、微苦。四水泡：以水浸泡水呈墨黑色。

药理研究 玄参根部提取的对甲氧基桂皮酸对伤寒疫苗发热的家兔有解热作用；玄参抗炎、抗氧化作用主要与其苯丙素苷类成分有关；玄参具有扩张血管功能，起到降压作用；另有抗血小板聚集、保肝、强心、抑制铜绿假单胞菌等活性。

前人论述 《本草纲目》："肾水受伤，真阴失守，孤阳无根，发为火病，法宜壮水以制火，故玄参与地黄同功。其消瘰疬亦是散火，刘守真言结核是火病。"

名家妙用 张赞臣经验：玄参既能清热泻火，又能育阴降火，实证可用，阴虚火旺者尤为要药。但兼能润肠，故脾虚便溏殊不适宜。且苦寒润降之品，切忌用之过早，尤以痰热之证，更须注意，以免反使痰热凝而不化，而致缠绵难愈。(《张赞臣临床经验选编》)

食疗保健 **玄参炖猪肝** 玄参 15 g，猪肝 500 g，食用油、豆粉、调味料各适量。猪肝洗净，与玄参同置锅内，加水煮 1 小时，取出猪肝切成薄片备用。另将葱、生姜加食用油稍炒，放入猪肝片中，再将酱油、白糖、料酒少量，兑加煮玄参、猪肝之原汤少许，收汁，勾入豆粉，使汁液透明，倒入猪肝片中，拌匀即成。佐餐食用。功能滋阴养血，补肝明目，适用于肝血不足所致的两目干涩、昏花夜盲等。(《济急仙方》)

玄参妙用小贴士	
性味归经	甘、苦、咸，微寒。归脾、胃、肾经。
功效	清热凉血，滋阴降火，解毒散结。
主治病症	热入营血、温毒发斑、热病伤阴、舌绛烦渴、津伤便秘、骨蒸劳嗽、目赤肿痛、咽喉肿痛、白喉、瘰疬、痈肿疮毒。
炮制品种	盐玄参增强滋阴作用，制玄参。
常用量及毒性	9～15 g。
配伍禁忌	不宜与藜芦同用。
不适宜人群	脾胃虚寒、食少便溏者不宜服用。

紫草　ZICAO

别名：大紫草、茈草、紫丹、地血、鸦衔草

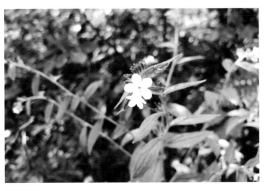 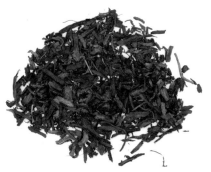

识别要点 多年生草本，根粗大肥厚，圆锥形，略弯曲，常见分枝，外皮紫红色。茎直立，圆柱形，不分枝，全株密被白色粗硬毛。单叶互生，无柄，两面均被糙伏毛。聚伞总状花序，花冠白色筒状。

挑选要点 一看：以条粗大、色紫、皮厚者为佳。二尝：气特异，味微苦、涩。

药理研究 紫草及其有效成分紫草素、二甲基戊烯酰紫草素等成分有抗菌、抗病毒作用。紫草素多种成分具有抗炎作用，紫草醌类能促进肉芽组织增生及愈合；另有增强免疫功能、抗生育、抗肿瘤等作用。

前人论述 《本草纲目》："治斑疹、痘毒，活血凉血，利大肠。"

名家妙用 孙岱宗用紫草根预防麻疹，以紫草根佐少量甘草，大锅煎煮取汁服用，以凉其血，以清其毒。血凉而九窍通，毒清而卫气强。窍通血行，百络通畅，营卫安和，卫外得气，而麻疹之邪，自不得乘虚攻入。(《中医儿科治验录》)

食疗保健 **紫草饮** 紫草、芍药、川芎各15 g，当归25 g，大黄、金银花各6 g，升麻、黄芪各10 g，牡蛎20 g，甘草5 g，白糖30 g。以上药物洗净，放入瓦锅内，加水适量。瓦锅置武火上烧沸，再用文火煎煮25分钟，停火，过滤去渣，在汁液内加入白糖搅匀即成。每次100～150 g，每日3次。清热解毒，散结消肿。直肠癌溃疡患者饮用尤佳。(《现代家庭药膳·疾病防治药膳（下）》)

紫草妙用小贴士	
性味归经	甘、咸，寒。归心、肝经。
功效	清热凉血，活血解毒，透疹消斑。
主治病症	血热毒盛、斑疹紫黑、麻疹不透、疮疡、湿疹、水火烫伤。
炮制品种	软紫草、硬紫草。
常用量及毒性	内服：5～10 g。外用：适量。
不适宜人群	脾虚便溏者忌服。

牡丹皮　MUDANPI

别名：牡丹根皮、丹皮、丹根

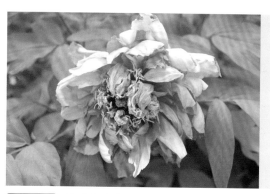
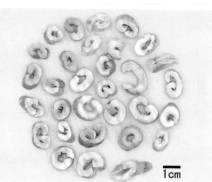

1cm

识别要点 落叶小灌木，根粗大，茎直立，树皮灰黑色。叶互生，纸质，叶柄无毛，叶为二回三出复叶，近枝端的叶为三小叶，顶生小叶常三裂。

挑选要点 以条粗长、皮厚、无木心、断面白色、粉性足、结晶多、气香浓者为佳。味微苦而涩。

药理研究 牡丹皮水提物体外实验对多种细菌具有不同程度抑制作用；牡丹皮水提物、丹皮总苷和丹皮酚均具有不同程度的抗炎作用；牡丹皮对心脑血管作用包括抑制血小板聚集、抗心肌缺血、脑缺血、抗动脉粥样硬化、抗室性心律失常。

前人论述 《神农本草经》："主寒热，中风瘛疭、痉、惊痫邪气，除癥坚瘀血留舍肠胃，安五脏，疗痈疮。"

名家妙用 章次公经验：古人以牡丹皮、芍药为凉血要药，故叶派医生在湿温舌绛红、脉数疾时，以为邪陷营分，非清血不可，每以牡丹皮为要药。予从邪陷营分一语，进求病理之所以然。凡湿温证而致舌绛红之时，血中病毒必然弥漫，此时用牡丹皮，或者有排出毒素之效，故前贤以牡丹皮为凉血剂或祛瘀剂。（《章次公医术经验集》）

食疗保健 **牡丹皮炖乌龟** 牡丹皮 30 g，乌龟 2 只（重约 500 g），精盐、黄酒各适量。乌龟处理后与牡丹皮同入砂锅内，加水适量，中火烧开，加黄酒 2 匙、精盐半匙，小火慢煨 2～3 小时，至龟肉酥烂，龟甲易于脱落，吃龟肉喝汤，每次 1 小碗，每日 2 次。功效为滋阴补肾，清热降火，补心凉血。对于血尿反复发作，肾阴亏损，久治不愈者有疗效。（《常见慢性病食物疗养法》）

牡丹皮妙用小贴士	
性味归经	苦、辛，微寒。归心、肝、肾经。
功效	清热凉血，活血化瘀。
主治病症	热入营血、温毒发斑、吐血衄血、温邪伤阴、阴虚发热、夜热早凉、无汗骨蒸、经闭痛经，跌扑伤痛、痈肿疮毒。
炮制品种	酒丹皮、鳖血拌丹皮、炒丹皮、丹皮炭。
常用量及毒性	6～12 g。
不适宜人群	血虚有寒、月经过多者不宜使用；孕妇慎用。

青蒿 QINGHAO

别名：苦蒿、臭青蒿、香青蒿、细叶蒿

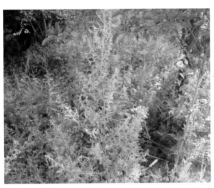
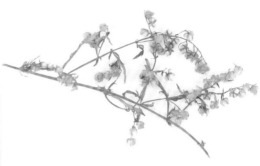

识别要点 植株有香气。主根单一，垂茎单生，上部多分枝，下部稍木质化，叶片两面无毛；裂片长圆形。头状花序半球形或近半球形，花冠狭管状，淡黄色。瘦果长圆形至椭圆形。

挑选要点 以色绿、叶多、香气浓者为佳。

药理研究 青蒿素具有抗疟原虫作用，且具有高效、速效、低毒的特点；另有解热、镇痛、抗炎、抗肿瘤、调节免疫功能、抗组织纤维化作用；此外青蒿挥发油成分具有祛痰、镇咳、平喘作用。

前人论述 《本草拾遗》："主妇人血气，腹内满，及冷热久痢。秋冬用子，春夏用苗，并捣绞汁。亦暴干为末，小便冲服。如觉冷，用酒煮。"

名家妙用 张泽生常以青蒿配藿佩，用于暑热外感，发热而无汗脘痞者；配豆卷用于温病初起但热不寒者。邪在少阳或暑湿类疟者寒清热重，胸胁胀痛，口苦胸闷，舌红苔黄，脉象弦数者多以青蒿、黄芩配伍。(《张泽生医案医话集》)

食疗保健 **青蒿黄药子汤** 青蒿、黄药子、鳖甲、地骨皮、白芍、玄参各10 g，丹参30 g，生牡蛎20 g，夏枯草、生地黄、党参、金银花、黄芪各15 g。水煎服，每日1剂。滋阴清热，软坚化积，治恶性淋巴瘤，阴虚发热，盗汗，全身表浅淋巴结肿大，舌质红，苔薄黄。(《肿瘤方剂大全》)

青蒿妙用小贴士	
性味归经	苦、辛，寒。归肝、胆经。
功效	清虚热，除骨蒸，解暑热，截疟，退黄。
主治病症	温邪伤阴、夜热早凉、阴虚发热、骨蒸劳热、外感暑热、发热烦渴、湿热黄疸。
炮制品种	鳖血青蒿、炒青蒿、醋青蒿。
常用量及毒性	6～12g。
不适宜人群	脾胃虚弱、肠滑泄泻者忌用。

胡黄连 HUHUANLIAN

别名：割孤露泽、胡连、西藏胡黄连

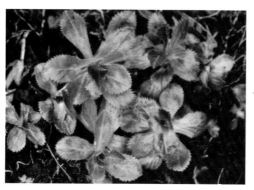 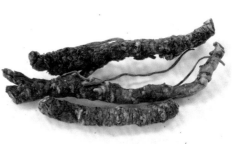

识别要点 多年生草本，有毛。根茎圆柱形，稍带木质。叶近根生，稍带革质；叶片匙形，边缘有细锯齿。花茎长于叶；穗状花序。蒴果长卵形，侧面稍有槽。

挑选要点 一看：圆柱形灰棕色，粗糙。二摸：体轻，质硬而脆，易折断，断面平坦。三尝：气微，味极苦。

药理研究 胡黄连在佐剂和甲醛诱导的大鼠和小鼠关节炎中，抗炎活性显著；胡黄连还具有保肝利胆、降血糖降血脂、收缩平滑肌、抗哮喘、心脏保护等作用。

前人论述 《药品化义》："胡黄连，独入血分而清热。丹溪云，骨蒸发热，皆积所成。此能凉血益阴，其功独胜，若夜则发热，昼则明了，是热在血分，以此佐芎、归为二连汤，除热神妙。"

名家妙用 孙朝宗认为胡黄连实为肝胆家正药，临床每每喜用胡黄连为主治疗肝炎、胆囊炎、胆系感染、胆道结石等，效果优于黄连。临证组方有柴胡佐金汤、清骨散、《医宗金鉴》肥儿丸等。(《孙朝宗临证辨治精要》)

食疗保健 **胡黄连羊肉片** 羊肉（去筋膜，取精者薄切，令作片子）120 g，胡粉、胡黄连各15 g，大枣（煮，去核并皮）20 枚。除羊肉外，先研枣如泥；再碾胡黄连作末，并胡粉一处，和枣作团，以湿纸包裹，焙火煨令熟；取出为末。每服9 g，匀掺羊肉片子中。将湿纸裹煨令香熟食之。休息痢。(《圣济总录》)

胡黄连妙用小贴士	
性味归经	苦，寒。归肝、胃、大肠经。
功效	退虚热，除疳热，清湿热。
主治病症	阴虚发热、骨蒸潮热、小儿疳热、湿热泻痢、黄疸尿赤、痔疮肿痛。
常用量及毒性	3～10 g。
不适宜人群	脾胃虚寒者慎用。

地骨皮　DIGUPI

别名：枸杞皮

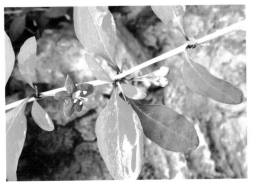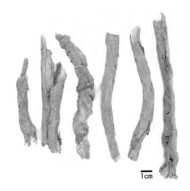

1cm

识别要点　矮小落叶灌木，蔓生，茎干较细，外皮灰色，叶腋具短棘，叶片稍小，卵形，全缘，两面均无毛，花紫色，边缘具密缘毛，钟状花萼，浆果卵形，种子黄色。

挑选要点　一看：筒状或槽状，外表面灰黄色，内表面黄白色。二摸：体轻，质脆，易折断，断面不平坦。三尝：气微，味微甘而后苦。

药理研究　地骨皮乙醇提取物、水提物、乙醚提取后的残渣水提物对实验性发热家兔模型灌服或注射均有显著解热作用；地骨皮煎剂有抗菌、抗病毒作用；地骨皮70%渗漉液对物理性、化学性致痛有明显镇痛作用。另有降血糖、降血脂、降血压等作用。

前人论述　《本草汇言》："王绍隆云，骨中火热为眚，煎熬真阴，以地中之骨皮，甘寒清润，不泥不滞，非地黄、麦冬同流。"

名家妙用　刘绍勋对地骨皮有两点体会：①临证运用地骨皮与清热养阴之品合理配伍，十分重要；②用足量药是取得良好疗效的关键。刘老认为，治疗肺痨，初期严格控制病情进展实属关键，而滋阴降火之法为其基本治则，地骨皮为不可缺少之品。(《名老中医医话》)

食疗保健　**甲鱼汤**　甲鱼（去肠及内脏，洗净备用）1只，地骨皮25g，生地黄、牡丹皮各15g。上述放入锅中煮汤，分数次服食，连食数剂。适用于骨蒸劳热。(《中国食疗大全》)

地骨皮妙用小贴士	
性味归经	甘，寒。归肺、肝、肾经。
功效	凉血除蒸，清肺降火。
主治病症	阴虚潮热、骨蒸盗汗、肺热咳嗽、咯血、衄血、内热消渴。
炮制品种	炒地骨皮。
常用量及毒性	9～15g。
不适宜人群	外感风寒发热或脾虚便溏者不宜使用。

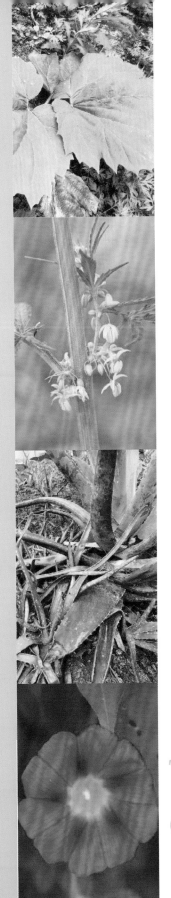

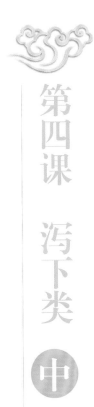

第四课 泻下类

中药

Traditional

Chinese medicine

大黄 DAHUANG

别名：雅黄、南大黄、马蹄大黄

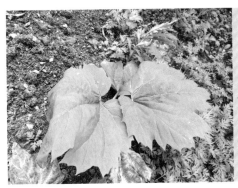
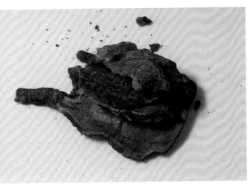

识别要点 多年生高大草本。根茎粗壮，茎直立，高 2 m 左右，中空，无毛光滑；叶片宽心形或近圆形；花较大，淡黄绿色，花蕾椭圆形。

挑选要点 以外表黄棕色、体重、质坚实、锦纹及星点明显、有油性、气清香、味苦而不涩、嚼之发黏者为佳。

药理研究 大黄能增加肠蠕动，抑制肠内水分吸收，促进排便；大黄有抗感染作用，对多种革兰氏阳性和阴性细菌均有抑制作用，其中最敏感的为葡萄球菌和链球菌；对流感病毒也有抑制作用；由于联质所致，故泻后又有便秘现象。

前人论述 《神农本草经》："味苦寒。主下淤血，血闭，寒热，破癥瘕积聚，留饮，宿食，荡涤肠胃，推陈致新，通利水道，调中化食，安和五脏。生山谷。"

名家妙用 李翰卿认为：在攻下通便方面，寒实便秘 3 g 即可，实热结滞则最少用 9 g；消导积滞方面，用量宜小，1.5～3 g 为佳；清热泻火方面，轻微便秘者宜用酒大黄、熟大黄或清宁丸 3 g 左右，便秘严重者，宜用生大黄 3～6 g，甚者 9～12 g；燥湿清热方面，常用于热重于湿兼便秘的湿热证，用量 3～6 g。（《名老中医用药心得》）

食疗保健 **大黄茶**　生大黄 4 g，白糖适量。生大黄用沸水冲泡 5 分钟，加白糖适量调味。每日饮用 1～2 次。功效为通便泻热。适用于大便干结、排便困难，伴口干口臭、面红心烦。（《饮食科学》）

大黄妙用小贴士	
性味归经	苦，寒。归脾、胃、大肠、肝、心包经。
功效	泻下攻积，泻火解毒，凉血祛瘀，清热利湿。
主治病症	实热积滞便秘、血热吐衄、痈肿疔疮、瘀血经闭、黄疸尿赤等。
炮制品种	生大黄善泻下通便；熟大黄解毒、清利湿热；酒大黄善活血、清上焦热毒；大黄炭可止血。
常用量及毒性	内服：煎汤，每次 3～12 g；研末，每次 0.5～2 g。外用：适量，研末敷患处。
不适宜人群	脾胃虚寒、气血虚弱、产后、月经期及哺乳期慎用；孕妇慎用。

番泻叶　FANXIEYE

别名：狭叶番泻、尖叶番泻、泡竹叶

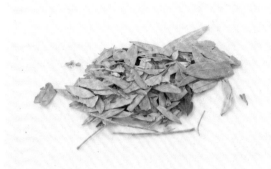

识别要点 草本状小灌木。小叶 5～8 对，叶片卵状披针形至线状披针形，先端急尖。总状花序腋生或顶生，黄色。花药稍呈四方形，基部箭形。

挑选要点 呈长卵形或卵状披针形，黄绿色。革质。气微弱而特异，味微苦。以干燥、叶片大而完整、色绿、梗少，无碎叶、黄叶、杂质者为佳。

药理研究 番泻叶中含蒽醌衍生物，其泻下作用及刺激性比含蒽醌类之其他泻药更强，因而泻下时可伴有腹痛。其有效成分主要为番泻苷 A、番泻苷 B，经胃、小肠吸收后，在肝中分解。分解产物经血行而兴奋骨盆神经节以收缩大肠，引起腹泻。蒽醌类对多种细菌（葡萄球菌、大肠埃希菌等）及皮肤真菌有抑制作用。

前人论述 《饮片新参》："泄热，利肠府，通大便。"

名家妙用 韦文贵经验：盖目眦壅结，多属肺经实热。又因肺与大肠相表里，泻大肠即可清肺热。本品入大肠而泻热导滞，故可导肺经之实热下行，从大便而解。所以凡见白睛红赤、疼痛羞明，眵多泪热之证，均可用番泻叶治疗。（《医话医论荟要》）

食疗保健 **番泻叶茶**　番泻叶 1.5～10 g，缓下，每次 1.5～3 g；攻下，5～10 g。95 ℃以上沸水泡 5 分钟后饮用。每次放入的番泻叶可反复冲泡 3～4 次，最好在空腹状态下饮用，不宜长期饮用。功效为泻下通便、清热导滞。适用于积滞便秘或习惯性便秘，也适用于老年便秘、产后便秘。（《中国药学大词典》）

番泻叶妙用小贴士	
性味归经	甘、苦，寒。归大肠经。
功效	泻热行滞，通便利水。
主治病症	实热积滞、便秘腹痛、水肿胀满等。
常用量及毒性	有小毒。煎服，每次 2～6 g，后下。
使用注意	剂量过大，可导致恶心、呕吐、腹痛等副作用。
不适宜人群	体虚、哺乳期、月经期及孕妇慎用。

京大戟　JINGDAJI

别名：大戟、乳浆草、下马仙

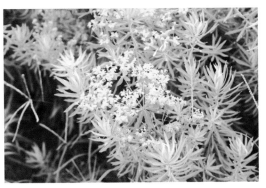 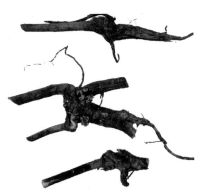

识别要点 高 30~90 cm，全株含白色乳汁，被毛。根粗壮。茎自上部分枝。叶片狭长圆状披针形，全缘，杯状聚伞花序顶生或腋生。

挑选要点 不规则长圆锥形，略弯曲，长 10～20 cm，直径 0.5～2 cm；表面灰褐色或棕褐色，断面类棕黄色或类白色，纤维性。气微，味微苦、涩。以条粗，断面色白者为佳。

药理研究 本品乙醚和热水提取物有刺激肠胃而导泻的作用；对妊娠离体子宫有兴奋作用；能扩张毛细血管，对抗肾上腺素的升压作用。

前人论述 《神农本草经》："味苦寒。主蛊毒，十二水肿，满，急痛，积聚，中风，皮肤疼痛，吐逆。"

名家妙用 朱必泉先生运用红芽大戟治疗狂证。红芽大戟为京大戟外另一种大戟，苦寒有小毒，性善走泄下行，攻逐三焦痰水，作用峻烈。用其治疗狂证，是借其苦寒劫夺之性，上吐下泻，使痰热癖结从涌吐或渗泄而去，一鼓而克之。故心脑清和，神返其常。其性虽猛，且药量重，然而先生记录病例服药后除见精神萎靡、静卧思睡外，均未见咽肿、痉挛等毒副作用发生。(《名老中医用药心得》)

食疗保健 **大戟枣** 大戟 15 g，大枣 50 枚。一同煎煮 2 小时后，将大枣取出食用。食用时应现做现吃，效果最佳。具有泻水逐饮的作用。适用于治疗臌胀。(《中医药学刊》)

京大戟妙用小贴士	
性味归经	苦，寒。归脾、肾、肺经。
功效	泻水逐饮，散结解毒。
主治病症	水肿胀满、胸腹积水、二便不利、瘰疬痰核、痈肿疮毒。
炮制品种	醋制能降低毒性，缓和峻泻。煨制可降低毒性。
常用量及毒性	有毒。煎汤，0.5～3 g。
配伍禁忌	不宜与甘草同用。
不适宜人群	孕妇及虚弱者禁用。

芦荟 LUHUI

别名：卢会、讷会、象胆

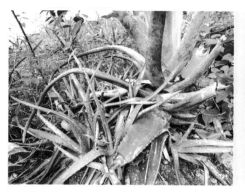 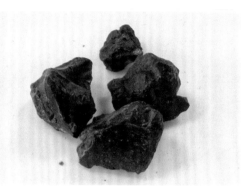

识别要点 茎短，叶簇生于茎顶。叶片狭披针形，绿色肥厚多汁，边缘有刺状小齿。

挑选要点 呈不规则的块状，大小不一。老芦荟显黄棕色、红棕色或棕黑色，质坚硬，不易破碎。断面蜡样，无光泽，遇热不易溶化。新芦荟显棕黑色而发绿，有光泽，黏性大，质松脆，易破碎，破碎面平滑而具玻璃样光泽；有显著的臭气，味极苦。

药理研究 主要含蒽醌类成分：芦荟苷，芦荟大黄素苷，异芦荟大黄苷。芦荟蒽醌衍生物具有刺激性泻下作用，伴有显著腹痛和盆腔充血，严重时可引起肾炎。水浸剂对多种皮肤真菌和人型结核分枝杆菌有抑制作用。

前人论述 《本草再新》："治肝火，镇肝风，清心热，解心烦，止渴生津，聪耳明目，消牙肿，解火毒。"

名家妙用 焦树德经验：芦荟作为泻下剂治疗热结肠胃时，每用二分左右即可致泻。也有个别的人，用一分即泻，使用时须视具体情况而斟酌。作为通经、凉血、消疳、杀虫剂时，每次用将近半分即可。小儿用量更要酌减。因本品味极苦，故常把它研为细粉，装入胶囊中，随汤药吞服。一般不入汤剂煎服。小儿一般多入丸药中使用。（《用药心得十讲》）

食疗保健 **芦荟排骨汤** 芦荟新鲜叶片 3～4 片，小排骨 300 g，鱼片 10 g。将芦荟叶片用刀背拍碎。排骨去油脂，与鱼片、芦荟放入锅内，加少许盐和适量冷水，至排骨炖熟。功效为清热凉肝，健脾润肠。适用于火热导致的肠干、便秘。（《抗癌之窗》）

芦荟妙用小贴士	
性味归经	苦，寒。归肝、胃、大肠经。
功效	泻下通便，清肝泻火，杀虫疗疳。
主治病症	热结便秘、惊痫抽搐、小儿疳积等。
常用量及毒性	内服：每次 2～5 g，宜入丸散。外用：适量，研末敷患处。
不适宜人群	孕妇、哺乳期及脾胃虚弱、食少便溏者慎用。

火麻仁　HUOMAREN

别名：麻子仁、麻子、麻仁

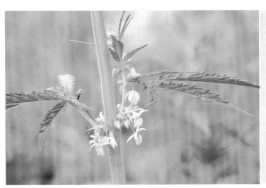 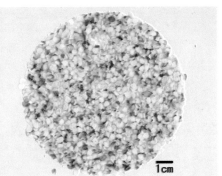

识别要点 高 1～3 m。茎直立，表面有纵沟，密被短柔毛。掌状叶互生或下部对生，条状披针形，两端渐尖，边缘具粗锯齿，上面深绿色，有粗毛，下面密被灰白色毡毛。

挑选要点 呈扁卵圆形，表面灰褐色或灰绿色，顶端略尖，两侧有棱，果皮薄脆易碎；富油性，气微，味淡，嚼后稍有麻舌感。以粒大、种仁饱满者为佳。

药理研究 主要含脂肪油（约30％），油中主要有饱和脂肪酸、油酸、亚油酸及亚麻酸等。还含胡芦巴碱、异亮氨酸甜菜碱、大麻酰胺等。具有润滑肠道的作用，同时在肠中遇碱性肠液后产生脂肪酸，刺激肠壁，使蠕动增强，从而达到通便作用。

前人论述 《外台秘要》："治虚劳，下焦虚热，骨节烦疼，肌肉急，小便不利，大便数少，吸口燥少气：大麻仁五合，研，水二升，煮去半，分服。"

名家妙用 焦树德经验：火麻仁性味甘平，含有脂肪油，为滋润滑肠的通便药。适用于老年人、热性病后、产后等由于津液不足所致的大便燥结。常与郁李仁、桃仁、瓜蒌子、熟大黄、蜂蜜等同用。黑芝麻、火麻仁均可滋润通便，但黑芝麻偏于滋补肝肾，养血益精而润燥；火麻仁则偏于缓脾生津，增液润肠而通便。用量一般为三至五钱，燥结重者也可用至七八钱到一两。（《用药心得十讲》）

食疗保健 **苏子麻仁粥** 紫苏子、火麻仁各 15 g，粳米 50 g。洗净后的紫苏子、火麻仁研成细末后，加水进一步研细，再过滤后加粳米熬粥。每日 1～2 次，早晚服用。功效为降气润肠，通导大便。适用于大肠干燥导致的便秘。（《丹溪心法》）

火麻仁妙用小贴士	
性味归经	甘，平。归脾、胃、大肠经。
功效	润肠通便，利水通淋，活血祛风。
主治病症	血虚津亏、肠燥便秘、水肿、热淋、皮肤风痹等。
常用量及毒性	有小毒。煎汤，每次 10～15 g。
炮制品种	炒制火麻仁临床见有中毒的病例。
不适宜人群	脾肾不足之便溏、阳痿、遗精、带下者慎用。

郁李仁　YULIREN

别名：车下李、郁子、小李仁

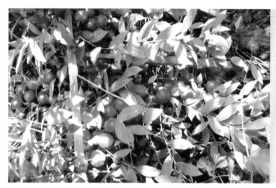
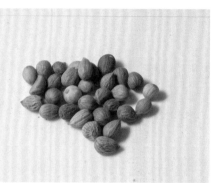

识别要点　落叶灌木，高1～1.5 m。核果近球形，深红色；核表面光滑。叶片通常为长卵形，边缘有刻缺状尖锐重锯齿。

挑选要点　郁李仁呈卵形，表面黄白色或浅棕色；一端尖，另一端钝圆，种皮薄，乳白色，富油性。气微，味微苦。以粒饱满、色黄白、不泛油者为佳。

药理研究　主要含黄酮类成分：阿弗则林，山奈苷，郁李仁苷等；有氰苷类成分：苦杏仁苷等。具有促进排便及抗炎、镇痛作用。

前人论述　《神农本草经》："味酸平。主大腹水肿，面目四肢浮肿、利小便水道。根，主齿龈肿，龋齿。一名爵李。生坚齿川谷。"

名家妙用　焦树德经验：郁李仁味辛苦，性平。能开幽门之结气，润大肠之燥涩而行气、润燥、通肠，有利水消肿作用。火麻仁偏入脾与大肠血分，生津润燥、增液缓脾而滑肠通便。郁李仁偏入脾与大肠气分，通壅散结、行大肠气而导滞润肠、郁李仁配火麻仁、瓜蒌、番泻叶，为末蜜丸，每丸10 g，每服1～2丸，可用于治疗习惯性便秘。（《用药心得十讲》）

食疗保健　**郁李仁粥**　郁李仁30 g，粳米100 g。将郁李仁浸泡后，去除外皮，清洗干净，再略微炒制研成细末，加入清水淘洗滤汁，取滤汁加粳米煮粥。每日1～2次，应空腹食用。功效为润肠通便，利水消肿。适用于便秘、水肿、小便不利等症。（《医方类聚》）

郁李仁妙用小贴士	
性味归经	辛、苦、甘、平。归脾、大肠、小肠经。
功效	润肠通便，下气利水。
主治病症	津枯肠燥、食积气滞、腹胀便秘、水肿、脚气、小便不利。
炮制品种	生品行气通便力较强；炒郁李仁利小便，消水肿；朱砂拌郁李仁多用于焦虑失眠；郁李仁霜，滑肠作用极弱，可用于行气散结，活血破瘀；蜜郁李仁润肠作用增强，常用于肠燥便秘。
常用量及毒性	煎服，每次6～10 g。
不适宜人群	孕妇慎用；脾虚泄泻者禁服。

牵牛子 QIANNIUZI

别名：白丑、丑牛子、草金铃

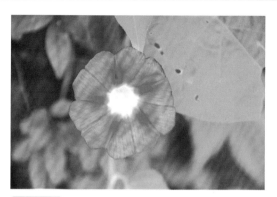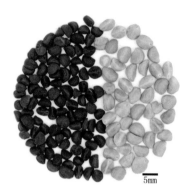

5mm

识别要点 一年生缠绕性草本。全株被短柔毛及杂有长硬毛。叶片宽卵形或近圆形，侧裂片较短，三角形，裂口锐或圆。花冠漏斗状，蓝紫色或白色。

挑选要点 呈三棱状卵形，质坚韧，微显油性，气微，味辛、苦，有麻舌感。以颗粒饱满、色黑灰（黑丑）或浅黄白（白丑）者为佳。

药理研究 牵牛子苷在肠内遇胆汁及肠液分解出牵牛子素，刺激肠道，增进蠕动，导致强烈泻下；其黑丑、白丑泻下作用无区别。在体外实验，黑丑、白丑对猪蛔虫尚有一定驱虫效果。

前人论述 《本草正义》："牵牛，善泄湿热，通利水道，亦走大便。"《本草纲目》："逐痰消饮，通大肠气秘风秘，杀虫。"

名家妙用 孙谨臣经验："凡用牵牛，少则动大便，多则泻下如水。"其功用实为通利大便，使小水亦随之而下耳。炒熟则泻性较缓。用炒二丑与炒麦芽合用研粉，加糖少许，开水拌和，香甜可口，与调"焦面"无异，便于小儿服用。也可与焦山楂合用，其义亦同。(《名老中医用药心得》)

食疗保健 **牵牛子粥** 牵牛子末 1 g，粳米 30～60 g，生姜 2 片。先用粳米煮粥，待煮沸后放入牵牛子末及生姜，煮成稀粥服用。食用时不宜过凉、过烫，不宜多服、久服。功效为杀虫涤饮。适用于小儿蛔虫病，也适用于腹水胀满。(《太平圣惠方》)

牵牛子妙用小贴士	
性味归经	苦，寒。归肺、肾、大肠经。
功效	泻水通便，消痰涤饮，杀虫攻积。
主治病症	水肿胀满、二便不通、痰饮积聚、气逆咳喘、虫积腹痛等。
配伍禁忌	不宜与巴豆、巴豆霜同用。
常用量及毒性	有毒。煎服，每次 3～6 g；入丸散服，每次 1.5～3 g。
不适宜人群	孕妇及脾胃气虚者禁服；不宜久服、多服。

巴豆 BADOU

别名：巴菽、刚子、八百力

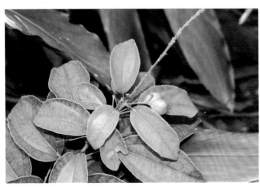 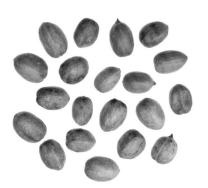

识别要点 灌木或小乔木，幼枝绿色，叶缘有疏浅锯齿，种子长卵形，稍扁，淡黄褐色至暗棕色，平滑而少光泽。

挑选要点 呈扁椭圆形，表面黄白色或黄棕色，平滑有光泽。气微，味辛辣。以个大、饱满、种仁色黄白者为佳。

药理研究 含巴豆油及树脂，对胃肠消化道及胆汁、胰液分泌的影响：口服后在肠内与碱性液作用，析出巴豆油酸和巴豆醇双酯类化合物，能剧烈刺激肠壁，引起强烈蠕动而致峻泻。含巴豆油，对皮肤黏膜有刺激作用。

前人论述 《神农本草经》："味辛温。主伤寒，温疟，寒热，破癥瘕结聚，坚积，留饮，痰癖，大腹水张，荡练五藏六府，开通闭塞，利水谷道，去恶内。"

名家妙用 焦树德经验：内服时，多用巴豆霜（巴豆经过制作而去油者）加入丸、散剂中应用。每次约有数厘即可，不可多服。如服巴豆霜后泻肚不止，赶紧服冷稀粥或饮冷开水可得缓解。注意此时不要喝热粥或热水，越喝热的越助泻力。（《用药心得十讲》）

食疗保健 大苹果 1 只，挖洞放巴豆 1 粒，隔水蒸半小时，冷却后取出巴豆，吃苹果，早晚 1 只，15 日为 1 个疗程。适用于喘息性支气管炎。（《食品的营养与食疗》）

巴豆妙用小贴士	
性味归经	辛，热。归胃、大肠经。
功效	峻下冷积，祛痰逐水，蚀疮杀虫。
主治病症	恶疮疥癣、疣痣、寒积便秘、腹水臌胀、二便不通、痈肿脓成未溃等。
炮制品种	巴豆霜，毒性降低。
常用量及毒性	有大毒。内服：每次 0.1～0.3 g，多入丸散用。外用：适量。
配伍禁忌	不宜与牵牛子同用。
不适宜人群	孕妇及虚弱者禁用。

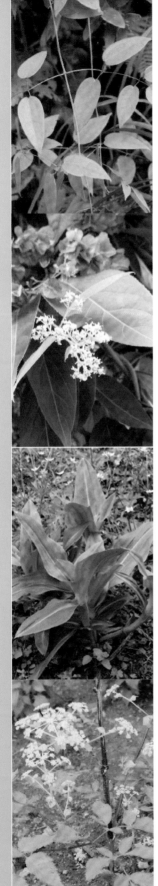

第五课　祛风通络类

Traditional

Chinese medicine

独活　DUHUO

别名：独滑、长生草、独摇草

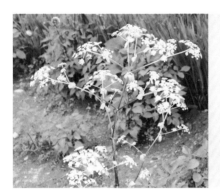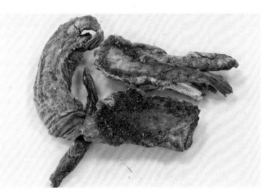

识别要点 多年生高大草本，根类圆柱形，棕褐色，具特殊香气。茎高而中空，带紫色。

挑选要点 表面灰褐色或棕褐色，有纵皱纹。质较硬，受潮变软。具特异香气，味苦、辛、微麻舌。以根条粗壮、油润、香气浓者为佳。

药理研究 主要含蛇床子素、香柑内酯、花椒毒素、二氢欧山芹醇当归酸酯等。独活有抗炎、镇痛及镇静作用；对血小板聚集有抑制作用；并有降血压作用，但不持久；所含香柑内酯、花椒毒素等有光敏及抗肿瘤作用。

前人论述 《汤液本草》："独活，治足少阴伏风，而不治太阳，故两足寒湿，浑不能动止，非此不能治。"

名家妙用 单兆伟经验：慢性腹泻泄泻日久，脾虚夹湿，健运无权。症见泄泻反复，肠鸣漉漉，舌苔厚腻，或食已即泻者，笔者常于健脾止泻方中加羌活、防风、独活等祛风药以升阳化湿，鼓舞脾胃清气，又"风能胜湿"，则相得益彰。独活等祛风药用量要小，一般为3～5 g。(《中医临证与方药应用心得》)

食疗保健 **独活壮骨鸡** 独活、杜仲、牛膝、芍药、防风、地黄、秦艽各6 g，细辛2 g，肉桂1 g，茯苓、桑寄生、人参、当归各10 g，川芎、甘草各3 g，当年成年雄鸡1只，调味品适量。将上述草药粉碎成细粉，加入适量调料拌匀，装入处理好的雄鸡鸡腹内，腌渍入味30分钟；在烧热的锅内放入食用油，七成热时，将鸡下入油中煎制，待鸡泛黄捞出沥油；另起热锅加熟油少许，煸姜、葱，加入清汤，调好味后，将已煎好的鸡下汤略煮，汤沸后即可。功效为祛风止痛，补气养血，补肝益肾。适用于慢性关节炎，坐骨神经痛等肝肾亏虚、气血不足、风湿为患所致的痹症。(《备急千金要方》)

独活妙用小贴士	
性味归经	辛、苦，微温。归肾、膀胱经。
功效	祛风除湿，通痹止痛，解表。
主治病症	风寒湿痹、风寒夹湿头痛、少阴伏风头痛等。
常用量及毒性	内服：煎服，每次3～10 g。外用：适量。
不适宜人群	阴虚血燥者慎用。

威灵仙　WEILINGXIAN

别名：青风藤、白钱草、九里火

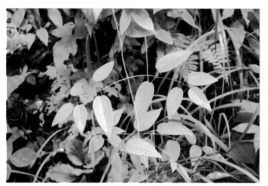 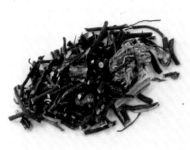

识别要点 木质藤本，长 3～10 m，干后全株变黑，茎近无毛，羽状复叶对生。

挑选要点 呈圆柱形，质硬脆，易折断，断面皮部较广，木部淡黄色，略呈方形。气微，味淡。以条均匀，质坚硬，断面灰白色者为佳。

药理研究 含原齐墩果酸、常春藤皂苷元、原白头翁素、棕榈酸等。有镇痛抗炎、抗利尿、抗疟、降血糖、降血压、利胆等作用；原白头翁素对革兰氏阳性及阴性菌和真菌都有较强的抑制作用；煎剂可使食管蠕动节律增强，频率加快，幅度增大，能松弛肠平滑肌。

前人论述《雷公炮制药性解》："味苦，性温无毒，入十二经。主诸风，宣通五脏，去腹内冷滞，心胸痰水，久积癥癖，膀胱恶水，腰膝冷疼，两足肿满，又疗折伤。"

名家妙用 谢海洲经验：威灵仙辛散温通，性猛善走，长于走肌表，通经络，既可祛在表之风湿，又可通行十二经脉，故为治风湿痹痛之要药。本品作用广泛，功能宣导疏利，善于消克，能逐饮消积，治诸骨鲠喉、痰饮咳喘、噎膈、痞积等证。如治梅核气（慢性咽炎、喉痹）证属痰气交阻者，以半夏厚朴汤加威灵仙；证属阴虚火旺者，以增液汤加威灵仙；若用于风寒湿痹证及脑髓病，常与羌活配伍，二者相合，表里上下并通，既增强祛风散寒除湿、利痹通络止痛之功，又有升举清阳、直达病所之效。《本草经疏》曰："威灵仙，主诸风，而为风药之宣导善走者也。"（《谢海洲用药心得》）

食疗保健 **威灵仙酒** 威灵仙 500 g，白酒 1500 mL。威灵仙切碎后加白酒，放入锅内隔水炖 30 分钟，过滤后封存备饮。每次 10～20 mL，每日 3～4 次。功效为祛风除湿，通络止痛。适用于风湿寒邪导致的肌肉、关节等处疼痛，酸楚，重着，麻木和关节肿大，屈伸不利。也可用于骨质增生及风湿性关节炎的辅助治疗。（《中药大词典》）

威灵仙妙用小贴士	
性味归经	辛、咸，温。归膀胱经。
功效	祛风湿，通经络，止痛，消骨鲠。
主治病症	风湿痹痛、肢体麻木、筋脉拘挛、屈伸不利、骨鲠咽喉等。
常用量及毒性	有小毒。煎服，每次 6～10 g。
不适宜人群	本品辛散走窜，气血虚弱者慎用。

川乌 CHUANWU

别名：乌头、毒公、即子

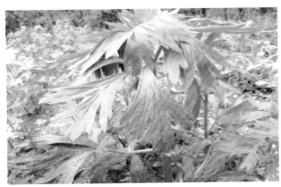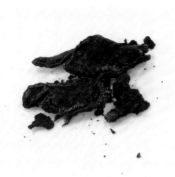

识别要点 多年生草本，高 60～150 cm。块根倒圆锥形。叶互生，呈五角形，叶与花疏被短柔毛。

挑选要点 呈不规则圆锥形，稍弯曲，表面棕褐色或灰褐色，皱缩。气微，味辛辣、麻舌。以饱满、质坚实、断面白色者为佳。

药理研究 川乌有明显的抗炎、镇痛作用，有强心作用，但剂量加大则引起心律失常，终致心脏抑制；乌头碱可引起心律不齐和血压升高，还可增强毒毛花苷 G 对心肌的毒性作用，有明显的局部麻醉作用；乌头多糖有显著降低正常血糖作用。

前人论述 《神农本草经》："味辛温。主中风恶风，洗洗出汗，除寒湿痹，咳逆上气，破积聚，寒热。其汁煎之，名射罔，杀禽兽。一名奚毒，一名即子，一名乌喙。"

名家妙用 谢海洲经验：川乌、草乌为治寒痹之要药，但大辛大热有毒，一般均应制用，若症状仍难改善，可改用生川、草乌，宜由小量开始递增，先各用 1.5 g，如无反应可渐增到各 3～5 g，煎煮时间应长，为 1～1.5 小时，可加甘草同煮以缓毒性，若药后出现唇舌发麻、头晕、心悸、脉迟有歇止者，皆为毒性反应，即应停药，并用甘草、生姜各 15 g，煎服解救。(《谢海洲临床经验辑要》)

食疗保健 川乌粥　制川乌 1 g，粳米 50 g，生姜汁和蜂蜜各适量。先将川乌研为细末，与淘洗干净的粳米一同入锅，加水 500 mL，用旺火烧开，再转用文火熬煮成稀粥，加入生姜汁和蜂蜜调味即成。功效为祛寒止痛。适用于风湿性关节炎。(《普济本事方》)

川乌妙用小贴士	
性味归经	辛、苦，热。归心、肝、肾、脾经。
功效	祛风除湿，温经止痛。
主治病症	风寒湿痹、心腹冷痛、寒疝作痛、麻醉止痛等。
常用量及毒性	生川乌有大毒，制川乌有毒；煎服，每次 1.5～3 g，宜先煎、久煎。
配伍禁忌	不宜与半夏、川贝母、浙贝母、平贝母、伊贝母、湖北贝母、瓜蒌、瓜蒌皮、天花粉、白及、白蔹同用。
不适宜人群	生品孕妇禁用；制品孕妇慎服。

桑寄生　SANGJISHENG

别名：寓木、茑木、寄生草

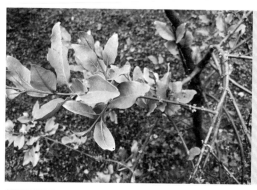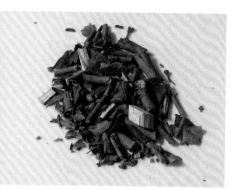

识别要点 灌木，高 0.5～1 m。嫩枝和叶被锈色星状毛，小枝灰褐色，叶对生、长卵形。

挑选要点 茎枝呈圆柱形，质坚硬，断面不齐，皮部红棕色；叶片多卷曲，平展呈卵形，表面黄褐色。革质。气微，味微涩。以枝细、质嫩、叶多者为佳。

药理研究 桑寄生有降血压作用；注射液对冠状血管有扩张作用，并能减慢心率；煎剂或浸剂在体外对脊髓灰质炎病毒和多种肠道病毒均有明显抑制作用，能抑制伤寒沙门菌及葡萄球菌的生长。

前人论述 《神农本草经》："味苦平。主腰痛，小儿背强，痈肿，安胎，充肌肤，坚发齿，长须眉，其实明目，轻身通神。一名寄屑，一名寓木，一名宛童。生川谷。"

名家妙用 杜雨茂经验：平补肝肾利小便，肾病水肿最宜遣。桑寄生味甘性平，功善补肾之亏。业师通过长期临床观察，发现桑寄生具有较强的利尿作用，且其作用随剂量增大而加强，至 30 g 时最佳。况该药又有祛湿解毒之功，是以各种水肿，尤其是肾性水肿，用之尤良。因是品补而不留邪，攻而不伤正，加之性平无偏，无论阴虚阳虚，夹寒夹热，用之咸宜。(《名老中医用药心得》)

食疗保健 **桑寄生大枣鸡蛋茶** 桑寄生 15 g，大枣 30 g，鸡蛋 1 枚，冰糖适量。鸡蛋隔水蒸熟，去壳备用；将材料洗净，一起放入锅中（瓦锅、砂锅），加水没过鸡蛋，加适量冰糖调味，文火煮约 30 分钟。吃蛋饮汤。功效为补肝养肾，益气养血。适用于女性月经后调理。(《中国现代中药》)

桑寄生妙用小贴士	
性味归经	苦、甘，平。归肝、肾经。
功效	祛风湿，补肝肾，强筋骨，安胎元。
主治病症	风湿痹痛、腰膝酸软、筋骨无力、崩漏经多、妊娠漏血、胎动不安、头晕目眩等。
常用量及毒性	煎服，9～15 g。
不适宜人群	有肝脏病变的患者慎用。

雷公藤 LEIGONGTENG

别名：麻芋子、水芋、地巴豆

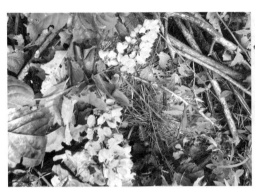 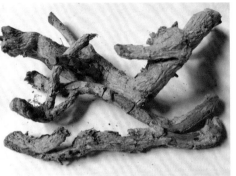

识别要点 攀缘藤本，高 2～3 m。小枝红褐色，有棱角，具长圆形的小瘤状突起和锈褐色茸毛。单叶互生，亚革质，卵形、椭圆形或广卵圆形。花白色。

挑选要点 一看：以块大、断面红棕色者为佳。二尝：本品气微、特异，味苦微辛。

药理研究 对雷公藤有抗炎、镇痛、抗肿瘤、抗生育作用；有降低血液黏滞性、抗凝、纠正纤溶障碍，改善微循环及降低外周血管阻力的作用；对多种肾炎模型有预防和保护作用，有促进肾上腺合成皮质激素样作用；对免疫系统主要表现为抑制作用，可减少器官移植后的急性排异反应；雷公藤红素可有效地诱导肥大细胞、白血病细胞的凋亡，雷公藤甲素能抑制白介素、粒细胞/巨噬细胞集落刺激因子表达，诱导嗜酸性细胞凋亡。

前人论述 《本草纲目拾遗》："治臌胀、水肿、痞积、黄白疸、疟疾久不愈、鱼口便毒、跌打。除壁虱，茎烧床下。"

名家妙用 范永升经验：在治疗痹证时，常在中医辨证的基础上，加用雷公藤，疗效显著。痹证多为人体正气不足，气血不盛，腠理疏松，致使风寒湿三气合而为痹，阻滞经络，不通则痛。若风气盛，则游走作痛，痛无定处，范师以黄芪桂枝五物汤为主方，益气和营通络。汪连仕《采药书》谓雷公藤"治风气"，祛风止痛，能较快缓解症状。（《范永升运用雷公藤治疗难治病经验》）

食疗保健 **乌鸡二藤汤** 雷公藤 100 g，鸡血藤 200 g，乌鸡 1 只，生姜、食盐各适量。材料洗净，放入药袋，塞入鸡膛，放入砂锅中，加适量水，文火煨烂。3～6 日食用 1 只。功效为清热除湿，养血祛风。适用于类风湿关节炎。（《常见病用药及诊断》）

雷公藤妙用小贴士	
性味归经	苦、辛，寒。归肝、肾经。
功效	祛风除湿，活血通络，消肿止痛，杀虫解毒。
主治病症	风湿顽痹、麻风病、顽癣、湿疹、疥疮等。
常用量及毒性	有大毒。内服：煎服，每次 1～3 g，先煎。外用：适量，研末。
使用注意	本品有大毒，内服宜慎；外敷不宜超过半小时。
不适宜人群	凡有心、肝、肾器质性病变及白细胞减少者慎服；孕妇禁服。

秦艽　QINJIAO

别名：秦胶、秦爪、曲双

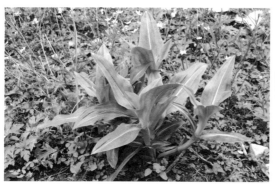 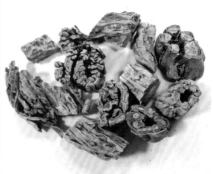

识别要点 多年生草本，茎直立或斜生，圆柱形。基生叶多丛生，叶片披针形；茎生叶3～4对，较小，基部连合。

挑选要点 呈类圆柱形，上粗下细，扭曲不直，根头部常膨大。质硬脆，易折断，略显油性。气特异，味苦、微涩。以条粗、质实、色棕黄、气味浓厚者为佳。

药理研究 秦艽具有镇静、镇痛、解热、抗炎作用；能抑制反射性肠液的分泌；能明显降低胸腺指数，有抗组胺作用；对病毒、细菌、真菌皆有一定的抑制作用。秦艽碱甲能降低血压、升高血糖；龙胆苦苷能抑制四氯化碳所致转氨酶升高，具有抗肝炎作用。

前人论述 《神农本草经》："味苦平。主寒热邪气，寒湿，风痹，肢节痛，下水，利小便。生山谷。"

名家妙用 焦树德经验：风寒湿三种邪气侵入机体，合而为病，影响气血正常运行，而致全身肌肉或关节疼痛，或筋肉拘挛疼痛，或兼发热、关节肿胀等。秦艽有祛风利湿、退热、缓解拘挛的作用。常配合独活、桑寄生、威灵仙、当归、红花、防己、牛膝、薏苡仁等同用。寒重者可加制附片、桂枝；湿重者可加苍术、白术；风盛者可加防风、羌活；筋脉拘挛重者可加木瓜、白芍、伸筋草、炙穿山甲等。(《用药心得十讲》)

食疗保健 **秦艽粥** 秦艽10 g，大米100 g，白糖适量。将秦艽择净，加清水适量，浸泡5～10分钟后，水煎取汁，加大米煮粥，粥熟加白糖，再煮沸即成。每日1剂，连续3～5日。功效为疏风散寒、祛湿通络、消肿止痛。适用于类风湿关节炎，也适用于缓解风寒湿邪侵袭引起的肌肉、关节等处酸痛麻木和屈伸不利。(《风湿痛喝秦艽粥》)

秦艽妙用小贴士	
性味归经	辛、苦，平。归胃、肝、胆经。
功效	祛风湿，清湿热，舒筋络，止痹痛，退虚热。
主治病症	风湿痹痛、筋脉拘挛、骨节酸痛、中风半身不遂、湿热黄疸、骨蒸潮热、小儿疳积发热等。
常用量及毒性	煎服，每次3～10 g。
不适宜人群	久病虚寒、尿多、便溏者禁服。

防己 FANGJI

别名：粉防己、粉寸己、汉防己、土防己

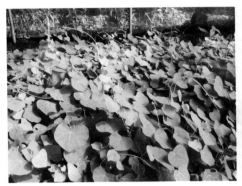 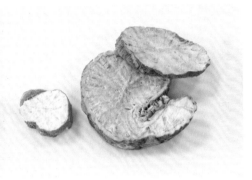

识别要点 多年生落叶藤本，长 3～15 cm。块根通常圆柱状，肉质。外皮淡棕色或棕褐色，具横纹。茎枝纤细，有直条纹。叶互生，叶片三角状宽卵形或阔三角形。

挑选要点 呈不规则圆柱状或块状，多弯曲，表面淡灰黄色。体重，质坚实，断面平坦，灰白色，富粉性。气微，味苦。以个大、质实、粉性足、色黄白者为佳。

药理研究 本品能明显增加排尿量。总碱及流浸膏或煎剂有镇痛作用。粉防己碱有抗炎作用；对心肌有保护作用，能扩张冠状血管，有显著降压作用，能对抗心律失常；能明显抑制血小板聚集，还能促进纤维蛋白溶解，抑制凝血酶引起的血液凝固过程。

前人论述 《神农本草经》："味辛平。主风寒温疟热气诸痛，除邪，利大小便。一名解离（《御览》作石解引云：通腠理，利九窍，《大观本》，六字黑）。生川谷。"

名家妙用 杨明德经验：防己治疗血小板减少性紫癜亦有奇效。脾统血则血循经脉运行不息，中焦湿热，脾不统血，则血从脉道渗溢肌肤为紫癜。防己苦能燥湿，寒能清热，故主之。心热迫血离经亦可致斑，防己苦能入心，寒则清热，心火去则血宁。其味兼辛，具有疏风散结行瘀之功，紫斑可消。（《中医杂志》）

食疗保健 **防己当归茶** 防己 5 g，当归、黄芪、花茶各 3 g。用 300 mL 开水冲泡 5～10 分钟后饮用。每日冲饮至味淡即止。功效为除湿祛瘀。适用于治疗遍身虫癣疮疥。（《本草切要》）

防己妙用小贴士	
性味归经	苦，寒。归膀胱、肺经。
功效	祛风，止痛，利水消肿。
主治病症	风湿痹痛、水肿、脚气肿痛、小便不利、湿疹疮毒等。
炮制品种	木防己长于祛风止痛，汉防己长于利水消肿。
常用量及毒性	煎服，每次 5～10 g。
不适宜人群	本品苦寒易伤胃气，胃纳不佳及阴虚体弱者慎服。

桑枝 SANGZHI

别名：桑条

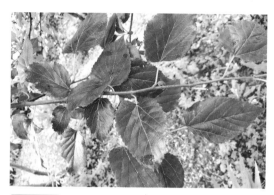 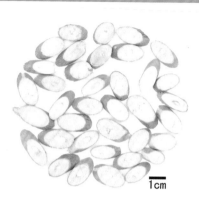

1cm

识别要点 落叶灌木或小乔木，高 3～15 m。树皮灰白色。根皮黄棕色或红黄色，纤维性强。单叶互生，叶片卵形或宽卵形。

挑选要点 呈长圆柱形，少有分枝，表面灰黄色或黄褐色，质坚韧，不易折断，断面纤维性。气微，味淡。以质嫩、断面黄白色者为佳。

药理研究 主要含黄酮类成分：桑酮、桑素、桑色素、桑色烯素、环桑素、环桑色烯素、槲皮素等；还含生物碱、多糖及香豆素等。桑枝有较强的抗炎活性，可提高人体淋巴细胞转化率，具有增强免疫的作用。

前人论述 《本草图经》："疗遍体风痒干燥，脚气风气，四肢拘挛。"《本草备要》："利关节，养津液，行水去风。"

名家妙用 国医大师邓铁涛临证处方，习以老桑枝、桑寄生并行伍用，主治痹证，风湿为患，经气闭阻，以致腰酸腰痛、关节屈伸不利、筋骨疼痛等症。另外，原发性高血压、冠心病，证属肝肾不足、阴虚阳亢，症见头痛、头晕、耳鸣、心悸、肢体麻木者亦可。治疗痹证可单独重用二药，亦可配伍祛风除湿活络药如防己、海桐皮、丝瓜络、忍冬藤等同用。治疗原发性高血压、冠心病还需辨证论治，随证加减。（《邓铁涛用药心得十讲》）

食疗保健 **枝酒** 取桑枝、黑大豆（炒香）、五加皮、木瓜、十大功劳、金银花、慧苡仁、黄柏、蚕沙、松仁各 10 g，白酒 1 L。捣碎放入药袋，添入白酒 1 L，密封浸泡 15 日，过滤去渣，即可封藏备饮。每次 30 mL，每日 3 次。功效为祛风除湿、清热通络。适用于湿热痹痛、口渴心烦、筋脉拘急等症。（《药酒汇编》）

桑枝妙用小贴士	
性味归经	微苦，平。归肝经。
功效	祛风湿，利关节，通经络，行水气。
主治病症	风湿痹病、肩臂、关节酸痛麻木等。
常用量及毒性	内服：煎服，9～15 g。外用：适量。
不适宜人群	寒饮束肺者慎用。

五加皮　WUJIAPI

别名：豹漆、五花、白刺

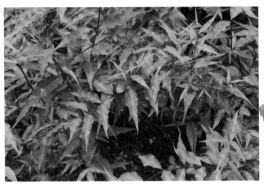 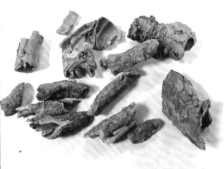

识别要点 灌木，有时蔓生状。枝灰棕色，叶为掌状复叶。花长圆状卵形，黄绿色。

挑选要点 呈不规则卷筒状，外表面灰褐色。体轻，质脆，易折断，断面不平坦。气微香，味微辣而苦。以粗大、皮厚、断面灰白色、气香、无木心者为佳。

药理研究 五加皮有抗炎、镇痛、镇静作用，能提高血清抗体的浓度、促进单核巨噬细胞的吞噬功能，有抗应激作用，能促进核酸的合成、降低血糖，有性激素样作用，并能抗肿瘤、抗诱变、抗溃疡，且有一定的抗排异作用。

前人论述 《神农本草经》："味辛温。主心腹疝气，腹痛，益气疗躄，小儿不能行，疽创阴蚀。一名豺漆。"

名家妙用 焦树德经验：五加皮有南五加皮、北五加皮两种，功能大致相同。北五加皮多用于利湿治水肿，南五加皮多用于强筋骨治脚软无力。(《用药心得十讲》)

谢海洲经验：南五加皮长于补益肝肾；北五加皮有强心利水之功，且止痛力佳，可治心脏病水肿，然具有毒性，不可过量久服。(《谢海洲用药心悟》)

食疗保健 **五加皮酒** 五加皮、当归、牛膝各 60 g，糯米 1000 g，甜酒曲适量。五加皮刮去骨，与当归、牛膝一起放入砂锅内，煎煮 40 分钟后去渣取汁，再用药汁、糯米、甜酒曲酿酒。每次 10～30 mL，每日早晚服用 2 次。功效为祛风湿，补肝肾，除痹痛。适用于风湿疼痛、手足痉挛、四肢麻木、腰膝酸痛等症。(《本草纲目》)

五加皮妙用小贴士	
性味归经	辛、苦，温。归肝、肾经。
功效	祛风除湿，补益肝肾，强筋壮骨，利水消肿。
主治病症	风湿痹病、筋骨痿软、小儿行迟、体虚乏力、水肿、脚气等。
常用量及毒性	煎服，每次 5～10 g；或酒浸，入丸、散服。
不适宜人群	阴虚火旺者慎用。

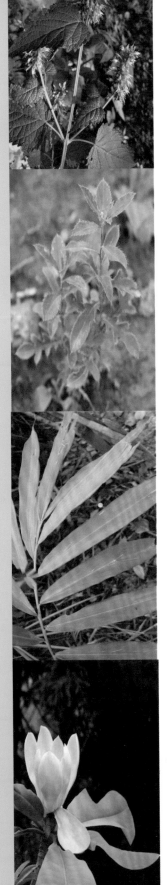

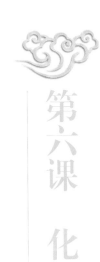

第六课 化湿类

Traditional

Chinese medicine

藿香　HUOXIANG

别名：广藿香、排香草、枝香

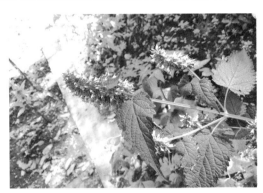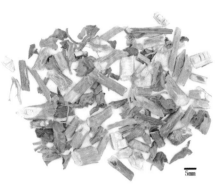

识别要点 多年生草本，高 30～100 cm，揉之有香气。茎直立，四棱形。多分枝，枝条稍曲，长 30～60 cm。表面被柔毛；质脆，易折断。叶对生，皱缩成团，两面均被灰白色茸毛。边缘具大小不规则的钝齿。花冠紫色，四裂。

挑选要点 一看：以茎粗、结实、断面发绿、叶厚柔软、香气浓厚者为佳。二尝：气香特异，味微苦。

药理研究 抗螺旋体作用：藿香水煎剂（15 mg/mL）对钩端螺旋体有抑制作用，抗真菌作用。藿香乙醚浸出液（3％）及醇浸出液（1％）亦能抑制多种致病性真菌，水浸出液的抗真菌效力与煎剂相似。

前人论述 《本草正义》："藿香芳香而不嫌其猛烈，温煦而不偏于燥烈，能祛除阴霾湿邪，而助脾胃正气，为湿困脾阳，倦怠无力，饮食不好，舌苔浊垢者最捷之药。"

名家妙用 李家庚在临床上常使用藿香配伍佩兰、法半夏、黄连、黄芩、赤芍、白芍、丹参、川芎、佛手、陈皮等中药，以清热祛湿，疏肝理脾，化瘀养血为主法，对治疗慢性胃炎具有良好的疗效。（《中华中医药杂志》）

食疗保健 **藿香粳米粥** 鲜藿香、粳米各 30 g。先煮粳米粥，待粥成，入鲜藿香搅匀，继续加热，待香气出即成。空腹食用。治疗恶心呕吐，不思饮食。**藿香茶** 茶叶 6 g，藿香、佩兰各 9 g。冲泡代茶饮。适用于行气和胃。（《中国药膳大辞典》）

藿香妙用小贴士	
性味归经	辛，微温。归脾、胃、肺经。
功效	祛暑解表，化湿和胃，芳香化浊，和中止呕。
主治病症	感冒暑湿、寒热、头痛、胸脘痞闷、呕吐泄泻、痢疾、口臭。
常用量及毒性	内服：煎汤，6～10 g；或入丸、散。外用：适量，煎水先；或研末搽。
配伍禁忌	不可与头孢类药物合用。
不适宜人群	阴虚火旺、邪实便秘、脾胃虚极呕吐者禁服。

砂仁 SHAREN

别名：春砂仁、缩砂仁、缩砂蜜

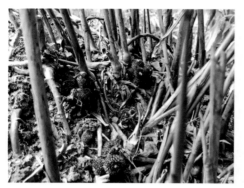 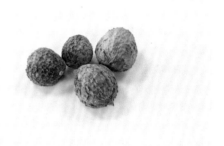

识别要点 多年生常绿草本，高达 1.5 m。地上茎直立，无分枝。穗状花序，花白色。蒴果椭圆形，成熟时红棕色，有肉刺。种子多数，芳香。

挑选要点 一看：本品呈椭圆形或卵圆形，以个大、坚实、仁饱满者为佳。二尝：气芳香而浓烈，味辛凉、微苦。

药理研究 砂仁含有多种挥发油，皂苷和多种微量元素。对肠道平滑肌有双向调节作用，可以增强肠道的推进运动，且阳春砂煎剂对乙酰胆碱和氯化钡引起的大鼠小肠肠管紧张性、强直性收缩有部分抑制作用。可以明显抑制血小板聚积，并具有抗血栓的作用。

前人论述 《本草新编》："砂仁，止可为佐使，以行滞气，所用不可过多，用之补虚丸中绝佳，能辅诸补药，行气血于不滞也。补药味重，非佐之消食之药，未免过于滋益，反恐难于开胃，入之砂仁，以苏其脾胃之气，则补药尤能消化，而生精生气，更易之也。砂仁止入脾，而不入肾，引补肾药入于脾中则可，谓诸补药必借砂仁，引其由脾以入肾，则不可也。"

名家妙用 郭淑云在临床上使用砂仁配伍丹参，已达气血兼治之效，用于治疗气滞血瘀型胃痛。(《中医学报》)

食疗保健 **砂仁粥** 砂仁 2～3 g，大米 50～75 g。先把砂仁捣碎为细末，再将大米淘洗后，放入小锅内，加水适量，如常法煮粥。待粥将熟时，调入砂仁末，稍煮即可，不可久煮。能健脾胃，助消化，适用于小儿食欲不振、消化不良。(《养生随笔》)

砂仁妙用小贴士	
性味归经	辛，温。归脾、胃、肾经。
功效	化湿开胃，温脾止泻，理气安胎。
主治病症	湿浊中阻、脘痞不饥、脾胃虚寒、呕吐泄泻、妊娠恶阻、胎动不安。
常用量及毒性	内服：3～6 g，煎汤（不宜久煎）、后下或入丸、散。
不适宜人群	阴虚火旺、血虚燥热者忌用。

苍术 CANGZHU

别名：赤术、马蓟、枪头菜

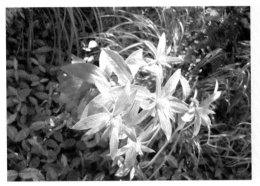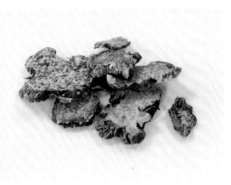

识别要点 多年生草本，高 30～60 cm。茎直立或上部少分枝。叶互生，革质，卵状披针形或椭圆形，边缘具刺状齿。头状花序顶生，花冠白色，细长管状。瘦果被黄白色毛。

挑选要点 一看：以质坚实、无毛须、断面朱砂点多者为佳。二尝：气香特异，味微甘、辛、苦。

药理研究 苍术能显著增加钠和钾的排泄之功。苍术所含挥发油有驱风健胃作用，所含苦味也有健胃、促进食欲的作用。苍术对蟾蜍心脏有轻度抑制作用，对蟾蜍后肢血管有轻微扩张作用。苍术苷对小鼠、大鼠和兔都有降血糖作用，同时降低肌糖原和肝糖原，抑制糖原生成，使氧耗量降低，血乳酸含量增加，其降血糖作用可能与其对体内巴斯德效应的抑制有关。

前人论述 《本草纲目》："治湿痰留饮，或挟瘀血成窠囊，及脾湿下流，浊沥带下，滑泻肠风。"

名家妙用 张国海运用麻黄苍术汤"肝脾同调"用以治疗寒湿型咳嗽。组方：麻黄 18 g，麸炒苍术、当归、北柴胡各 12 g，黄芪 30 g，醋五味子、黄芩、羌活、防风各 10 g，草豆蔻、甘草各 6 g，炙甘草 3 g。（《世界中西医结合杂志》）

食疗保健 **明目苍术包子馅** 猪肉、核桃仁、松子、木耳、海米、扇贝、豆腐剁成馅，再用苍术与猪肝同煮（猪肉 100 g，苍术 2 g），煮熟后猪肉也剁成馅，与前面的馅料混合拌匀，适用于老年人明目保肝。（《家庭食疗手册》）

苍术妙用小贴士	
性味归经	辛、苦，温。归脾、胃、肝经。
功效	燥湿健脾，祛风散寒，明目。
主治病症	湿阻中焦、脘腹胀满、泄泻、水肿、脚气痿躄、风湿痹痛、风寒感冒、夜盲、眼目昏涩。
常用量及毒性	3～9 g，煎服。
不适宜人群	阴虚内热、气虚多汗者忌服。

厚朴 HOUPO

别名：川朴、重皮、赤朴

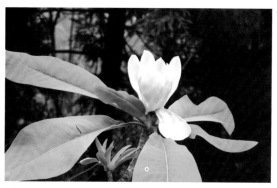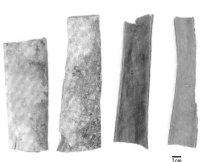

1cm

识别要点 落叶乔木，高 5～15 m。树皮紫褐色。小枝粗壮，淡黄色或灰黄色。叶大，近革质。先端具短急尖或圆钝。基部楔形，全缘而微波状；叶柄粗壮，托叶痕长为叶柄的 2/3。花白色，径 10～15 cm，芳香。花梗粗短，被长柔毛，厚肉质，盛开时常向外反卷，内两轮白色，倒卵状匙形。

挑选要点 一看：本品弯曲卷筒状，外表面灰褐色，以皮厚、肉细、油性大、断面紫棕色、有小亮星者为佳。二尝：气香，味辛辣、微苦。

药理研究 厚朴味苦能刺激味觉，反射性地引起唾液、胃液分泌，胃肠蠕动加快，而具有健胃助消化的作用，并具有抗胃溃疡的作用。厚朴煎剂对葡萄球菌、溶血性链球菌、肺炎链球菌等多种细菌有抑制作用。厚朴有明显的松弛骨骼肌、镇静作用。对心脏有抑制作用，对支气管平滑肌有兴奋作用，并有抑制肿瘤的作用。

前人论述 《本草经疏》："厚朴，主中风、伤寒头痛、寒热，气血痹死肌者，盖以风寒外邪，伤于阳分，则为寒热头痛；风寒湿入腠理，则气血凝涩而成痹，甚则肌肉不仁，此药辛能散结，苦能燥湿，温热能祛风寒，故悉主之也。"

名家妙用 国医大师李佃贵以黄连、茵陈、豆蔻、莱菔子、厚朴、鸡内金、绞股蓝、枳实为核心处方。整方解毒祛浊、养肝和胃，临床上常用于治疗慢性萎缩性胃炎。(《中华中医药杂志》)

食疗保健 **理气厚朴保健茶** 厚朴、菊花各 25 g，紫苏、预知子、陈皮各 12 g，娑罗子 15 g。洗净后切丝，沸水冲泡代茶饮。适用于气胀胸闷。(《家庭食疗手册》)

厚朴妙用小贴士	
性味归经	苦、辛，温。归脾、胃、肺、大肠经。
功效	燥湿消痰，下气除满。
主治病症	湿滞伤中、脘痞吐泻、食积气滞、腹胀便秘、痰饮喘咳。
常用量及毒性	内服：3～9 g，煎服，不宜大剂量长期服用；或入丸、散。
不适宜人群	阴虚血虚以及无湿滞者不宜服用；孕妇慎用。

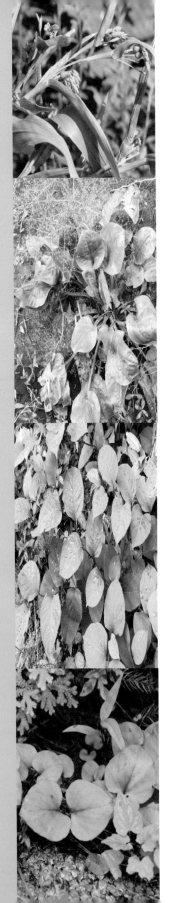

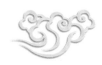

第七课 利水渗湿类

Traditional

Chinese medicine

茯苓　FULING

别名：茯菟、松苓、松薯

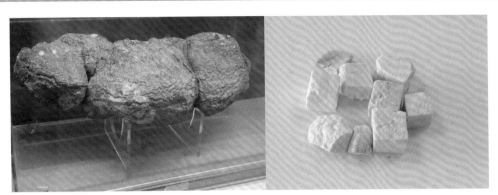

识别要点 菌核类球形、椭圆形、扁圆形或不规则团块。表面有深褐色，多皱的皮壳。子实体平伏在菌核表面，厚3～8 mm，白色，老熟干燥后变为深褐色。孢子椭圆形至圆柱形，壁光滑。

挑选要点 一看：本品类球形、椭圆形、扁圆形或不规则团块，以体重坚实、外皮色棕褐、皮纹细、无裂隙、断面白色细腻者为佳。二尝：气微，味淡，黏牙力强。

药理研究 茯苓醇浸剂给正常兔腹腔注射具有利尿作用。煎剂及注射剂具有镇静作用。茯苓水制浸膏及乙醇浸膏对家兔有降血糖作用。茯苓水、乙醇、乙醚提取物对离体蛙心均有增强收缩、加快心率作用。茯苓多糖F1和H11，具明显抗肿瘤活性。茯苓煎剂对金黄色葡萄球菌、大肠埃希菌有抑制作用。茯苓的乙醇提取物能杀死钩端螺旋体。

前人论述 《神农本草经》："主胸胁逆气，忧恚惊邪恐悸，心下结痛，寒热烦满，咳逆，口焦舌干，利小便。"

名家妙用 刘渡舟治疗腹部隐隐冷痛，先用附子粳米汤，服两剂后胃痛、肠鸣减轻。但后背恶寒而疼痛，改用真武汤温阳化水，以治寒邪。处方：附子、生姜、茯苓各15 g，白芍、白术各10 g。（《经方临证指南》）

食疗保健 **芡实茯苓粥** 芡实15 g，茯苓10 g，大米适量。共同煮粥。具有补脾益气的功效，适用于治疗小便不利、尿液混浊、阳痿、早泄等病症。（《摘元方》）

茯苓妙用小贴士	
性味归经	甘、淡，平。归心、脾、肾经。
功效	利水渗湿，健脾安神。
主治病症	水肿尿少、脾虚食欲不佳、头晕心悸、大便泄泻、心神不安、健忘失眠等。
炮制品种	茯苓生品长于利水渗湿、健脾宁心；赤茯苓长于心神不安、惊悸失眠。
常用量及毒性	内服：10～15g，煎汤；或入丸、散。
不适宜人群	阴虚而无湿热、虚寒滑精、气虚下陷者慎服。

猪苓 ZHULING

别名：野猪粪、地乌桃、猪茯苓、猪灵芝

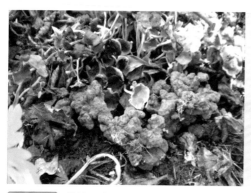 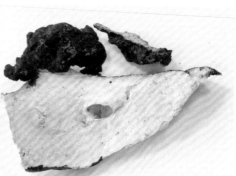

识别要点 菌核呈长形块状或不规则球形，稍扁，有的分枝如姜状，表面灰黑色或黑色，凹凸不平，有皱纹或瘤状突起，干后坚实，断面白色至淡褐色，半木质化，较轻。孢子卵圆形，壁光滑。

挑选要点 一看：断面颗粒性，类白色或黄白色，以个大、外皮黑褐色光亮、肉色粉白、质硬、体较重者为佳。二尝：气微，味淡。

药理研究 猪苓可通过抑制肾小管对水、电解质的重吸收，达到利尿的作用。猪苓多糖能抑制小鼠 S180 腹水癌细胞内 DNA 合成及环磷酸腺苷的活性。此外，还有保肝、抗放射、抗菌、抗衰老、促进免疫、增强血小板聚集等作用。

前人论述 《本草纲目》："开腠理，治淋、肿、脚气、白浊、带下，妊娠子淋，小便不利。"《药性论》："解伤寒温疫大热，发汗，主肿胀，满腹急痛。"

名家妙用 郭贞卿运用猪苓止泪汤治疗睑缘炎，症见眼睑红烂、流泪不止、舌质红、苔黄、口渴、脉数等。方剂组成：猪苓、茯苓、泽泻、玄参各 12 g，滑石 18 g，木贼、白芷、菊花、阿胶各 10 g，大黄 6 g。(《郭贞卿医论医话集》)

食疗保健 **二苓薏仁大枣粥** 猪苓、茯苓、生薏苡仁各 30 g，大枣 10 枚，冰糖适量。共煮为粥。能治疗恶性肿瘤晚期患者的食欲不振，具有健脾和胃的功效。(《燕山医话》)

猪苓妙用小贴士	
性味归经	甘、淡，平。归肾、膀胱经。
功效	利水渗湿。
主治病症	小便不利、水肿、泄泻、淋浊、带下。
常用量及毒性	内服：6～12 g，煎汤；或入丸、散。
不适宜人群	无水湿者忌服。

薏苡仁　YIYIREN

别名：薏苡、苡米、薏仁米、沟子米

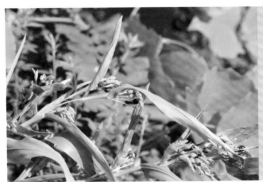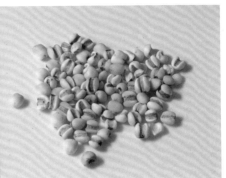

识别要点　一年或多年生草本，秆直立。叶互生，叶片长 10～40 cm，宽 1.5～3 cm；先端尖，基部阔心形，中脉粗厚明显，边缘粗糙，叶鞘抱茎。

挑选要点　一看：宽卵形或长椭圆形，质坚实，断面白色，粉性。以粒大、饱满、色白、完整者为佳。二尝：气微，味微甜。

药理研究　薏苡仁煎剂、醇及丙酮提取物对癌细胞有明显抑制作用。薏苡仁内酯对小肠有抑制作用。其脂肪油能使血清钙、血糖量下降，并有解热、镇静、镇痛、调节免疫等作用。

前人论述　《名医别录》："除筋骨邪气不仁，利肠胃，消水肿，令人能食。"《本草纲目》："健脾益胃，补肺清热，去风胜湿。炊饭食，治冷气；煎饮，利小便热淋。"

名家妙用　徐志瑛在临床上运用薏苡仁配伍其他中药用于治疗外感咳嗽、久咳伤津、脾虚湿咳。(《名中医治病绝招》) 王纪云擅长运用大剂量 50～100 g 薏苡仁用以治疗痹痛。(《名老中医用药心得（第 4 辑)》)

食疗保健　**薏苡仁淮山汤**　山药 30 g，薏苡仁 15 g，鳖或龟约斤许。煲汤或炖服。具有健脾填精的功效，主治低白蛋白血症。(《邓铁涛临床经验辑要》) **薏苡仁粥**　薏苡仁 60 g，粳米 60 g，食盐 5 g，味精 2 g，芝麻油 3 g。共煮为粥。治疗脾虚湿盛所致的水肿、泄泻、小便不利等。(《中医药膳学》)

薏苡仁妙用小贴士	
性味归经	甘、淡，凉。归脾、胃、肺经。
功效	健脾渗湿，除痹止泻，清热排脓，解毒散结。
主治病症	水肿、脚气、小便不利、湿痹拘挛、脾虚泄泻、肺痈、肠痈、扁平疣。
炮制品种	生薏苡仁长于清肺热，擅利水祛湿，排脓消痈。炒薏苡仁长于健脾利湿。麸炒薏苡仁长于和中健脾。土炒薏苡仁长于燥湿健脾，止泻力强。
常用量及毒性	内服：10～30 g，煎汤；或入丸、散、浸酒、煮粥、作羹。
不适宜人群	脾虚无湿、大便燥结及孕妇慎服。

香加皮　XIANGJIAPI

别名：北五加皮、香五加

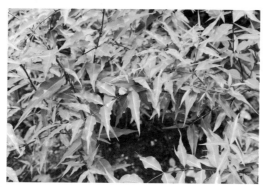
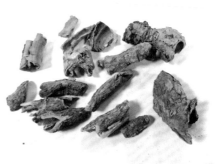

识别要点 蔓生灌木，具乳汁。叶对生，膜质，披针形，长5～9 cm，宽1.5～2.5 cm。聚伞花序腋生，花冠紫红色，被柔毛。蓇葖果双生，种子顶端具白色绢毛。

挑选要点 一看：有细纵纹。体轻、质脆、易折断，断面不整齐，黄白色。二尝：有特异香气，味苦。

药理研究 香加皮具有强心、升压、抗肿瘤作用。所含的杠柳苷有增强呼吸系统功能作用。

所含的萝藦苷在一定条件下，能增加肺循环。此外，杠柳皮尚有抗炎、杀虫作用。

前人论述 《四川中药志》："镇痛，除风湿。治风寒湿痹，脚膝拘挛，筋骨疼痛。"《陕甘宁青中草药选》："祛风湿，壮筋骨，强腰膝。"

名家妙用 谢海洲运用香加皮与桑寄生相须使用，用于祛风湿，补肝肾，强心，利尿消肿，主治痹证已久，肝肾不足所致腰膝酸痛、痿软无力、关节屈伸不利等。（《谢海洲用药心得》）李孔定擅用香加皮配伍人参、丹参、葶苈子、枳实、大枣治疗肺心病。（《名老中医用药心得》）

食疗保健 **五加皮酒** 五加皮用量一般在3～9 g，与白酒泡7日，适量饮用，不可久服。有祛风湿，壮筋骨，强腰膝的功效。（《用药心得十讲》）

香加皮妙用小贴士	
性味归经	辛、苦，温。归肝、肾、心经。
功效	利水消肿，祛风湿，强筋骨。
主治病症	风寒湿痹，腰膝酸软，心悸气短，下肢浮肿。
炮制品种	酒制香加皮可降低毒性，增强活血通络的作用。
常用量及毒性	有毒。3～6 g，煎服，服用不宜过量。
不适宜人群	血热、肝阳上亢者忌用。

泽泻 ZEXIE

别名：虎须草、赤须、灯心、灯草

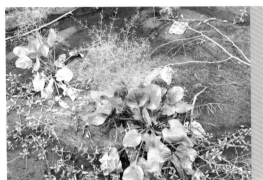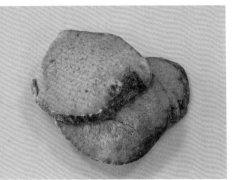

识别要点 多年生沼泽草本。叶基生，长椭圆形至广卵形；长 3～8 cm，宽 1～9 cm，先端短尖，基部楔形或心形，叶鞘边缘膜质。花径高达 1 m，花集成轮生状圆锥花序，花瓣 3；倒卵形，白色，膜质。

挑选要点 一看：本品呈类球形、椭圆形或卵圆形，以个大、质坚、色黄白、粉性足者为佳。二尝：气微，味微苦。

药理研究 生泽泻或盐泽泻均有利尿作用，能增加尿量，增加尿素与氯化物的排泄，对肾炎患者利尿作用更明显。泽泻有降血压、降血糖作用，还有抗脂肪肝作用。对金黄色葡萄球菌、肺炎链球菌、结核分枝杆菌有抑制作用。

前人论述《神农本草经》："主风寒湿痹，乳难，消水，养五脏，益气力，肥健。"《本草纲目》："渗湿热，行痰饮，止呕吐、泻痢，疝痛，脚气。"

名家妙用 朱良春在临床中常重用 30g 的泽泻配伍黄芪、制苍术、淫羊藿、薏苡仁等组成降脂减肥汤，治疗单纯性肥胖、高胆固醇血症、脂肪肝等疾病。(《朱良春用药经验集》)

食疗保健 **泽泻鲤鱼汤** 玉米须、赤小豆各 30 g，冬瓜皮、茯苓、猪苓、泽泻各 15 g，陈皮 6 g，鲤鱼 1 条。文火共炖至鱼烂。治疗水肿，小便不利。**泽泻粳米粥** 泽泻晒干研粉，粳米 50 g，共煮为粥，每日 2 次。治疗高脂血症。(《中国药膳大全》)

泽泻妙用小贴士	
性味归经	甘、淡，寒。归肾、膀胱经。
功效	利小便，清湿热。
主治病症	小便不利、水肿胀满、泄泻尿少、痰饮眩晕、热淋涩痛。
炮制品种	生泽泻长于利水渗湿；盐水炙泽泻长于化浊降脂。
常用量及毒性	内服：煎汤，6～10 g；或入丸、散。
配伍禁忌	泽泻不可与海蛤、文蛤同用。
不适宜人群	肾虚精滑者忌服。

车前子　CHEQIANZI

别名：车前实、虾蟆衣子、猪耳朵穗子、凤眼前仁

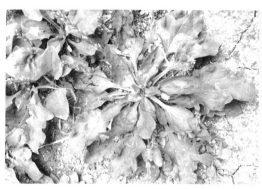
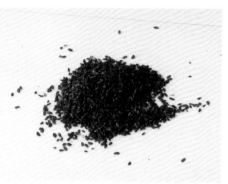

识别要点 多年生草本。叶丛生，直立或展开，广卵形或宽卵形，长 4～12 cm，宽 4～9 cm，全缘或有不规则波状浅齿。顶生穗状花序。蒴果卵状圆锥形，周裂。

挑选要点 一看：以粒大、均匀饱满、质硬、色黑者为佳。二尝：气微，味淡，嚼之带有黏液性。

药理研究 车前子有明显的利尿作用。还能促进呼吸道黏液分泌，稀释痰液，故有祛痰作用。对各种杆菌和葡萄球菌均有抑制作用。车前子提取液具有预防肾结石形成的作用。车前子亲水胶浆（黏液质）是一种可溶性纤维，具有轻泻和降低血浆低密度脂蛋白胆固醇水平的作用。车前子胶具有明显的致泻作用。此外还有一定的抗炎、抗衰老作用。

前人论述 《雷公炮制药性解》："车前子，利水宜入足太阳，行血宜入足厥阴。"《本草经疏》："车前子，味甘寒而无毒。"

名家妙用 颜德馨用单味车前子治疗高血压，服法为每日 9 g，水煎服，3 个月为 1 个疗程。（《中国名老中医经验集萃》）柴松岩用车前子甘寒滑利之性、滋补肝肾之功用于治疗妇科疾病。（《名老中医经验集》）

食疗保健 **茯苓车前粥** 茯苓、车前子、金银花各 50 g，粳米 100 g，白糖适量。将车前子略炒研碎，再将其他配料研为细末。每次 50 g 左右，开水冲泡。治疗湿热下注而致的前列腺炎。（《本草纲目》）

车前子妙用小贴士	
性味归经	甘，寒。归肾、肝、肺、小肠经。
功效	利尿通淋，渗湿止泻，清肝明目，清肺化痰。
主治病症	热淋、水肿、小便不利、暑湿泄泻、目赤肿痛、目暗昏花、痰热咳嗽。
炮制品种	车前子生品长于利水通淋；炒车前子长于渗湿止泻，祛痰止咳；盐车前子长于补肝肾，明目。
常用量及毒性	9～15 g，煎服。宜布包煎。
不适宜人群	阳气下陷、肾虚遗精者禁服。

虎杖　HUZHANG

别名：苦杖、斑杖、黄药子、花斑竹、斑根紫金龙、活血龙、阴阳莲

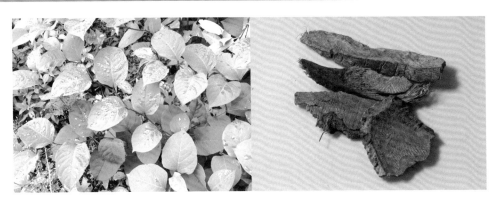

识别要点 多年生草本。茎直立，中空。表面散生红色或紫红色斑点，节稍膨大。叶互生，阔卵形或卵状椭圆形，先端短尖。花单性异株，圆锥花序腋生，花被白色或红色。瘦果三角状，包于翅状花被内。

挑选要点 一看：本品多为圆柱形短段或不规则厚片，以切面色黄、质坚硬者为佳。二尝：气微，味微苦、涩。

药理研究 虎杖有泻下、祛痰止咳、降血压、止血、镇痛作用。虎杖煎液对金黄色葡萄球菌、铜绿假单胞菌等多种细菌均有抑制作用，高浓度对钩端螺旋体也有杀灭作用。虎杖水煎液有明显的抗病毒作用。兔静脉注射从虎杖中提取的甲酸，可引起低血糖休克。

前人论述 《日华子本草》："治产后恶血不下，心腹胀满。排脓，主疮疖痈毒，妇人血晕，扑损瘀血，破风毒结气。"《滇南本草》："攻诸肿毒，止咽喉疼痛，利小便，走经络。治五淋白浊，痔漏，疮痈，妇人赤白带下。"

名家妙用 朱良春运用虎杖 20 g，山楂 15 g，主治急慢性肝炎、肝硬化、脂肪肝属湿热郁滞证。(《朱良春医集》) 颜德馨运用单味虎杖 15～30 g 调节白细胞升降。(《中国名老中医经验集萃》)

食疗保健 **虎杖酒** 虎杖根 250 g，白酒 750 g。药材洗净，泡酒半个月后可饮用。成人每次15 g，每日 2 次。适用于风湿性关节炎、类风湿关节炎、腰椎肥大等疾病。(《中国史料大全》)

虎杖妙用小贴士	
性味归经	微苦，微寒。归肝、胆、肺经。
功效	祛风利湿，散瘀定痛，止咳化痰。
主治病症	关节痹痛、湿热黄疸、经闭、癥瘕、水火烫伤、跌扑损伤、痈肿疮毒、咳嗽痰多。
炮制品种	酒制虎杖长于活血祛瘀。
常用量及毒性	内服：9～15 g。外用：适量，制成煎液或油膏涂敷。
不适宜人群	孕妇慎用。

通草 TONGCAO

别名：通花根、大通草、白通草、方通、泡通

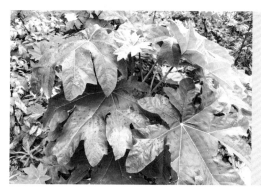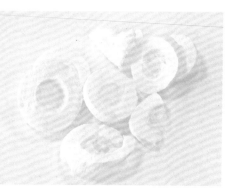

识别要点 表面白色或淡黄色，有浅纵沟纹。体轻，质松软，稍有弹性，易折断，断面平坦，显银白色光泽，中部有空心或半透明的薄膜，纵剖面呈梯状排列。

挑选要点 一看：以条粗壮、色洁白、心空、有弹性、空心有隔膜者为佳。二尝：气微，味淡。

药理研究 通草有利尿作用，并能明显增加尿钾排出量，促进乳汁分泌。通草多糖具有一定的免疫调节作用和抗氧化作用。

前人论述 李杲："通草泻肺利小便，甘平以缓阴血也，与灯草同功，宜生用之。"《日华子本草》："明目，退热，催生，下胞，下乳。"

名家妙用 俞尚德临床运用通草降肺气以治呃逆。处方：生石决明 30 g，赭石 50 g，炒白术 9 g，赤芍、薤白头、瓜蒌各 10 g，炙甘草、紫苏梗各 12 g，通草、青皮、陈皮各 6 g。（《南方医话》）竺友泉在临床常用通草治疗痹痛等证，或用通草配伍活血药治疗末梢神经炎，以通草利小便用量为 6 g，用其通利血脉用量为 15 g。（《竺友泉医疗经验》）

食疗保健 **通草催乳汤** 通草、人参与猪脚一起炖汤，先用大火煮沸，再用小火煎煮 2 小时以上，以猪蹄熟烂为度服用。用于治疗乳汁不通。（《湖南药物志》）

通草妙用小贴士	
性味归经	甘、淡，微寒。归肺、胃经。
功效	清热利尿，通气下乳。
主治病症	湿温尿赤、淋病涩痛、水肿尿少、乳汁不下。
常用量及毒性	3～10 g，水煎服。
配伍禁忌	下乳不宜与麦芽同用。
不适宜人群	气阴两虚、内无湿热者及孕妇慎服。

瞿麦 QUMAI

别名：野麦、十样景花、竹节草（瞿麦）、石竹柱花（石竹）

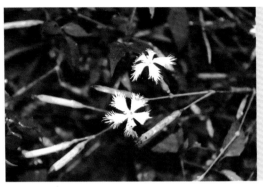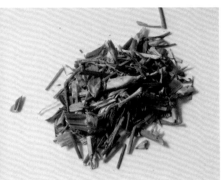

识别要点 多年生草本。茎直立，丛生，上部2歧分枝，节膨大。叶对生，条形至条状披针形，顶端渐尖，基部成短鞘状抱茎，全缘，两面粉绿色。花单生或数朵集成疏聚伞花序，花瓣粉紫色，先端深细裂成丝状，喉部有须毛。

挑选要点 一看：瞿麦及石竹两种药材均以青绿色、茎嫩、干燥、无杂草、无根及花未开放、叶多者为佳。二尝：气微，味淡。

药理研究 瞿麦煎剂有利尿作用，其穗作用较茎强，还有兴奋肠管，抑制心脏，降低血压，影响肾血容积作用。瞿麦兴奋子宫作用似与性周期状态有关。瞿麦提取液能保护肾组织细胞，对肾草酸钙晶体形成有明显抑制作用。瞿麦对着床期、早期妊娠、中期妊娠均有较显著的致流产、致死胎的作用，且随剂量增加作用增强。

前人论述 《神农本草经》："主关格诸癃结，小便不通，出刺，决痈肿，明目去翳，破胎堕子，下闭血。"《名医别录》："养肾气，逐膀胱邪逆，止霍乱，长毛发。"

名家妙用 刘奉五运用瓜石汤治疗闭经、咽痛口干、口舌生疮、头晕头痛、心胸烦闷、乳房胀痛、心悸气短、失眠多梦、腰部酸痛等病症。方药组成：瓜蒌 15 g，玄参、麦冬、车前子各 9 g，石斛、生地黄、瞿麦、益母草、牛膝各 12 g，马尾连 6 g。（《名中医治病绝招》）

食疗保健 **瞿麦滑石粥** 滑石、瞿麦各 30 g，粳米 30～60 g。将滑石用布包扎，再与瞿麦同入水中煎煮，取汁，去渣，加入粳米煮稀粥，空腹服用。治疗淋病属湿热证。（《寿亲养老新书》）

瞿麦妙用小贴士	
性味归经	苦，寒。归心、小肠经。
功效	利尿通淋，破血通经。
主治病症	热淋、血淋、石淋、小便不通、淋沥涩痛、月经闭止。
常用量及毒性	9～15 g，煎服。
不适宜人群	脾、肾气虚者忌服；孕妇慎用。

灯心草 DENGXINCAO

别名：虎须草、赤须、灯心、灯草

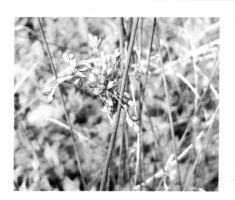 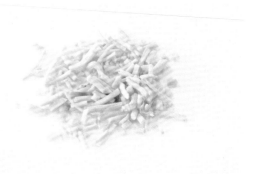

识别要点 多年生草本，根茎横走，密生须根。茎簇生，高 40～100 cm，直径 1.5～4 mm。基部叶鞘状，红褐色或淡黄色，长达 15 cm，叶片退化成刺芒状。花序假侧生，聚伞状，多花，密集或疏散。

挑选要点 一看：以条长、粗壮、色白、质软、有弹性者为佳。二闻：气微，味淡。

药理研究 灯心草具有抗氧化和抗微生物作用。以灯心草丙酮提取物、乙醇提取物、乙酸乙酯提取物进行试验，发现其乙酸乙酯提取物抗氧化和抗微生物作用最强。灯心草还有解热作用，尚有利尿作用。

前人论述 《医学启源》："通阴窍涩，利小水，除水肿闭，治五淋。"《本草纲目》："降心火，止血，通气，散肿，止渴。"

名家妙用 马任智运用蝉灯饮治疗婴儿夜啼，方药组成：净蝉蜕、灯心草各 3 g。张立运用乌梅与灯心草治疗顽固性失眠。(《名老中医用药心得》)

食疗保健 **灯心草茶** 灯心草 18 g。煎汤代茶，温服，每日 2 次。适用于治疗失眠，心烦。(《现代实用中药》) **灯心草粥** 灯心草 6 g，栀子 3 g，熟石膏粉（食用）10 g，粳米适量。先煎石膏、栀子、灯心草，久煎取汁去渣，加入粳米共煮成粥。每日 2 次服食。适用于调理小儿遗尿和脾胃消化功能。(《药粥疗法》)

灯心草妙用小贴士	
性味归经	甘、淡，微寒。归心、肺、小肠经。
功效	利水通淋，清心降火。
主治病症	淋病、水肿、小便不利、尿少涩痛、湿热黄疸、心烦不寐、小儿夜啼、喉痹、口舌生疮、创伤。
炮制品种	灯心炭长于清热敛疮；朱灯心长于降火安神。
常用量及毒性	1～3 g，煎服，鲜品 15～30 g。
不适宜人群	下焦虚寒、小便失禁者禁用。

茵陈　YINCHEN

别名：白蒿、绵茵陈、绒蒿

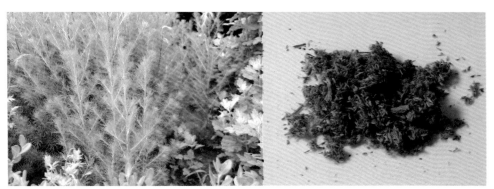

识别要点 多年生草本或半灌木状。茎直立，高 0.5～1 m，基部木质化，表面黄棕色，具纵条纹，多分枝。叶一至三回羽状深裂。头状花序小而多，密集成复总状；花黄色，管状。

挑选要点 一看：以质嫩、灰绿色、全体密被白茸毛、绵软如绒者为佳。二尝：气清香，味微苦。

药理研究 茵陈煎剂有保肝利胆的作用，具有降血脂、降血压、增加冠状动脉流量、选择性扩张脑血管等作用。另有提高机体免疫功能，利尿、抗病原微生物、解热、镇痛、抗炎、抗肿瘤、平喘、兴奋豚鼠产后离体子宫等作用。

前人论述 《本草经疏》："茵陈，其主风湿寒热，邪气热结，黄疸，通身发黄，小便不利及头热，皆湿热在阳明、太阴所生病也。苦寒能燥湿除热，湿热去，则诸证自退矣。除湿散热结之要药也。"

名家妙用 邱德锦在临床运用茵陈蜜煎治疗肝炎，组方：茵陈 300 g，金钱草、柴胡、龙胆各 150 g，五味子（单包）100 g，蜂蜜 1000 g。(《内蒙古名老中医临床经验选粹》) 任永叔通过多年临床实践证明，茵陈用量 9～15 g 无效，30～60 g 有微效，100 g 以上有明显效果，用于治疗急性黄疸型传染性肝炎（包括甲、乙、丙三型）。(《医林拾芥》)

食疗保健 **茵陈粥** 茵陈 30～50 g，粳米 100 g，白糖适量。共煮为粥，每日 2 次，温服。适用于肝胆湿热证。**茵陈桃花汤** 茵陈、粳米各 30 g，桃花 3 g。煲汤。适用于湿热蕴结中焦，熏蒸肝胆所致之阳黄。(《中医药膳学》)

茵陈妙用小贴士	
性味归经	苦、辛，微寒。归脾、胃、肝、胆经。
功效	清热利湿，利胆退黄。
主治病症	湿热黄疸、小便不利、风痒疮疥。
常用量及毒性	内服：6～15 g，煎汤。外用：适量，煎水洗。
不适宜人群	蓄血发黄及血虚萎黄者慎用。

金钱草 JINQIANCAO

别名：大金钱草、对坐草、过路黄

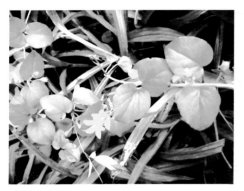
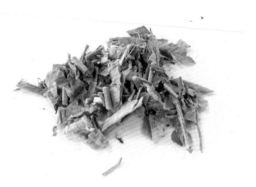

识别要点 多年生草本，全株近无毛，叶、花萼、花冠均有透明腺条。茎匍匐，由基部向顶端逐渐细弱，呈鞭状，长 20～60 cm。叶对生，宽卵形或心形。花冠黄色。蒴果球形，有黑色腺条纹。

挑选要点 一看：以叶多者为佳。二尝：气微，味淡。

药理研究 金钱草水煎液能明显促进胆汁分泌，促使胆管泥沙状结石易于排出，胆管阻塞和疼痛减轻，黄疸消退。金钱草有抑菌作用，还有抗炎作用，对体液免疫和细胞免疫均有抑制作用，其与环磷酰胺合用抑制作用更明显，抑制皮肤移植排斥反应出现。金钱草总黄酮提取物可明显降低血小板聚集，抗血栓形成。

前人论述 《采药志》："治反胃噎膈，水肿臌胀，黄白火疸疝气，阴症伤寒。"《四川中药志》："清血热，清肺止咳，消水肿。治肾结石，胆结石，跌打损伤及疟疾。"

名家妙用 时振声将金钱草配伍海金沙、石韦、冬葵子、滑石、川牛膝、王不留行、广木香、槟榔、赤茯苓、车前子、生甘草组成二金排石汤，用于治疗泌尿系结石有下焦湿热者。(《时振声方》)邓铁涛用柴胡 10 g，太子参、白芍各 15 g，金钱草 30 g，郁金 12 g，蒲黄、五灵脂各 6 g，甘草 3 g 组成治疗胆囊炎与胆石症方。(《邓铁涛临床经验辑要》)

食疗保健 **金钱草饮** 金钱草 200 g，冰糖少许。金钱草洗净切碎，入药煲，代茶煎饮。用于肝胆结石、尿路结石、泌尿系统等病的辅助治疗。(《中医药膳学》)

金钱草妙用小贴士	
性味归经	甘、咸，微寒。归肝、胆、肾、膀胱经。
功效	利湿退黄，利尿通淋，解毒消肿。
主治病症	热淋、沙淋、尿涩作痛、黄疸尿赤、痈肿疔疮、毒蛇咬伤、肝胆结石、尿路结石。
常用量及毒性	内服：15～60 g，煎服。外用：适量，鲜品捣敷。
配伍禁忌	与栀子有协同作用，可促进胆汁分泌。
不适宜人群	脾胃虚寒、腹泻等人群慎用。

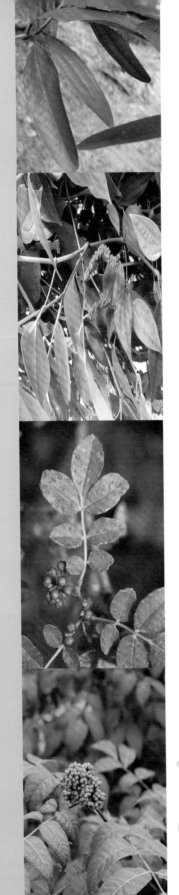

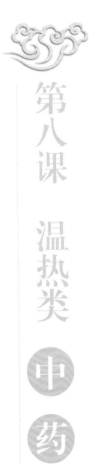

第八课 温热类 中药

Traditional

Chinese medicine

附子 FUZI

别名：附片、盐附子、黑顺片、白附片

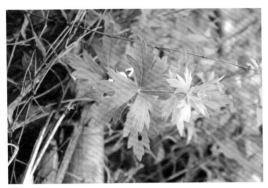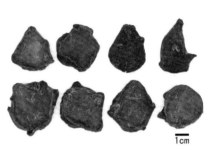

1cm

识别要点 多年生草本，高 60～120 cm。块根通常 2 个连生，纺锤形至倒卵形，外皮黑褐色。栽培品的侧根甚肥大，直径达 5 cm。茎直立或稍倾斜，下部光滑无毛，上部散生贴伏柔毛。叶互生，革质，有柄；叶片卵圆形，3 裂几达基部，两侧裂片再 2 裂，中央裂片菱状楔形，先端再 3 浅裂，裂片边缘有粗齿或缺刻。

挑选要点 盐附片　一看：以个大、体重、色灰黑、表面起盐霜者为佳。二尝：味咸而麻，刺舌。黑附片　一看：以皮黑褐、切面油润有光泽者为佳。二尝：气微，味淡。白附片以片大、色黄白、油润半透明者为佳。二尝：气微，味淡。

药理研究 对含消旋去甲基乌药碱有明显的强心作用，并能消炎。次乌头碱与乌头原碱能镇痛、镇静、抗心肌缺血缺氧，并促进血凝。乌头碱毒性主要作用于心血管系统。

前人论述 《神农本草经》："主风寒咳逆邪气，温中，金疮，破癥坚积聚，血瘕，寒湿踒躄，拘挛膝痛，不能行步。"

名家妙用 李士懋在临床上善用炮附子、麻黄、桂枝组成角药以温通玄府，附子、半夏、干姜角药温肺化饮，附子、黄连、黄芩角药温清湿热。(《中医杂志》)

食疗保健 **附子炖羊肉**　鲜羊肉 250 g，炮附片 10 g。先将羊肉洗净，切块，同放砂锅内，加入清水，大火烧开，再改为小火炖煮 1.5～2 小时。去其药渣，分数次喝汤吃肉。本品有温经散寒，祛风胜湿，补养气血的作用，适用于风湿性关节冷痛。(《民间验方》)

附子妙用小贴士	
性味归经	辛、甘，大热。归心、肾、脾经。
功效	回阳救逆，补火助阳，散寒止痛。
主治病症	亡阳虚脱、肢冷脉微、心阳不足、胸痹心痛、虚寒吐泻、脘腹冷痛、肾阳虚衰、阳痿宫冷、阴寒水肿、阳虚外感、寒湿痹痛。
常用量及毒性	有毒。3～15 g，煎服；先煎，久煎，口尝至无麻辣感为度。
配伍禁忌	不宜与半夏、瓜蒌子、瓜蒌皮、天花粉、川贝母、浙贝母、平贝母、伊贝母、湖北贝母、白蔹、白及同用。
不适宜人群	阴虚阳盛，真热假寒及孕妇、年老体虚者均禁服。

花椒　HUAJIAO

别名：香椒、大花椒、椒目

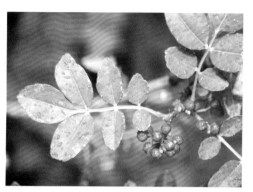
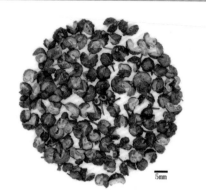

5mm

识别要点 高大灌木或小乔木、小叶 5～11 片，卵形、椭圆形至卵形，边缘有圆锯齿，花序顶生，果成熟时红色至紫红色，密生疣状突起的油点。

挑选要点 一看：以粒大、色紫红、光艳、皮细均匀、无杂质、香气浓烈者为佳。二尝：香气浓，味麻辣而持久。青椒则为气清香，味微甜而辛。

药理研究 花椒主含挥发油，挥发油中含牻牛儿醇、柠檬烯、枯醇、异茴香醚。能麻醉止痛；可抗菌抗炎；能调节胃肠活动、抗溃疡止泻；可驱虫、抑真菌；提取液静脉注射有降压作用。另外有抗凝血、抗氧化、抗衰老等多种药理作用。

前人论述《神农本草经》："主风邪气，温中，除寒痹，坚齿发，明目。主邪气咳逆，温中，逐骨节皮肤死肌，寒湿痹痛，下气。"

名家妙用 徐凌云在临床上用花椒油制成阴道栓治疗真菌性阴道炎。(《中国药学杂志》)

食疗保健 **姜枣花椒汤** 生姜 25 g，大枣 30 g，花椒 100 g。将生姜去皮洗净切片，大枣洗净去核，与花椒一起装入瓦煲中，加水 1 碗半，用文火煎剩大半碗，去渣留汤。饮用，每日 1 剂。具有温中止痛功效，适用于寒性痛经。**花椒芝麻油** 芝麻油 125 mL，入锅内加热，放入花椒煎至微香，滤去花椒，取油 1 次顿服，或作 2 次服。用于治疗蛔虫引起的腹痛。(《民间验方》)

花椒妙用小贴士	
性味归经	辛，温。归脾、肺、肾经。
功效	温中止痛，杀虫止痒。
主治病症	脘腹冷痛、呕吐泄泻、虫积腹泻；外治湿疹、阴痒。
常用量及毒性	内服：3～6 g，煎汤。外用：适量，煎汤熏洗。
不适宜人群	阴虚火旺者忌用；孕妇慎用。

干姜　GANJIANG

别名：白姜、均姜

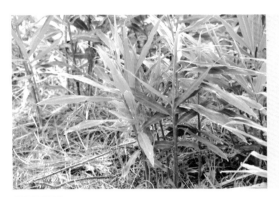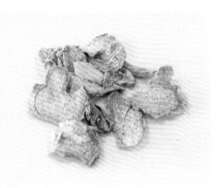

识别要点 多年生草本，高 40～100 cm。叶 2 列，线状披针形，光滑无毛。穗状花序卵形至椭圆形，苞片淡绿色，花冠黄绿色。

挑选要点 一看：以质坚实、断面色黄白、粉性足者为佳。二尝：气香、特异，味辛辣。

药理研究 含有辛辣素和姜油。能反射性兴奋血管运动中枢和交感神经，使血压上升。其醇提物对血管运动中枢及呼吸中枢有兴奋作用。对心脏有直接兴奋作用，能使血管扩张，促进血液循环。刺激胃液分泌以促进消化功能、同时又保护胃黏膜免受胃酸的作用。生姜精油治疗对四氯化碳中毒大鼠所致肝损害有治疗作用，仅用药 2 日使受损肝细胞加速恢复。

前人论述 《本草纲目》："干姜，能引血药入血分、气药入气分。又能去恶养新，有阳生阴长之意，故血虚者用之。凡人吐血、衄血、下血，有阴无阳者，亦宜用之，乃热因热用，从治之法也。"

名家妙用 国医大师张学文在临床上擅长运用干姜、半夏相须使用，以达温脾胃、化痰饮之效，用于治疗寒痰阻肺、咳嗽气喘、咳痰清稀等病证。（《中华中医药杂志》）

食疗保健 **干姜羊肉汤** 羊肉（瘦）150 g，干姜 30 g，盐、葱花、花椒粉各适量。羊肉切块，与干姜共炖至肉烂，调入盐、葱花、花椒粉即可，适用于温中散寒、补虚助阳。**干姜粥** 干姜 5 g，粳米 50 g，白糖适量。将干姜与大米共煮为粥。有温中健脾、散寒止痛的功效，适用于脾胃虚寒证。（《中医药膳学》）

干姜妙用小贴士	
性味归经	辛，热。归脾、胃、肾、心、肺经。
功效	温中散寒，回阳通脉，温肺化饮。
主治病症	脘腹冷痛、呕吐泄泻、肢冷脉微、寒饮喘咳。
常用量及毒性	内服：3～10 g，煎汤。
不适宜人群	阴虚内热、血热妄行者忌用。

丁香　DINGXIANG

别名：丁子香、支解香、雄丁香

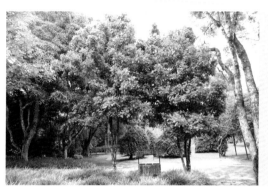 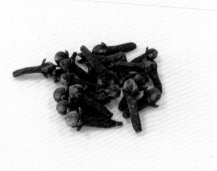

识别要点 常绿乔木，叶对生，革质，卵状长圆形，长 5～20 cm，宽 2.5～5 cm。花浓香，顶生聚伞花序。花蕾开始时呈白色，渐次变绿色，最后呈鲜红色，长管状。

挑选要点 一看：以个大粗壮、鲜紫棕色、油多者为佳。二尝：气芳香浓烈，味辛辣、有麻舌感。

药理研究 主含丁香油，其成分包括丁香油酚、石竹烯、水杨酸甲酯、苯甲醛、芹醇、胡椒酚、没食子酸等。可抗溃疡、助消化、抗菌消炎、抗病毒。丁香油酚给家兔静脉注射，能产生麻醉、血压下降、呼吸抑制和明显的抗惊厥作用。另有镇痛、定喘、抗氧化等药理作用。

前人论述 《本草新编》："丁香，有雌雄之分，其实治病无分彼此。直中阴经之病，最宜用之，但不可用之于传经之伤寒也。"

名家妙用 国医大师张琪运用丁香温中降逆的功效与党参、白术、茯苓、半夏等中药配伍组成理脾镇惊汤，主治小儿慢脾风，属脾胃阳虚者。症见呕吐下泻、抽搐、两眼上吊、白睛上泛、手足厥凉、清谷不化。方剂组成：党参 15 g，白术 10 g，茯苓、甘草、半夏、砂仁、白扁豆各 5 g，紫苏、葛根、生姜、公丁香各 3 g，胡椒 5 粒，全蝎 2 g。（《国医大师专科专病用方经验·脾胃肝胆病分册》）

食疗保健 **丁香粥** 丁香 5 g，大米 100 g，生姜 3 片，红糖适量。将丁香择净，水煎取汁，加大米煮粥，待沸时调入红糖、姜末等，煮至粥熟即成。或将丁香 1 g，研为细末，待粥沸时与姜末、红糖同入粥中，煮至粥熟服食，每日 1 剂，连续 3～5 日。能有效预防流行性感冒。（《中医养生有良方》）

丁香妙用小贴士	
性味归经	辛，温。归脾、胃、肺、肾经。
功效	温中降逆，补肾助阳。
主治病症	脾胃虚寒、呃逆呕吐、食少吐泻、心腹冷痛、肾虚阳痿。
常用量及毒性	1～3 g，内服或研末外敷。
不适宜人群	外感风热、实热内炽、阴虚内热、血虚血热、气血盛等热病者忌用。

肉桂 ROUGUI

别名：牡桂、大桂、玉桂

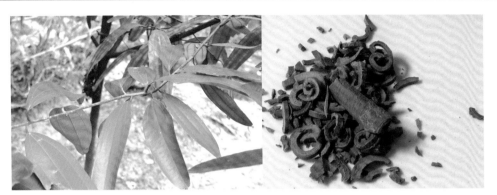

识别要点 常绿乔木，气芳香。树皮灰褐色，幼枝有四棱，被灰黄色茸毛。叶互生或近对生，革质，长椭圆形至近披针形，有光泽。圆锥花序腋生，浆果紫黑色，椭圆形。

挑选要点 一看：以外表面细致、皮厚体重、油性大者为佳。二尝：香气浓、甜味浓而微辛，嚼之渣少者为佳。

药理研究 桂皮醛能抑制中枢而表现有一定的镇静、镇痛及解热作用。桂皮油有较强杀菌能力，对肠胃有缓和的刺激作用。可促进唾液及胃液分泌，增强消化功能，并能解除内脏平滑肌痉挛，缓解肠道痉挛性疼痛。肉桂煎剂能增加豚鼠离体心脏的冠状动脉流量，对垂体后叶素所致兔急性心肌缺血也有一定改善作用。肉桂可能有预防动脉或静脉血栓的作用。其对冠状动脉及脑血管有短暂的扩张作用，对外周血管有直接扩张作用。

前人论述 《本草经疏》："桂枝、桂心、肉桂，夫五味辛甘发散为阳，四气热亦阳；味纯阳，故能散风寒；自内充外，故能实表；辛以散之，热以行之，甘以和之，故能入血行血，润肾燥。其主利肝肺气、头痛、出汗、止烦、止唾、咳嗽、鼻衄、理疏不足、表虚自汗、风痹骨节挛痛者，桂枝之所治也。"

名家妙用 仝小林总结多年临床经验，选用黄连、肉桂、酸枣仁组成三味小方，治疗心火亢盛型失眠疗效确切。(《吉林中医药》)

食疗保健 **肉桂粳米粥** 肉桂3 g，粳米50 g，红糖适量。先将肉桂煎取浓汁去渣，再用粳米煮粥，待粥煮沸后，调入肉桂汁及红糖，共煮为粥。早晚温服。适用于畏寒肢冷，腰膝酸软，小便频数，男子阳痿，女子宫冷不孕等。(《粥谱》)

肉桂妙用小贴士	
性味归经	辛、甘，大热。归肾、脾、心、肝经。
功效	补火助阳，引火归元，散寒止痛，活血通经。
主治病症	阳痿、宫冷、腰膝冷痛、肾虚作喘、阳虚眩晕、目赤咽痛、心腹冷痛、虚寒吐泻、痛经、经闭等。
常用量及毒性	内服：1～5 g，煎汤，不宜久煎；研末，0.5～1.5 g。
配伍禁忌	十九畏中有官桂畏赤石脂，故不能与赤石脂同用。
不适宜人群	阴虚火旺、里有湿热、有出血倾向者及孕妇忌用。

吴茱萸　WUZHUYU

别名：吴萸、茶辣、伏辣子

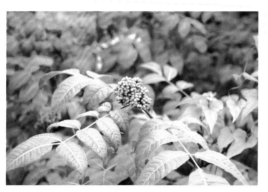 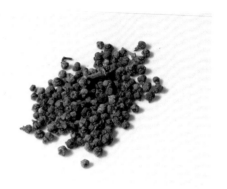

识别要点 灌木或小乔木。幼枝、叶轴、叶柄及花序均被黄褐色长柔毛，羽状复叶对生。有透明腺点。顶生圆锥花序。蓇葖果紫红色，有粗大腺点，每果含种子1粒。

挑选要点 一看：果实扁球形，以饱满、色绿、质硬而脆者为佳。二尝：气芳香浓郁，味辛辣而苦。

药理研究 含吴茱萸烯、吴茱萸内酯等多种挥发油。含有吴茱萸碱、吴茱萸次碱等多种生物碱。亦含柠檬苦素、吴茱萸苦素、吴茱萸苦素乙酯、黄柏酮。还含有黄酮类物质。可止呕、止泻。对中枢神经系统有镇痛作用。可以扩张血管、降低血压。对子宫有收缩作用。且能杀虫、抗菌、抗病毒。吴茱萸煎剂有利尿作用。

前人论述 《本草纲目》："茱萸，辛热能散能温，苦热能燥能坚，故所治之证，皆取其散寒温中，燥湿解郁之功而已。咽喉口舌生疮者，以茱萸末醋调，贴两足心，移夜便愈。其性虽热，而能引热下行，盖亦从治之义，而谓茱萸之性上行不下行者，似不然也。"

名家妙用 吴茱萸（小儿量6～9 g，成人量12～15 g），研末，加适量米醋调和成糊状，敷贴两足心（涌泉穴）处，用绷带包扎固定，于24小时后取下，敷药后3～5日溃疡即愈合，治疗反复发作的口腔溃疡。（《老中医霍列五60年单验方秘传》）

食疗保健 **吴茱萸粥** 吴茱萸10 g，糯米100 g，生姜3片。将吴茱萸用纱布袋装好先下，糯米、生姜共煮稀粥，粥成后，拣去吴茱萸、生姜即成。早晚服用。具有温中止痛的功效，适用于治疗寒性胃痛患者。（《保健药膳》）

吴茱萸妙用小贴士	
性味归经	辛、苦，热。归肝、脾、胃、肾经。
功效	散寒止痛，降逆止呕，助阳止泻。
主治病症	厥阴头痛、寒疝腹痛、寒湿脚气、经行腹痛、脘腹胀痛、呕吐吞酸、五更泄泻；外治口疮、高血压。
常用量及毒性	有小毒。内服：煎汤，2～5 g；或入丸、散。外用：适量，研末调敷；或煎水洗。
不适宜人群	阴虚火盛、血虚不足、脾虚肠弱、运化不足者忌服。

艾叶 AIYE

别名：艾蒿、家艾、蕲、艾蓬

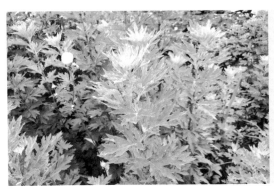
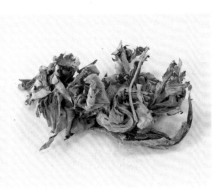

识别要点 多年生草本，茎直立，被白色细软毛，上部分枝。叶互生，中下部叶片广阔，3～5深裂或羽状深裂、裂片椭圆形或者椭圆状披针形，边缘有不规则的锯齿，上面散生白色腺点，疏生毡毛，下面密生白色毡毛。

挑选要点 一看：以叶厚、色青、背面灰白色、茸毛多、质柔软者为佳。二尝：气清香，味苦。

药理研究 艾叶含挥发油，具有抗病原微生物与利胆作用，中枢神经系统有明显的抑制作用；艾叶油能明显抑制离体蟾蜍心脏的收缩；艾叶煎剂对兔离体子宫有兴奋作用；艾叶水浸液有促进血液凝固作用；醋艾叶炭水提物灌胃对醋酸所致小鼠扭体疼痛反应有抑制作用；另外，还有镇咳、祛痰、平喘、抗炎、抗过敏作用。

前人论述 《本草纲目》："苦而辛，生温，熟热。入足太阴、厥阴、少阴经。温中，逐冷，除湿。"

名家妙用 孔光一在临床上使用艾叶配伍川芎、郁金以用于调理脾胃气机，疏肝解郁，治疗肝脾不和的月经病。(《北京中医药大学学报》)

食疗保健 **艾叶母鸡汤** 艾叶9g，老母鸡1只，米酒60mL，葱白2段，食盐适量。加水适量同煮。治疗月经过多，崩漏，便血。**艾叶红糖汤** 鲜艾叶30g煎汤，去渣后加入粳米50g，红糖适量煮粥。治疗月经不调，宫冷不孕。(《中医药膳学》)

艾叶妙用小贴士	
性味归经	辛、苦，温。归肝、脾、肾经。
功效	温经止血，散寒止痛；外用祛湿止痒。
主治病症	吐血、衄血、崩漏、月经过多、胎漏下血、少腹冷痛、经寒不调、宫冷不孕；外用杀虫止痒。
炮制品种	本品捣绒，制成艾条、艾炷等，长于温煦气血，透达经络；醋艾炭长于温经止血。
常用量及毒性	有小毒。内服：煎服，3～10g。外用：适量。
不适宜人群	阴虚火旺、血虚血热、出血证属血热妄行者不宜服用。

小茴香　XIAOHUIXIANG

别名：蘹香、茴香子、土茴香

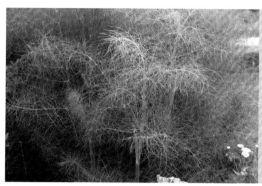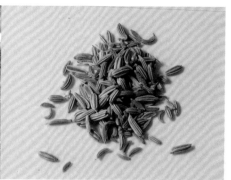

识别要点 多年生草本，高 0.6~2 m，全株有粉霜，有强烈香气。茎直立，上部分枝，有棱。叶互生，二至四回羽状细裂。复伞形花序顶生，双悬果，呈圆柱形。

挑选要点 一看：以粒大饱满、黄绿色为佳。二尝：气特异而芳香，味微甜、辛。

药理研究 小茴香有利胆作用，能促进胆汁分泌，并使胆汁固体成分增加。有祛痰、平喘、抗菌、镇静、抗溃疡等作用。对伤寒沙门菌、肺炎链球菌、大肠埃希菌有抑制作用。

前人论述 《本草纲目》："茴香宿根深，冬生苗，作丛，肥茎丝叶，五六月开花如蛇床花而色黄，结子大如麦粒，轻而有细棱，俗呼为大茴香，今惟以宁夏出者第一。"

名家妙用 李裕藩在临床上使用新鲜猪脬 1 个，小茴香、益智、桑螵蛸、覆盆子、莲须、远志各 6 g，山药、金樱子各 10 g，配伍组成"猪脬止遗汤"经验方，治疗小儿先天脾肾阳虚、下元不固所致的遗尿。(《河北中西医结合杂志》)

食疗保健 **小茴香粥** 小茴香 15 g，粳米 100 g。先煎小茴香取汁、去渣，与粳米共煮为粥。适用于小肠疝气，脘腹胀气，胃寒呕吐，食欲减退以及鞘膜积液，乳汁缺乏等。(《寿世青编》) **茴香汤** 炒茴香 500 g，川楝子、陈皮各 250 g，炒甘草 120 g，炒盐适量。将五物合研成细末，用滚开水冲调约 5 g，每日晨起空腹食用。具有温肾散寒，理气止痛的功效，适用于寒气下流而引起的疝气、小腹胀痛等症。(《保健药膳》)

小茴香妙用小贴士	
性味归经	辛，温。归肝、肾、脾、胃经。
功效	散寒止痛，理气和胃。
主治病症	寒疝腹痛、睾丸偏坠、痛经、少腹冷痛、脘腹胀痛、食少吐泻、睾丸鞘膜积液。盐小茴香用于寒疝腹痛、睾丸偏坠、经寒腹痛。
炮制品种	盐小茴香长于暖肾散寒止痛。
常用量及毒性	内服：煎汤，3~6 g；或入丸、散。外用：适量，研末调敷；或炒热温熨。
不适宜人群	阴虚火旺者禁服。

胡椒　HUJIAO

别名：白胡椒、黑胡椒

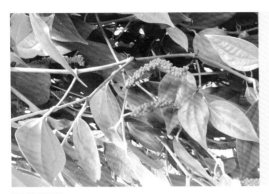 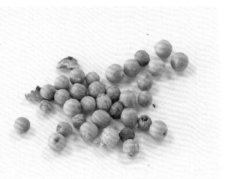

识别要点 黑胡椒：果实近圆球形，直径 3～6 mm。表面暗棕色至灰黑色，具隆起的网状皱纹，顶端有细小的柱头残基，基部有自果柄脱落的疤痕。质硬，外果皮可剥离，内果皮灰白色或淡黄色，断面黄白色，粉性，中央有小空隙。白胡椒：果核近圆球形，直径 3～6 mm。最外为内果皮，表面灰白色，平滑，先端与基部间有多数浅色线状脉纹。

挑选要点 一看：黑胡椒以粒大、饱满、色黑、皮皱、气味强烈者为佳。白胡椒以粒大、个圆、坚实、色白、气味强烈者为佳。二尝：气芳香，味辛辣。

药理研究 主含挥发油，挥发油中含牻牛儿醇、柠檬烯、枯醇、异茴香醚。能麻醉止痛；可抗菌抗炎；能调节胃肠活动、抗溃疡止泻；可驱虫、抑真菌；提取液静脉注射有降压作用；另外有抗凝血、抗氧化、抗衰老等多种药理作用。

前人论述 《唐本草》："主下气，温中，去痰，除脏腑中风冷。"

名家妙用 吴茱萸、苍术各 6 g，胡椒 7 粒。三味药研成粉末混匀，每次取药粉 3 g，与植物油调成糊状小饼制成"止泻贴"敷于脐部，治疗虚寒型小儿泄泻。(《江西中医药》)

食疗保健 **胡椒蛋** 白胡椒 7 粒，新鲜鸡蛋 1 枚。把鸡蛋顶部用小剪刀剪个筷子头粗细的小孔，把 7 粒白胡椒从小孔放入鸡蛋中，再用面粉和成团，把鸡蛋小孔封固，用湿纸把整个鸡蛋包裹起来，放入蒸笼内蒸熟或放入碗内隔水蒸熟即可。把蒸熟的鸡蛋去壳后，将鸡蛋胡椒一起趁热吃下，每日 1 次。治疗小儿慢性肾炎。(《医疗卫生技术革新资料选编》)

胡椒妙用小贴士	
性味归经	辛，热。归胃、大肠经。
功效	温中散寒，下气，消痰。
主治病症	胃寒呕吐、腹痛泄泻、食欲不振、癫痫痰多。
常用量及毒性	内服：0.6～1.5 g，煎汤；或入丸、散。外用：研末调敷或置膏药内贴之。
配伍禁忌	畏款冬花、雌黄、附子、防风、麻仁；恶瓜蒌。
不适宜人群	凡温热、实热内炽、阴虚火旺、血虚血热等证不宜单味药服用。

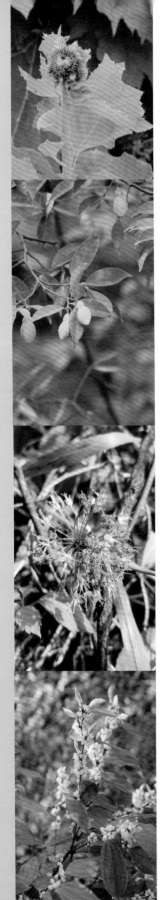

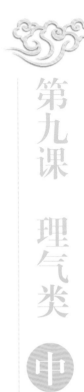

第九课 理气类

中药

Traditional

Chinese medicine

陈皮 CHENPI

别名：红橘、大红袍、川橘

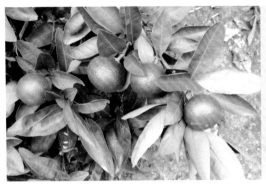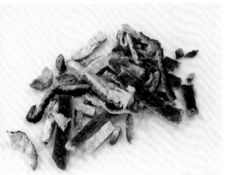

识别要点 常绿小乔木或灌木，高 3～4 cm。叶互生，叶片革质；叶片披针形或椭圆形，长 4～11 cm，宽 1.5～4 cm，先端渐尖，全缘或为波状钝锯齿，具半透明油点。花白色或带淡红色。柑果球形或扁球形，熟时淡黄至朱红色。果皮薄而易剥离。

挑选要点 一看：以果皮橙红色或红棕色，质稍硬而脆者为佳。二尝：气香，味辛、苦。

药理研究 陈皮水煎液对唾液淀粉酶活性有明显的促进作用，能抑制家兔离体十二指肠的自发活动，使收缩降低，紧张性下降。对离体、在体胃及肠运动均有直接抑制作用。挥发油能松弛豚鼠离体支气管平滑肌，水提物和挥发油均能阻断氯乙酰胆碱、磷酸组胺引起的支气管平滑肌收缩痉挛，有平喘、镇咳的作用。挥发油有刺激性祛痰作用。本品还有升高血压、抗血小板聚集、抗氧化、抗衰老、强心、抗休克、抗过敏、抗肿瘤、抑菌、避孕、抗紫外线辐射、杀虫等作用。

前人论述 《食疗本草》："(瓤)：止泄痢。食之下食，开胸膈痰实结气。下气不如皮。瓤不可多食，止气。性虽温，甚能止渴。"

名家妙用 何复东在临床上运用橘皮、苍耳子（各 15～30 g）两味对药相须使用，治疗流行性腮腺炎效果颇佳。(《中国民族民间医药》)

食疗保健 **橘皮饮** 生姜 60 g，橘皮 30 g。水煎取汁，代茶饭前温饮。治疗胸部满闷，脘腹胀满，不思饮食。(《家庭食疗手册》) **陈皮茶** 陈皮 10 g，花茶 3 g。用 250 mL 开水冲泡饮用。治疗不思饮食，呕吐，咳嗽痰多。(《茶饮保健》)

陈皮妙用小贴士	
性味归经	苦、辛，温。归脾、肺经。
功效	理气健脾，燥湿化痰。
主治病症	脾胃气滞、湿阻之脘腹胀满、食少吐泻、呕吐、呃逆、湿痰寒痰、咳嗽痰多、胸痹。
常用量及毒性	3～10 g，煎服。
不适宜人群	体质阴虚、气虚、胃火炽盛、肺热燥咳者慎用。

青皮 QINGPI

别名：个青皮、四花表皮

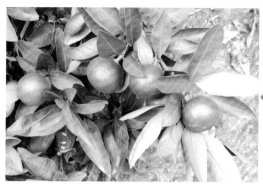 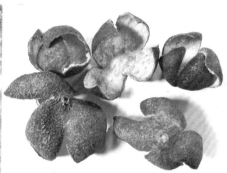

识别要点 芸香科橘及其栽培变种的干燥幼果或未成熟果实的果皮。5～6月收集自落的幼果，晒干，习称"个青皮"；7～8月采收未成熟的果实，在果皮上纵剖成四瓣至基部，除尽瓤瓣，晒干，习称"四花青皮"。

挑选要点 个青皮 一看：以色黑绿、个匀、质硬者为佳。二尝：气清香，味酸、苦、辛。四花青皮 一看：以皮黑绿色、内面黄白色者为佳。二尝：气香，味苦、辛。

药理研究 青皮所含挥发油对胃肠道有温和的刺激作用，能促进消化液的分泌和排出肠内积气；其煎剂能抑制肠管平滑肌，呈解痉作用。此作用强于陈皮。青皮对胆囊平滑肌有舒张作用，有利胆作用。其注射液静注有显著的升压作用，对心肌的兴奋性、收缩性、传导性和自律性均有明显的正性作用。其挥发油中的柠檬烯有祛痰、扩张支气管、平喘的作用。

前人论述 《珍珠囊》："青皮主气滞，破积结，少阳经下药也。陈皮治高，青皮治低。"《本草纲目》："治胸膈气逆，胁痛，小腹疝气，消乳肿，疏肝胆，泻肺气。"

名家妙用 迟莉丽在临床上使用青皮配伍陈皮、柴胡、白芍、炒枳实、鸡内金、郁金、金钱草、威灵仙组成疏胆排石汤，方中青皮理脾胃之气，对胆囊平滑肌有舒张作用，亦有利胆作用，常用于治疗胆固醇型胆囊结石。(《湖南中医杂志》)

食疗保健 **青皮粳米粥** 取新鲜芦根、青皮、粳米、生姜片一起煎煮，取药渣，加入粳米，煮至粳米开花。治疗慢性胃炎。**青皮饮** 青皮加水 500 mL，文火煎至 200 mL，去渣，加入冰糖。治疗恶性淋巴瘤。(《中国药膳大全》)

青皮妙用小贴士	
性味归经	苦、辛，温。归肝、胆、胃经。
功效	疏肝破气，消积化滞。
主治病症	肝郁气滞证、气滞腹痛、食积腹痛、癥瘕痞块。
常用量及毒性	3～10 g，煎服。
炮制品种	醋炙青皮长于疏肝利胆。
不适宜人群	气虚、阴虚者及儿童慎用；有汗者不可用；孕妇忌用。

枳实　ZHISHI

别名：枸头橙、臭橙、香橙

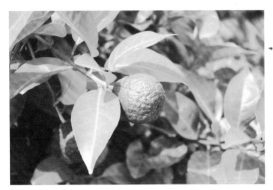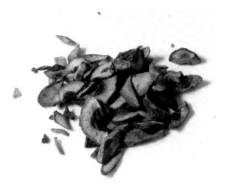

识别要点 常绿小乔木。三棱状，茎有刺，刺长 2 cm。单叶互生，革质，卵状长椭圆形或倒卵形，长 5～10 cm，宽 2.5～5 cm，近全缘，有油点。花单生或数朵簇生于叶腋；萼片 5，花瓣 5，白色，略反卷。柑果球形或稍扁，成熟后橙黄色，表面粗糙。

挑选要点 一看：以质硬、外皮色黑绿者为佳。二尝：气清香，味微酸。

药理研究 枳实能调节胃肠运动，微量枳实煎剂可明显降低平滑肌的活动，小量对肠平滑肌有抑制作用。能缓解乙酰胆碱或氯化钠所致的小肠痉挛。对胃肠道平滑肌又有兴奋作用，可使平滑肌的张力明显升高，有促进胃运动、加速胃排空的作用。其中黄酮苷对大鼠离体平滑肌的收缩呈抑制作用，挥发油则呈先兴奋后抑制的作用；还具有抗溃疡、利胆作用。

前人论述 《药品化义》："枳实专泄胃实，开导坚结，故主中脘以治血分，疗脐腹间实满，消痰癖，祛停水，逐宿食，破结胸，通便闭，非此不能也。若皮肤作痒，因积血滞于中，不能营养肌表，若饮食不思，因脾郁结不能运化，皆取其辛散苦泻之力也，为血分中之气药，惟此称最。"

名家妙用 国医大师李佃贵在临床上使用枳实配伍木香、厚朴、槟榔、炒莱菔子等和胃降逆，治疗胃气壅滞型慢性胃炎。(《中华中医药杂志》)

食疗保健 **油焖枳实萝卜** 虾米 50 g，白萝卜 400 g，枳实 10 g，猪油、盐、姜丝、葱末各适量。枳实加水煎汁去渣，白萝卜洗净切块，用猪油煸炒，再倒入药汁，文火煲汤，加入盐、姜丝、葱末调味即可食之。能破气消积，化痰散痞，疏肝理气。(《中国药膳大全》)

枳实妙用小贴士	
性味归经	苦、辛、酸，微寒。归脾、胃经。
功效	破气消积，化痰散痞。
主治病症	胃肠气滞证、胸痹、痞满胀痛、痰滞气阻、脏器下垂。
常用量及毒性	3～10 g，煎服。
不适宜人群	孕妇及脾胃虚弱者慎用。

木香　MUXIANG

别名：广木香、云木香

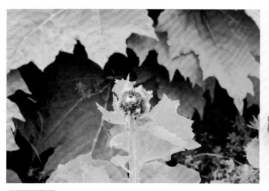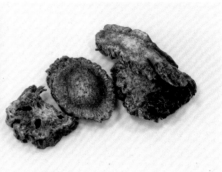

识别要点 多年生草本，高 1.5～2 m。主根粗大。茎被稀疏短柔毛。茎生叶有长柄，叶片三角状卵形或长三角形，长 30～100 cm，基部心形，下延成不规则分裂的翅状，边缘不规则微波状或浅裂并具稀疏刺，两面有短毛；茎生叶基部翼状抱茎。

挑选要点 一看：以表面黄棕色至灰褐色、油性足者为佳。二尝：气香特异，味微苦。

药理研究 木香超临界提取物对盐酸-乙醇型急性胃溃疡具有显著的抑制作用，对小鼠利血平型胃溃疡和大鼠醋酸损伤型胃溃疡也有明显的抑制作用。超临界提取液及水煎物对健康人胃能促进生长抑素的分泌，水煎液能促进胃肠运动。煨木香具有显著的抗腹泻作用。木香挥发油、醇提物、乙醚提取物有抑菌作用。醇提物有抗炎作用。此外，还有抗肿瘤、扩张血管、抑制血小板聚集的作用。

前人论述 《本草纲目》："木香，乃三焦气分之药，能升降诸气。诸气膹郁，皆属于肺，故上焦气滞用之者，乃金郁则泄之也；中气不运，皆属于脾，故中焦气滞宜之者，脾胃喜芳香也；大肠气滞则后重，膀胱气不化则癃淋，肝气郁则为痛，故下焦气滞者宜之，乃塞者通之也。"

名家妙用 国医大师王绵之在临床上使用轻剂量（2 g）木香配伍党参、白术、茯苓、白芍、枸杞子、麦冬等温补滋阴中药以达补而不滞，气行血行，用于治疗小儿咳喘。(《光明中医》)

食疗保健 **木香饮** 大枣 20 枚，木香 6 g。大枣去核，文火先煮 1 小时，后入木香再煮片刻，去渣温服。治疗食少腹胀、腹痛、腹泻。(《经验方》)

木香妙用小贴士	
性味归经	辛、苦，温。归脾、胃、大肠、三焦、胆经。
功效	行气止痛，健脾消食。
主治病症	胸脘胀痛、泻痢后重、食积不消、不思饮食。
炮制品种	生木香行气力强；煨木香长于实肠止泻。
常用量及毒性	3～6 g，水煎。
不适宜人群	体质阴虚和津液不足者慎用。

沉香　CHENXIANG

别名：蜜香、栈香、沉水香

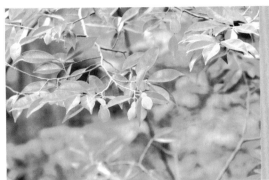
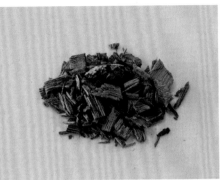

识别要点 常绿乔木，幼枝有疏柔毛。叶互生，革质，有光泽，卵形、倒卵形或椭圆形，先端短渐尖，基部宽楔形。伞形花序顶生或腋生；花黄绿色，芳香。

挑选要点 一看：以黑褐色树脂与黄白色木部相间的斑纹、孔洞及凹窝表面多呈朽木状、质坚实、断面刺状者为佳。二尝：燃烧时有油渗出，发浓烟，香气浓烈，味苦。

药理研究 沉香水煎液对体外豚鼠回肠的自主收缩有抑制作用，并能对抗组胺、乙酰胆碱引起的痉挛性收缩。水煎醇沉香液腹腔注射，能使新斯的明引起的小鼠肠推进运动减慢，呈现肠平滑肌解痉作用。此外，还有镇静、安定、麻醉、镇痛、平喘、抗菌等作用。

前人论述 《雷公炮制药性解》："沉香属阳而性沉，多功于下部，命肾之所由入也。然香剂多燥，未免伤血，必下焦虚寒者宜之。若水脏衰微，相火盛炎者，误用则水益枯而火益烈，祸无极矣。今多以为平和之剂，无损于人，辄用以化气，其不祸人者几希。"

名家妙用 国医大师李士懋临床上常运用沉香、丁香相须使用组成药对以调畅气机，化瘀祛寒，治疗寒凝型胸痹。(《中华中医药杂志》)

食疗保健 **沉香粥** 沉香（研粉）2 g，大米 100 g，白糖适量。煮粥服食。具有健脾行气，温补脾胃的功效，治疗寒凝胃痛、脘腹胀满、恶心呕吐、咳嗽气喘等疾病。**沉香养颜茶** 生姜 500 g，大枣 250 g，盐 100 g，甘草 150 g，沉香、丁香各 25 g。清晨煎服或泡水代茶饮。具有补脾养血，健脾和胃，安神解郁的功效，久服令人容颜白嫩、皮肤细滑。(《中华药膳大全》)

沉香妙用小贴士	
性味归经	辛、苦，微温。归脾、胃、肾经。
功效	行气止痛，温中止呕，纳气平喘。
主治病症	寒凝气滞、胸腹胀闷疼痛、胃寒呕吐呃逆、肾虚气逆喘急。
常用量及毒性	1～5 g，煎服。
不适宜人群	阴虚火旺者慎用。

薤白 XIEBAI

别名：薤白头、小根蒜、野蒜

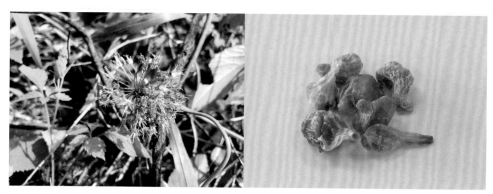

识别要点 鳞茎近球形，外被白色膜质鳞皮。叶基生线形，长 20～40 cm，宽 3～4 mm，先端渐尖，基部鞘状，抱茎。花茎由丛中抽出，单一、直立，光滑无毛，伞形花序密而多花，近球形，顶生；花淡紫粉红色或淡紫色。蒴果。

挑选要点 一看：以小蒜头样，个大、饱满、色黄白、半透明者为佳。二尝：蒜臭，味微辣。

药理研究 薤白乙醇浸膏能明显促进肠管炭末输送，有一定抗泻下作用。此外，还有抗血小板凝集、降低血脂、抗动脉粥样硬化、抗氧化及镇痛、抑菌、抗炎等作用。

前人论述 《本草求真》："薤，味辛则散，散则能使在上寒滞立消；味苦则降，降则能使在下寒滞立下；气温则散，散则能使在中寒滞立除；体滑则通，通则能使久痼寒滞立解。是以下痢可除，瘀血可散，喘急可止，水肿可敷，胸痹刺痛可愈，胎产可治，汤火及中恶卒死可救，实通气、滑窍、助阳佳品也。功用有类于韭，但韭则入血行气及补肾阳，此则专通寒滞及兼滑窍之为异耳。"

名家妙用 国医大师颜正华教授临证治疗胸痹善用瓜蒌薤白白酒汤加减，处方：瓜蒌、降香各 6 g，丹参 30 g，葛根、郁金、白蒺藜、赤芍各 12 g，薤白、香附、枳壳、川芎、红花各 10 g。(《新中医》)

食疗保健 **薤白煎鸡蛋** 薤白 100 g，鸡蛋 3 枚。可治胸痹心痛。**薤白粳米粥** 薤白 25 g，粳米 100 g。同煮粥。治疗老年人慢性肠炎、细菌性痢疾。**薤白山楂粥** 薤白 9 g，山楂 12 g (鲜者均加倍)，粳米 100 g。同煮为粥。治疗胸痹心痛。(《中国药膳大全》)

薤白妙用小贴士	
性味归经	辛、苦，温。归心、肺、胃、大肠经。
功效	通阳散结，行气导滞。
主治病症	胸痹心痛、脘腹痞满胀痛、泻痢后重。
常用量及毒性	5～10 g，煎服。
不适宜人群	阴虚发热者慎用。

檀香　TANXIANG

别名：白檀

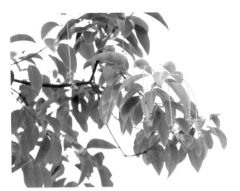 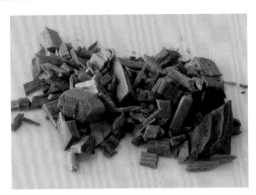

识别要点 常绿小乔木，树皮褐色，粗糙或纵裂，叶对生，椭圆形或卵状披针形，基部楔形，全缘，无毛，叶柄短。聚伞状圆锥花序腋生或顶生。种子圆形，光滑，有光泽。

挑选要点 一看：以色黄、质坚、显油性者为佳。二尝：气清香，燃烧时香气更浓；味淡，嚼之微有辛辣感。

药理研究 檀香中的 α−檀香醇、β−檀香醇具有与氯丙嗪类似的神经药理活性，对小鼠有中枢镇静作用。檀香挥发油对小鼠肠运动亢进有抑制作用。檀香油有利尿作用。檀香对志贺菌属、结核分枝杆菌有抑制作用。

前人论述 《本草求真》："白檀香，熏之清爽可爱，凡因冷气上结，饮食不进，气逆上吐，抑郁不舒，服之能引胃气上升。且能散风辟邪，消肿住痛，功专入脾与肺，不似沉香力专主降，而能引气下行也。"

名家妙用 国医大师周仲瑛临床上治疗冠心病常用檀香化痰散结，配伍丹参、川芎等活血通经，麦冬、太子参等益气养阴，砂仁、陈皮理气止痛。(《周仲瑛教授辨治冠心病临床经验及学术思想研究》)

食疗保健 **檀香麦冬茶** 檀香、麦冬、绿茶、橄榄、胖大海各适量。沸水冲泡，具有清肺降火的功效。**檀香灵芝粥** 檀香、砂仁各 20 g，灵芝 50 g，粳米适量。共煮为粥。能宁心安神、预防失眠、提高免疫力。(《中华药膳大全》)

檀香妙用小贴士	
性味归经	辛，温。归脾、胃、心、肺经。
功效	行气止痛，散寒调中。
主治病症	寒凝气滞、胸膈不舒、胸痹心痛、脘腹疼痛、呕吐食少。
常用量及毒性	2～5 g，煎服，宜后下；亦入丸、散。
不适宜人群	阴虚火旺、实热呕血者忌用；孕妇，特别是妊娠 12 周以内者忌用；大便秘结者及过敏体质者慎用。

香附 XIANGFU

别名：香附米、雷公头、香附子、莎草根、三棱草

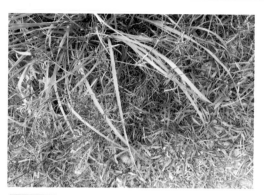 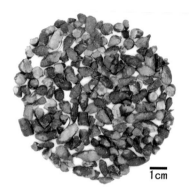

1cm

识别要点 秆单生，有三锐棱。花序复穗状。小穗宽线形，鳞片 2 列，卵形，膜质，两侧紫红色，每鳞片有 1 花。小坚果长圆倒卵形，三棱状。

挑选要点 一看：以扁球形，质坚硬，色褐者为佳。二尝：气微辛，味麻辣。

药理研究 香附挥发油有雌激素作用，香附子烯作用较强。香附水煎剂可明显增加胆汁流量、促进胆汁分泌，并对肝细胞有保护作用。其挥发油、丙酮提取物、α-香附酮、水煎剂有抑制肠管收缩作用。其总生物碱、苷类、黄酮类及酚类化合物的水溶液有强心、减慢心率及降低血压的作用。此外，还有抗菌、抗炎、抗肿瘤的作用。

前人论述 《本草纲目》："气平，味辛微苦微甘，散时气寒疫，利三焦，解六郁，消饮食积聚，痰饮痞满，跗肿，腹胀，脚气，止心腹、肢体、头、目、齿、耳诸痛，痈疽疮疡，吐血，下血，尿血，妇人崩漏带下，月候不调，胎前产后百病。"

名家妙用 国医大师张镜人在临床上常用香附（9 g）与紫苏（9 g）组成药对用于治疗脾胃病，具疏肝解郁、宽胸利膈的功效。(《中医学报》)

食疗保健 **香附保健酒** 香附 60 g，白酒 250 mL。将香附洗净切碎，用水、白酒各250 mL 浸泡，治疗胸胁胀满、脘腹疼痛、月经不调、乳房胀痛。(《百家家庭饮食疗法大全》) **赤芍香附茶** 赤芍 5 g，香附、花茶各 3 g。用 250 mL 开水冲泡饮用。治疗女子赤白带下，月经不调。(《茶饮保健》)

香附妙用小贴士	
性味归经	辛、微苦、微甘，平。归肝、脾、三焦经。
功效	疏肝解郁，理气宽中，调经止痛。
主治病症	肝郁气滞诸痛证、月经不调、通经、乳房胀痛。
炮制品种	醋炙香附长于行气止痛。
常用量及毒性	6～10 g，煎服。
不适宜人群	气虚无滞、阴虚、血热者忌服；孕妇、月经先行者慎用。

川楝子　CHUANLIANZI

别名：金铃子、苦楝子、楝实

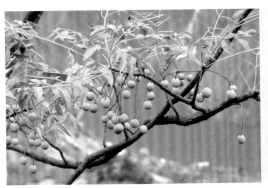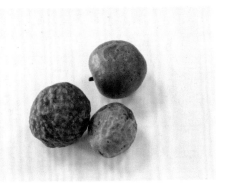

识别要点 落叶乔木，高达 10 m。树皮灰褐色，小枝灰黄色。二回羽状复叶互生，总叶柄长 5～12 m。圆锥花序腋生。核果圆形或长圆形，直径约 3 cm，黄色或栗棕色。

挑选要点 一看：以个大、饱满、外皮金黄色、果肉黄白色者为佳。二尝：气特异，味酸、苦。

药理研究 川楝子具有松弛 Oddi 括约肌，收缩胆囊，促进胆汁排泄的作用；能兴奋肠管平滑肌，使其张力和收缩力增加。川楝素具有驱虫的作用，作用缓慢而持久，对猪蛔虫、蚯蚓、水蛭等有明显的杀灭作用。川楝子对金黄色葡萄球菌、多种致病性真菌有抑制作用。

前人论述 《本草纲目》："楝实，导小肠，膀胱之热，因引心包相火下行，故心腹痛及疝气为要药。"

名家妙用 国医大师熊继柏教授在临床上运用金铃子散与大补阴丸加减以治疗会阴胀痛。组方：川楝子、黄芩、萆薢、车前子、知母、黄柏各 10 g，炒龟板 30 g，延胡索 20 g，熟地黄 15 g。（《湖南中医药大学学报》）

食疗保健 **川楝子养肝鸡蛋羹** 川楝子 10 g，鸡蛋 2 枚，菠菜 70 g，虾皮 15 g。共同蒸煮。能治疗湿热侵袭、气滞不通所致的腹部胀满。具有滋阴润燥，补虚益气，清除湿热，平抑肝火的功效。（《中华药膳大全》）

川楝子妙用小贴士	
性味归经	苦、寒。归肝、小肠、膀胱经。
功效	疏肝泄热，行气止痛，杀虫。
主治病症	肝郁化火、胸胁胀痛、脘腹胀痛、疝气疼痛、虫积腹痛。
常用量及毒性	有小毒。内服：5～10 g。外用：适量，研末调涂。
不适宜人群	阳气虚弱、阴寒内盛、肝寒腹痛者不宜服用；脾胃虚寒、大便溏薄者不宜服用；婴幼儿、老年患者、过敏体质者慎用；孕妇忌用。

乌药 WUYAO

别名：矮樟、香桂樟、白叶柴、台乌、鸡骨香

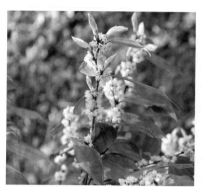
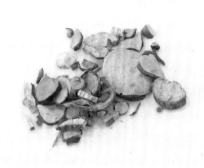

识别要点 常绿灌木或小乔木。高达 4 m。叶革质，椭圆形或卵形，先端长渐尖或短尾尖，上面有光泽，下面密生灰白色柔毛，三出脉。核果球形，黑色。

挑选要点 一看：以质嫩、粉性大、切面黄棕色者为佳。二尝：气香，味微苦、辛，有清凉感。

药理研究 本品对胃肠道平滑肌有兴奋和抑制的双向调节作用。能促进消化液的分泌，还具有抗病毒、抑菌、抗肿瘤、兴奋心肌、改善中枢神经系统功能、抗炎镇痛、防治糖尿病肾病、保护心脏、调节凝血功能等药理作用。

前人论述 《本草纲目》："治中气，脚气，疝气，气厥头痛，肿胀喘息，止小便数及白浊。"

名家妙用 国医大师段富津在临床上运用乌药配伍当归、香附、川芎、砂仁、白芍、茯苓等中药理气止痛、活血化瘀，用以治疗痛经。《国医大师段富津教授治疗痛经的临床经验及学术思想研究》

食疗保健 **乌药鸡蛋汤** 乌药 10 g，鸡蛋 2 枚，黄酒适量。加水 300 mL 同煮。治疗体虚乏力。**乌药代用茶** 乌药 15 g，白糖适量。泡茶。治疗妇女痛经。**乌药酒** 乌药 30 g。与白酒 500 mL 浸泡 7 日，每日适量饮用。治疗风湿性关节炎、关节疼痛。(《中华药膳大全》

乌药妙用小贴士	
性味归经	辛，温。归肺、脾、肾、膀胱经。
功效	行气止痛，温肾散寒。
主治病症	寒凝气滞、胸腹胀痛、气逆喘急、疝气疼痛、经寒腹痛、肾阳不足、膀胱虚冷、遗尿尿频。
常用量及毒性	6~10 g，煎服。
不适宜人群	气虚血亏无滞、阴虚火旺及内有火者慎服。

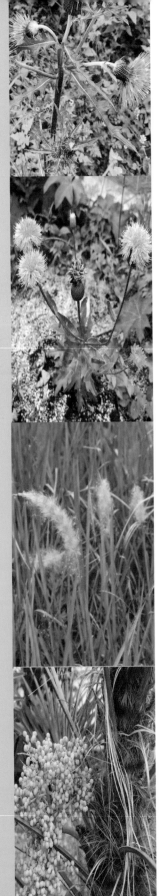

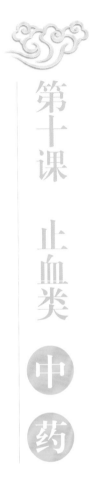

第十课　止血类

中
药

Traditional

Chinese medicine

大蓟　DAJI

别名：虎蓟、马蓟、刺蓟、鸡项草、千针草

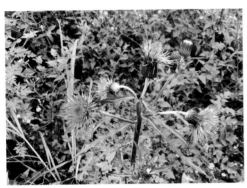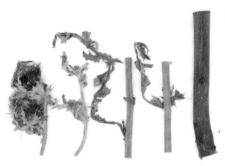

识别要点　多年生草本，高 0.5～1 m。直立，有纵条纹，密被白软毛。总苞球形，头状花序，紫红色，单生在枝端。叶片披针状，苞片披针形。

挑选要点　一看：质稍硬而脆，折断面较整齐，以色绿、叶多、粗壮、无须根、芦头者为佳。二尝：气微，味淡。

药理研究　大蓟水煎剂、乙醇-水浸剂和乙醇浸剂对狗、猫、兔等均有降低血压的作用。对腹水癌细胞和精巢细胞有很强的杀死作用，对唾液腺细胞无损害。大蓟水煎剂能显著缩短凝血时间，大蓟全草汁能使凝血时间和凝血酶原时间缩短。其酒精浸剂对人型结核分枝杆菌、金黄色葡萄球菌等有抑制作用，水提物对单纯疱疹病毒有明显的抑制作用。

前人论述　《唐本草》："根，疗痈肿。大、小蓟皆能破血，但大蓟兼疗痈肿，而小蓟专主血，不能消痈肿也。"《日华子本草》："叶，治肠痈，腹藏瘀血，血运扑损，可生研，酒并小便任服；恶疮疥癣，盐研窨敷。"

名家妙用　赵振昌教授在临床上运用大蓟、小蓟、滑石粉、栀子、藕节作为主方，共奏利尿止血之效，适用于治疗慢性肾小球肾炎瘀血阻络型患者。（《中国中医药现代远程教育》）

食疗保健　**大蓟速溶饮**　鲜大蓟 2500 g，白糖 500 g。与水共煎后温服。具有清热凉血止血的功效，治疗功能失调性子宫出血。**大蓟薏根茶**　大蓟根 9 g，薏苡仁根 18 g。沸水冲泡，代茶饮。适用于急、慢性肾炎引起的水肿。（《中国药膳大全》）

大蓟妙用小贴士	
性味归经	甘、苦、凉。归心、肝经。
功效	凉血止血，散瘀解毒消痈。
主治病症	咯血、衄血、崩漏、尿血等症。
炮制品种	大蓟炭偏于凉血止血。
常用量及毒性	内服：9～15 g，煎服，鲜品可用 30～60 g。外用：适量，捣敷患处。
不适宜人群	孕妇、儿童、身体虚弱者慎用；脾胃虚寒、肾阳虚衰等证不宜单味药服用。

小蓟 XIAOJI

别名：野红花、小刺盖、刺菜

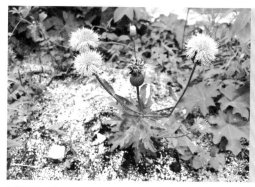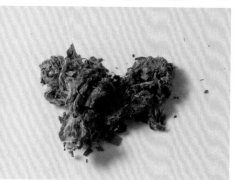

识别要点 多年生草本，茎呈圆柱形，具匍匐根茎，表面灰绿色或带紫色，具纵棱及白色柔毛；叶互生，叶片皱缩或破碎，长 3～12 cm，宽 0.5～3 cm。头状花序单个或数个顶生，花紫红色。

挑选要点 一看：以茎质脆、叶多、断面中空、色绿者为佳。二尝：气微，味微苦。

药理研究 小蓟具有明显的促进血液凝固作用，可使出血时间明显缩短。体外实验表明，小蓟煎剂对白喉棒状杆菌、肺炎链球菌、溶血性链球菌、金黄色葡萄球菌、结核分枝杆菌等有一定的抑制作用。此外，本品尚能降血脂、利胆、利尿、强心、镇静、升压等。

前人论述 《医学衷中参西录》："鲜小蓟根，性凉濡润，善入血分，最清血分之热，凡咳血、吐血、衄血、二便下血之因热者，服者莫不立愈。又善治肺结核，无论何期，用之皆宜，即单用亦可奏效。并治一切疮疡肿疼，花柳毒淋，下血涩疼。盖其性不但能凉血止血，兼能活血解毒，是以有以上诸效也。其凉润之性，又善滋阴养血，治血虚发热。至于血崩赤带，其因热者用之亦效。"

名家妙用 孙敏在临床上常用一味小蓟的凉血止血之功效，炒炭或鲜用捣敷，用于治疗各种出血证，例如咳血、呕血、便血、尿血等。(《中国中医急症》)

食疗保健 **小蓟茶** 民间常在春夏季采用幼嫩的小蓟全株，炒食或者做汤，小蓟有丰富的维生素、氨基酸、铁、钙等微量元素和膳食纤维，具有减肥、促进生长发育的营养保健价值。小蓟、大蓟各 3～15 g，水煎代茶饮。可治疗高血压。(《海峡药学》)

小蓟妙用小贴士	
性味归经	甘、苦，凉。归心、肝经。
功效	凉血止血，散瘀解毒消痈。
主治病症	血热出血证、热毒疮疡初起肿痛之证。
炮制品种	小蓟炭长于治疗吐血咯血；生用小蓟长于凉血。
常用量及毒性	内服：5～12 g，煎服，鲜品可用 30～60 g；外用：适量，捣敷患处。
不适宜人群	脾胃虚寒者慎用。

地榆　DIYU

别名：黄瓜香、山地瓜、猪人参

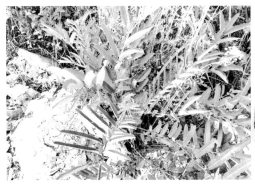 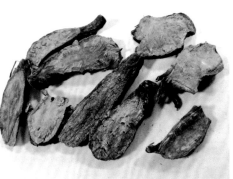

识别要点 多年生草本，纺锤形或长圆柱形的根。茎直立，有棱。单数羽状复叶，互生。花小，密集。瘦果椭圆形或卵形，褐色，有4纵棱，呈狭翅状。

挑选要点 一看：以条粗、质坚、断面粉红色、有排成环状的小白点者为佳。二尝：气微，味微苦涩。

药理研究 地榆中的鞣质及其多元酚对纤维蛋白溶酶有强的抑制作用。地榆成分3,3',4-3-O-甲基并没食子酸有止血作用。地榆有抗噬菌体作用，能灭活噬菌体且抑制噬菌体在菌体内繁殖，但并不阻止噬菌体与细菌吸附。

前人论述 《神农本草经》："主妇人乳产痉痛，七伤带下五漏，止痛，止汗，除恶肉，疗金疮。"

名家妙用 丁泽民在临床上擅长运用各种炭药的收敛止血之功效，配伍清热凉血的其他中药治疗痔病出血证。组方：地榆炭、槐花炭、侧柏炭各12 g，荷叶炭、鸡冠花、细生地黄各9 g，黄芩炭5 g，当归炭6 g，炒枳壳3 g，仙鹤草15 g，生甘草1.5 g。(《南京中医药大学学报》)

食疗保健 **地榆三七汤** 地榆100 g，三七花10 g。煮汤温服，具有凉血止血、平肝降压的功效。适用于各种出血证。**地榆菖蒲酒** 石菖蒲40 g，地榆100 g，当归80 g。研细末，与料酒1000 mL同煎。适用于产后血崩患者。(《中华养生药膳大典》)

地榆妙用小贴士	
性味归经	苦、酸、涩，微寒。归肝、大肠经。
功效	凉血止血，解毒敛疮。
主治病症	便血、痔血、血痢、崩漏、水火烫伤、痈肿疮毒。
炮制品种	地榆炭长于止血，生用长于解毒敛疮。
常用量及毒性	内服：9～15 g，煎服。外用：适量，研末涂敷患处。
不适宜人群	虚寒性出血或有瘀者慎用；大面积烧伤不宜外涂，以防引起中毒性肝炎。

白茅根　BAIMAOGEN

别名：茅根、黄茅、兰根、丝茅根、甜根

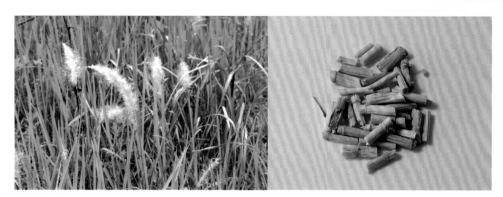

识别要点 多年生草本，高 20～100 cm。秆直立，具节，节上有细柔毛。叶线性或线状披针形。根出叶几与植株等长；茎生叶较短，无毛，具短叶舌。圆锥花序紧缩呈穗状。颖果暗褐色，成熟果序被白色长柔毛。

挑选要点 一看：以体清、质略脆、断面皮部白色者为佳。二尝：气微，味甜。

药理研究 白茅根能显著缩短出血和凝血时间，其水煎剂和水浸剂有利尿作用，以给药5～10 日作用明显。对肺炎链球菌、卡他布兰汉菌、流感嗜血杆菌、金黄色葡萄球菌及福氏、宋氏志贺菌等有抑制作用，有一定抗乙型肝炎病毒能力。

前人论述 《神农本草经》："味甘寒。主劳伤虚羸，补中益气，除淤血，血闭寒热，利小便，其苗，主下水。一名兰根，一名茹根。生山谷田野。"

名家妙用 国医大师李玉琦临床运用白茅根、浮萍、泽泻开门逐邪、化湿利水，用以治疗肝硬化、肝腹水。(《中国中医药现代远程教育》)

食疗保健 **白茅根饮** 白茅根、车前子（布包）各50 g，白糖25 g。共煎代茶频饮，适用于尿血，热淋。**白茅根粥** 鲜茅根（干茅根50 g）、大米各200 g。共煮为粥。适用于水肿、小便不利。**白茅根汤** 鲜茅根50 g，瘦猪肉100 g，食盐少许。共煮为汤。适用于小儿病毒性肝炎，伴口渴便干，小便黄赤且少。(《中医药膳学》)

白茅根妙用小贴士	
性味归经	甘，寒。归肺、胃、膀胱经。
功效	凉血止血，清热利尿。
主治病症	血热咳血、吐血、衄血、尿血、热病烦渴、肺热咳嗽、胃热呕吐、湿热黄疸、水肿尿少、热淋涩痛。
炮制品种	炒炭长于止血。
常用量及毒性	9～30 g，煎服；鲜品加倍；止血多炒炭用；清热利尿宜生用。
不适宜人群	脾胃虚寒、溲多不渴者忌服。

槐花 HUAIHUA

别名：槐蕊

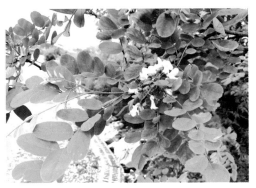

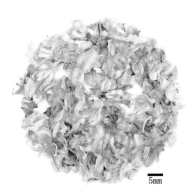

5mm

识别要点 落叶乔木，羽状复叶互生，圆锥花序顶生；花乳白色，长 1.5 cm；萼钟形，5浅裂；花冠蝶形，旗瓣同心形，有短爪，脉微紫；雄蕊 10，分离不等长；荚果肉质，串珠状。

挑选要点 一看：以色黄白、整齐、无枝梗杂质、质轻者为佳。二尝：气微，味微苦。

药理研究 本品有缩短出血和凝血时间、增加血小板聚集、扩张冠状动脉、改善心肌循环、降低血压、防止动脉粥样硬化、抗菌、抗肿瘤、调节血脂、改善胰岛素抵抗等作用。

前人论述 《日华子本草》："治五痔，心痛，眼赤，杀腹藏虫及热，治皮肤风，并肠风泻血，赤白痢。"《本草求原》："为凉血要药。治胃脘卒痛，杀蛔虫。"

名家妙用 王晋三在临床上常使用槐花配伍侧柏叶、荆芥炭、地榆炭、黄柏、枳壳、龙眼肉等中药组成加味槐花散，用于治疗内痔便血。(《湖北中医杂志》)

食疗保健 **槐花清蒸鱼** 槐花 15 g，葱白 7 根，紫皮蒜 20 g，鲫鱼或鲤鱼 500 g，姜片、盐、料酒各适量。具有清热利湿的功效，适用于红色丘疹上覆盖多层银白色鳞屑、口渴、便秘、苔黄腻的寻常型银屑病且湿热盛者。**两地槐花粥** 生地黄、地骨皮、槐花各 30 g，粳米 30～60 g。共煮为粥。每日 1 次。适用于月经过多、质地黏稠有块，腰腹胀痛、心烦口渴者。**地榆槐花蜜饮** 地榆 60 g，槐花、蜂蜜各 30 g。煎煮过滤。具有清热凉血，抗癌止血的功效，治疗宫颈癌阴道出血等症。(《膳食养生》)

槐花妙用小贴士	
性味归经	苦，微寒。归肝、大肠经。
功效	凉血止血，清肝泻火。
主治病症	便血、痔血、血痢、崩漏、吐血、衄血、肝热目赤、头痛眩晕。
炮制品种	槐花炭长于止血。
常用量及毒性	5～10 g，煎服。
不适宜人群	脾胃虚寒者慎服。

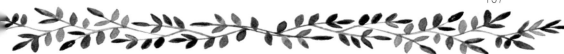

侧柏叶　CEBAIYE

别名：扁柏、香柏、片柏、片松

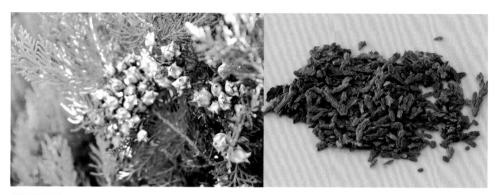

识别要点 常绿乔木，树皮淡灰褐色或深灰色，纵裂成长条片剥落。分枝密，小枝扁平，排成一平面。鳞形叶交互对生，正面 1 对扁平，有腺点，侧面 1 对龙骨状。球果有种鳞 4 对，成熟前肉质，成熟后木质。

挑选要点 一看：以质脆、深绿色或黄绿色者为佳。二尝：气清香，味苦涩、微辛。

药理研究 侧柏叶煎剂能明显缩短出血时间及凝血时间，其止血有效成分为槲皮素和鞣质。此外，尚有镇咳、祛痰、平喘、镇静作用。体外实验表明，本品对金黄色葡萄球菌、卡他布兰汉菌、志贺菌属、伤寒沙门菌、白喉棒状杆菌、流感病毒、疱疹病毒等均有抑制作用。

前人论述 《本草经疏》："侧柏叶，味苦而微温，义应并于微寒，故得主诸血崩中赤白。若夫轻身益气，令人耐寒暑，则略同于柏实之性矣。惟生肌去湿痹，乃其独擅之长也。"

名家妙用 蒲辅周用《金匮要略》侧柏叶汤（侧柏叶 9 g，炮干姜 6 g，艾叶 6 g，浓煎取汁）以达温通胃阳，消瘀止血，用于治疗胃溃疡出血。（《蒲辅周医案》）

食疗保健 侧柏叶泥　侧柏叶适量。洗净捣烂，加鸡蛋白调成泥状外敷，每日换药 3 次。治疗流行性腮腺炎。**侧柏叶汁**　侧柏叶、红枣煎浓汤，取汁代茶饮。治疗肺热咳嗽，干咳或痰稠不易咳出者。**侧柏叶茶**　侧柏叶 15 g。煎汁，代茶饮。治疗原发性高血压。**侧柏叶米酒**　侧柏叶适量。取汁，同曲米酿酒饮。治疗行痹。（《中医药膳学》）

侧柏叶妙用小贴士	
性味归经	苦、涩，寒。归肺、肝、脾经。
功效	凉血止血，化痰止咳，生发乌发。
主治病症	血热出血证、肺热咳嗽、血热脱发、须发早白。
炮制品种	止血多炒炭用，和痰止咳宜生用。
常用量及毒性	内服：6～12 g，煎汤。外用：适量。
不适宜人群	不宜长期、大量服，易致胃脘不适及食欲不振。

三七　SANQI

别名：田七、金不换、血参、参三七、山漆

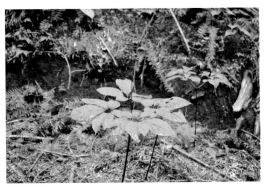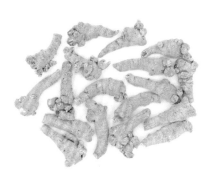

识别要点 多年生草本。根茎短，茎直立，光滑无毛。掌状复叶，具长柄，3～6片轮生与茎顶。伞状花序顶生。核果浆果状，近肾形，熟时红色。

挑选要点 一看：以个大、体重、质坚实、断面灰绿色者为佳。二尝：气微，味苦微甜。

药理研究 本品有缩短出血时间、抗凝血、促进纤溶、增强肾上腺皮质功能、调节糖代谢、保肝、降血脂、延缓衰老、抗肿瘤、抗炎、镇痛、抗心律失常、抗动脉粥样硬化、抗疲劳、增强体质、增强学习记忆力等作用。对心肌缺血再灌注损伤有保护和延迟作用。

前人论述 《本草纲目》："三七，近时始出，南人军中用为金疮要药，云有奇功。又云凡杖扑伤损，瘀血淋漓者，随即嚼烂罨之即止，青肿者即消散。产后服亦良。大抵此药气味温甘微苦，乃阳明、厥阴血分之药，故能治一切血病，与麒麟竭、紫矿相同……止血，散血，定痛。金刃箭伤，跌扑杖疮，血出不止者，嚼烂涂，或为末掺之，其血即止。亦主吐血，衄血，下血，血痢，崩中，经水不止，产后恶血不下，血运，血痛，赤目，痈肿，虎咬，蛇伤诸病。"

名家妙用 赵文霞在临床上使用三七粉配伍其他止血中药炭剂地榆炭、大黄炭、荆芥炭等健脾益气止血，用于治疗上消化道出血。(《新中医》)

食疗保健 **三七炖鸡** 三七10 g，置于母鸡腹内共炖，加葱、姜、椒、盐各适量服食。具有益气活血、化瘀止痛的功效，适用于血瘀腹痛，产后恶露不尽，腹痛，痛经等病症。**三七米粥** 三七（研末）10 g。与大米共煮为粥。具有活血化瘀，行气止痛的功效，治疗跌打损伤，瘀血肿胀，时作疼痛等病症。(《三七食疗方》)

三七妙用小贴士	
性味归经	甘、微苦，温。归肝、胃经。
功效	散瘀止血，消肿定痛。
主治病症	咯血、吐血、衄血、便血、崩漏、外伤出血、胸腹刺痛、跌扑肿痛。
常用量及毒性	内服：3～9 g，煎服；研粉吞服，每次1～3 g。外用：适量。
不适宜人群	孕妇慎用，阴虚血热之出血证不宜单用。

茜草　QIANCAO

别名：四轮草、拉拉蔓、小活血、过山藤

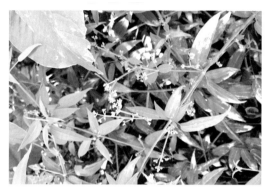
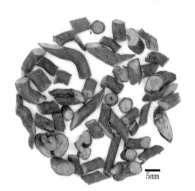

5mm

识别要点 多年生攀缘草本，茎四棱形，有的沿棱有倒刺。叶4片轮生，其中1对较大而具长柄，卵形或卵状披针形，叶柄、叶缘和背脉有小倒刺。聚伞花序顶生或腋生；花冠绿黄色或白色，5裂，有缘毛。果肉质，小球形，熟时紫黑色。

挑选要点 一看：表面红棕色或暗棕色，具细纵皱纹及少数细根痕，质脆，断面平坦，皮部紫红色，木部浅黄红色者为佳。二尝：气微，味微苦，久嚼刺舌。

药理研究 本品有明显的促进血液凝固和抗炎作用。其温浸液能缩短家兔复钙时间、凝血酶原时间及白陶土部分凝血活酶时间，茜草炭的作用强于茜草。茜草醇提物灌胃，可抑制角叉菜胶所致大鼠足肿胀及小鼠醋酸炎症性渗出。另外还有抗肿瘤、抗氧化等作用。

前人论述 《神农本草经》："茜草，气温行滞，味酸入肝，而咸走血，专于行血活血。俗方治女子经水不通，以一两水酒服之，一日即通，甚效。"

名家妙用 张锡纯认为茜草相配乌贼骨，既能行血通经，又能止血固经，他认为此二药能固涩下焦，为治妇科病之主药，广泛应用于治疗妇女血崩及月经过多，色淡质稀，心悸气短，舌淡，脉虚大或细弱。(《医学衷中参西录》)

食疗保健 **茜草保健酒** 鲜茜草根60 g，白酒500 mL。温服。治疗风湿性关节炎。**茜草通经酒** 茜草30 g。与黄酒同煎，空腹服。治疗妇女经血不通。**茜草根汁** 茜草根榨汁，与酒同服。能预防疮疹。(《奇效良方》)

茜草妙用小贴士	
性味归经	苦，寒。归肝经。
功效	凉血，祛瘀，止血，通经。
主治病症	血热妄行或血瘀脉络之出血证、血滞闭经、风湿痹痛、跌打损伤之证。
炮制品种	炒炭用长于止血；生用或者酒炒用长于活血通经。
常用量及毒性	6～10 g，煎服。大剂量可用30 g。亦入丸、散。
不适宜人群	孕妇慎用。

蒲黄 PUHUANG

别名：香蒲、水蜡烛、蒲草黄

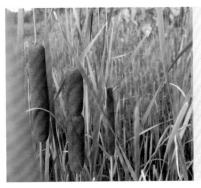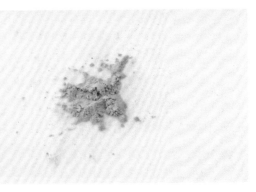

识别要点 多年生，水生或沼生草本，高 1～2 m。根茎匍匐，有多数须根。叶扁平，线形，宽 4～10 mm。穗状花序圆柱形，雄花有早落的佛焰状苞片。小坚果无沟。

挑选要点 一看：本品为黄色粉末，质轻。易飞扬，手捻之有滑腻感，入水不沉，以色鲜黄。滑腻感强、纯净者为佳。二尝：气微，味淡。

药理研究 蒲黄水煎剂可缩短出血时间、凝血时间，有利尿、平喘、抗血小板聚集、增加冠状动脉流量、降血压、改善微循环、兴奋子宫、利胆、抗炎、镇静、抑菌等作用。中剂量抑制免疫功能，大剂量增强免疫功能。

前人论述 《中华本草》："蒲黄，即蒲厘花上黄粉也。伺其有便拂取之，甚疗血。"

名家妙用 韩百灵在临床上使用蒲黄配伍桃仁、红花、当归、赤芍等温经散寒、疏肝理气中药加强活血化瘀、理气止痛之功，用于治疗月经失调、通经、不孕等多种妇科疾病。（《世界中西医结合杂志》）

食疗保健 **蒲黄粥** 蒲黄 10 g，大米 100 g，白糖适量。共煮为粥。具有收敛止血，行血去瘀的功效。适用于咯血、吐血、衄血、崩漏、便血、尿血、创伤出血、心腹疼痛、产后瘀痛、恶露不尽、痛经等。（《本草纲目》）

蒲黄妙用小贴士	
性味归经	甘，平。归肝、心包经。
功效	止血，化瘀，通淋。
主治病症	吐血、衄血、咯血、崩漏、外伤出血、血滞经闭痛经、胸腹刺痛、跌扑肿痛、血淋涩痛。
炮制品种	生蒲黄长于活血；蒲黄炭长于止血。
常用量及毒性	内服：5～9 g，包煎，外用：适量，敷患处。
不适宜人群	孕妇慎用。

棕榈炭　ZONGLÜTAN

别名：陈棕炭、败棕炭

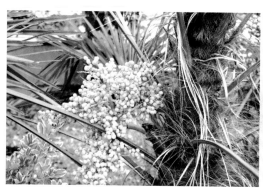
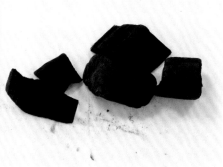

识别要点 常绿乔木，茎圆柱形，不分枝。叶簇生茎顶，圆扇形，革质，长约 70 cm，有皱褶，开展时掌状。肉穗状花序。

挑选要点 一看：以表面黑褐色至黑色、有光泽、触之有黑色碳粉者为佳。二尝：略具焦香气，味苦涩。

药理研究 棕榈子粉的醇提取物能收缩子宫，并有一定的凝血作用。棕榈炭混悬剂给药，能缩短小鼠出血、凝血时间。

前人论述 《本草经疏》："其味苦涩，气平无毒。《本经》主诸病皆烧灰用者，凡血得热则行，得黑灰则止，故主鼻洪、吐衄；苦能泻热，涩可去脱，故主崩中带下及肠风、赤白痢也；止血固脱之性而能消瘀血，故能破癥也。凡失血过多内无瘀滞者，用之切当。"

名家妙用 田淑霄在临床上使用棕榈炭配伍健脾益气、收敛固脱、收涩止带的中药用于治疗妇科崩漏。(《田淑霄医案》)

食疗保健 **棕毛散** 棕榈炭、蒲黄（炒）各等份。每次 9 g，每日 2 次，饭前用白酒服用。(《普济本事方》)

棕榈炭妙用小贴士	
性味归经	苦、涩，平。归肝、肺、大肠经。
功效	收敛止血。
主治病症	吐血、衄血、崩漏、便血、尿血等多种出血证；久泄久痢。
炮制品种	炒炭用长于收敛止血。
常用量及毒性	3～9 g，煎服；宜入丸、散；炒炭研末服，1～1.5 g。
不适宜人群	出血兼有瘀滞、湿热下痢初起者慎用。

白及　BAIJI

别名：甘根、白根、白给、白芨

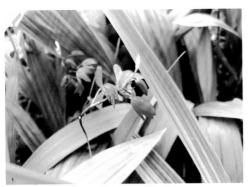 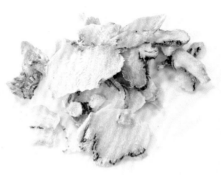

识别要点 多年生草本，叶 4～5 片，狭矩圆形或披针形，基部下延成鞘，抱茎。总状花序顶生，花大，紫色或淡红色。蒴果圆柱形，具 6 纵肋。

挑选要点 一看：以根茎肥厚，质坚硬，色白明亮，个大坚实，无须根者为佳。二尝：气微，味苦，嚼之有黏性。

药理研究 白及煎剂刺激胃黏膜合成和释放内源性前列腺素进而保护胃黏膜。白及中联苯类（bibenzyls）和双氢菲类（dihydrophenanthrenes）对枯草杆菌、金黄色葡萄球菌、白念珠菌 ATCC1057 及发癣菌 QM248 有抑制作用。另外，白及煎剂对大鼠二甲氨基偶氮苯(DAB) 诱发肝癌有明显抑制作用。

前人论述《本草纲目》："白及，性涩而收，故能入肺止血，生肌治疮也。"《本草便读》："白及，必虚而有热者，乃为相宜耳。虽禀收敛之性，而仍具苦泄辛散之意，与白蔹相近，故每相须而用。"

名家妙用 赵恩俭在临床上使用白及配伍其他舒筋活络、补肝肾中药用于治疗痿证或者中风后遗症，组方：白及 30 g，当归 10 g，威灵仙、牛膝各 15 g，防风 5 g，桑枝 20 g，甘草 5 g。(《中医杂志》)

食疗保健 **白及粥** 白及 10 g，大米 80 g，白糖 5 g。共煮为粥。有疏肝健脾，和胃止血，止咳的功效，治疗胃溃疡出血。(《中国药膳大全》)

白及妙用小贴士	
性味归经	苦、甘、涩，微寒。归肺、肝、胃经。
功效	收敛止血，消肿生肌。
主治病症	咯血、吐血、外伤出血、疮疡肿毒、皮肤皲裂。
常用量及毒性	内服：6～15 g，煎服；3～6 g，研末吞服；外用：适量。
配伍禁忌	畏杏仁，反乌头。不宜与川乌、制川乌、草乌、制草乌、附子同用。
不适宜人群	外感咳血，肺痈初起及肺胃有实热者忌服。

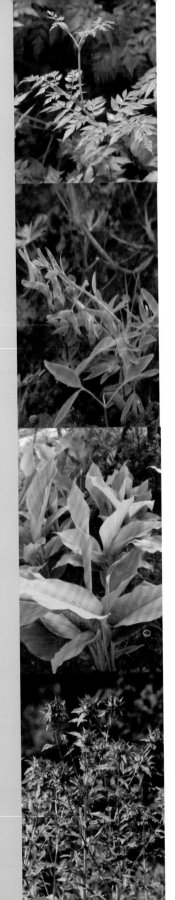

第十一课 活血化瘀类

Traditional

Chinese medicine

川芎　CHUANXIONG

别名：香果、芎䓖

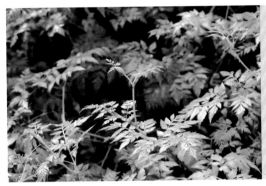
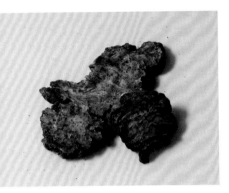

识别要点 多年生草本，高 40～40 cm，根状茎呈不规则的结节状拳形团块。茎直立中空，表面有纵沟，丛生，基部的节膨大成盘状。二至三回羽状复叶，小叶 3～5 对，末回裂片线状披针形至长卵形。复伞形花序，花白色。双悬果卵形。

挑选要点 一看：以切面黄白色、质坚实、油性大者为佳。二尝：气浓香，味苦、辛，稍有麻舌感，微回甜。

药理研究 川芎嗪能扩张冠状动脉，降低血管阻力，增加冠状动脉血流量，明显增加脑及肢体血流量，改善微循环；能降低血小板表面活性，抑制血小板凝聚，预防血栓的形成。川芎总生物碱、川芎嗪能降低麻醉犬的外周血管阻力，有显著而持久的降压作用；川芎哚有镇痛效应。

前人论述 《本草纲目》："头痛不离川芎，如不愈，加各引经药。太阳羌活，阳明白芷，少阳柴胡，太阴苍术，厥阴吴茱萸，少阴细辛。"

名家妙用 颜正华将川芎或配伍桃仁、红花、赤芍、丹参等活血之品，或配伍柴胡、香附、郁金、黄芪等理气补气之药治疗有瘀血阻滞的疾病，川芎味辛，善活血行气，用量多为 6～10 g；常配伍羌活、独活、防风等祛风除湿治疗感冒，常多为 10 g。(《基于数据挖掘的国医大师颜正华临床用药规律研究》)

食疗保健 **川芎鱼头汤** 川芎、白芷各 15 g，鳙鱼头 1 个，生姜、葱、食盐、料酒各适量。将药物、鱼头放入锅内，加生姜、葱、食盐、料酒、水各适量。置武火上煮沸，再用文火炖熟即成。治疗男女头风，四肢拘挛痹痛等症。(《家庭食疗手册》)

川芎妙用小贴士	
性味归经	辛，温。归肝、胆、心包经。
功效	行气活血，祛风止痛。
主治病症	血瘀气滞诸痛证、头痛、风湿痹痛。
炮制品种	酒炙可增强川芎温通升散之力，适宜治疗瘀血偏寒的病证。
常用量及毒性	3～10 g，煎服。
不适宜人群	阴虚火旺者慎用；孕妇忌用。

乳香　RUXIANG

别名：乳头香、天泽香

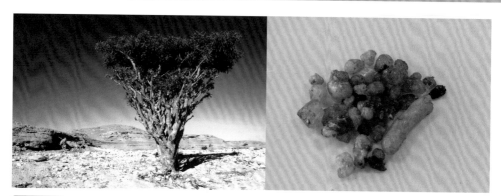

识别要点 矮小乔木，树干粗壮，树皮光滑，淡棕黄色。叶互生，两面均被白毛或上面无毛，下面被疏毛。

挑选要点 一看：表面黄白色，半透明，被有黄白色粉末，久存则颜色加深，燃之有香气，冒黑烟；加水研磨成白色或黄白色乳状液。质脆，遇热软化。破碎面有玻璃样或蜡样光泽。二尝：特异香气，味微苦。

药理研究 乳香挥发油及醇提物有显著的镇痛作用。乳香提取物有较强的抗炎消肿作用。乳香具有广谱抗菌作用。乳香树脂有一定的抗氧化活性。乳香提取物能抗胃溃疡。醋制乳香能降低血小板黏附性。乳香可抑制肿瘤细胞的扩散和恶化而具有抗肿瘤的作用。

前人论述 《医学衷中参西录》："乳香、没药，二药并用，为宣通脏腑、流通经络之要药，故凡心胃胁腹肢体关节诸疼痛皆能治之。"

名家妙用 镇万雄在临床上常使用乳香配没药为治疗瘀血阻滞引起的痛肿疮痛、癥瘕及痰瘀痹阻所致关节肿痛、麻木等症之要药。镇万雄在临床上使用乳香常用量为 6～10 g，没药常用量为 6～10 g。(《名老中医镇万雄巧用药对治疗风湿病临床经验》)

食疗保健 **乳香粥** 乳香 10 g，大米 100 g，白糖适量。共煮为粥。治疗胸痹心痛，通经经闭等疾病。(《中华药膳大全》)

乳香妙用小贴士	
性味归经	辛、苦，温。归心、肝、脾经。
功效	活血定痛，消肿生肌。
主治病症	胸痹心痛、胃脘疼痛、痛经经闭、产后瘀阻、癥瘕腹痛、风湿痹痛、筋脉拘挛、跌打损伤、痈肿疮疡。
炮制品种	醋乳香长于治疗风湿痹痛、胸痹心痛。
常用量及毒性	内服：3～5 g，煎汤或入丸、散；外用：适量，研末调敷。
不适宜人群	孕妇及脾胃虚弱者慎用。

延胡索　YANHUSUO

别名：玄胡索、元胡、延胡

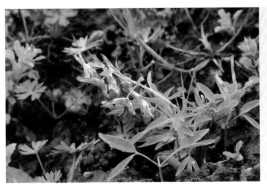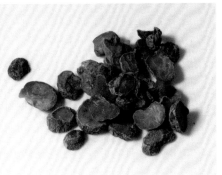

识别要点 多年生草本，高 10～20 cm。二回三出复叶，二回裂片近无柄或具短柄，常 2～3 深裂，末回裂片披针形。总状花序顶生；花瓣 4，紫红色。蒴果条形。

挑选要点 一看：以质硬、断面黄色、角质样、有蜡样光泽者为佳。二尝：气微，味苦。

药理研究 延胡索甲素、乙素和丑素有镇痛、催眠、镇静与安定作用。延胡索醇提物能扩张冠动状脉、降低冠状动脉阻力、增加冠状动脉血流量，提高耐缺氧能力。延胡索总碱能对抗心律失常。去氢延胡索甲素能保护心肌细胞、抗心肌缺血。延胡索乙素能扩张外周血管，降低血压，对脑缺血再灌注损伤有保护作用。延胡索全碱及醇提物能抗溃疡；延胡索乙素能抑制胃液分泌。此外，延胡索还有一定的抗菌、抗炎、抗肿瘤的作用和提高抗应激能力。

前人论述 《本草纲目》："能行血中气滞，气中血滞，故专治一身上下诸痛。"

名家妙用 国医大师朱良春常在疏肝理气的基础上用延胡索入肝经、化瘀止痛，治疗肾阴阳失调、肝气郁滞证之子宫内膜异位症，常用量多用 12 g。(《葆春轩医案选》)

食疗保健 **延胡索清热粥** 延胡索、干山楂各 8 g，马齿苋、赤芍各 10 g，大米 100 g，白糖 5 g，大枣 5 枚。山楂清水泡软，去核，切半；马齿苋、延胡索、赤芍洗净；大米淘洗干净；大枣洗净，去核。砂锅置火上，入水适量，放入所有药材，大火煮沸后，转小火煎煮 30 分钟，捞去药渣，下入大米、大枣，熬煮至粥黏稠，加白糖调味即可。适用于胸痹心痛、脘腹诸痛、头痛、腰痛、疝气痛、筋骨痛、痛经等症。(《养生必知的药膳食疗方大全》)

延胡索妙用小贴士	
性味归经	辛、苦，温。归肝、脾经。
功效	活血，行气，止痛。
主治病症	气血瘀滞、胸胁疼痛、脘腹疼痛、胸痹心痛、闭经痛经、产后瘀阻、跌扑肿痛。
炮制品种	醋制延胡索，可增强止痛之功。
常用量及毒性	3～10 g。煎服；每次 1.5～3 g，研磨吞服。
不适宜人群	孕妇忌服；体虚者慎服。

没药 MOYAO

别名：末药、明没药

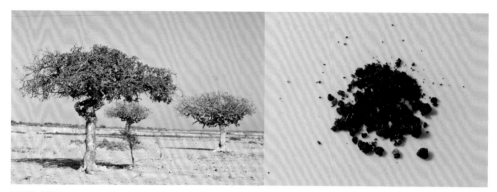

识别要点 低矮灌木或乔木，高约 3 m。树干粗，具多数不规则尖刻状的粗枝。树皮薄，光滑，小片状剥落，淡橙棕色，后变灰色。叶散生或丛生。核果卵形，尖头，光滑，棕色，外果皮革质或肉质。

挑选要点 一看：以黄棕色、断面微透明、显油润者为佳。二尝：香气浓，味苦而微辛。

药理研究 没药油脂部分具有降血脂、防止动脉内膜粥样斑块形成的作用。没药提取物有显著的镇痛作用。没药挥发油和树脂能抗肿瘤。没药水煎剂和挥发油有抗菌和消炎作用。没药挥发油能抑制子宫平滑肌收缩。没药提取物具有保肝作用。

前人论述 《医学衷中参西录》："乳香、没药，二药并用，为宣通脏腑、流通经络之要药，故凡心胃胁腹肢体关节诸疼痛皆能治之。"

名家妙用 张锡纯认为，乳香、没药，二药并用，为宣通脏腑、流通经络之要药。故凡心胃、胁腹、肢体关节诸疼痛皆能治之。又善治女子行经腹疼，产后瘀血作痛，月事不以时下。二药合用，一偏于气，一偏于血，气血同治，相须为用，相得益彰。(《医学衷中参西录》)

食疗保健 **神验酒煎散** 人参、没药、当归各 10 g，甘草 0.4 g，瓜蒌（半生半炒）4 g。切碎，放入白酒 5000 mL，煮至 2000 mL，干净瓷瓶贮藏。温饮适量。治疗胸痹心痛、月经不调、痛经经闭。(《中国药膳大辞典》)

没药妙用小贴士	
性味归经	辛、苦，平。归心、肝、脾经。
功效	散瘀定痛，消肿生肌。
主治病症	胸痹心痛、脘腹胁痛、癥瘕积聚、热痹疼痛、心烦不眠、月经不调、痛经经闭、疮疡肿痛。
炮制品种	醋没药长于活血化瘀。
常用量及毒性	3～5 g，炮制去油，多入丸、散用。
不适宜人群	孕妇及脾胃虚弱者慎用。

郁金　YUJIN

别名：玉金、姜黄

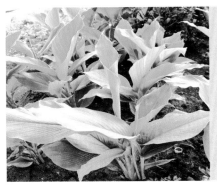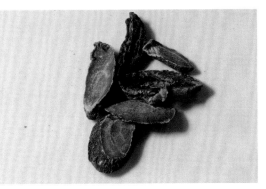

识别要点　多年生草本，高 0.8～1.6 m。根茎切面浅黄色，外皮浅白色；肥厚，卵圆形；根端具纺锤形块根。叶柄长约 30 cm，叶片绿色，长圆形或卵状长圆形，两面无毛，基部近圆形或宽楔形，两端渐尖。穗状花序，冠部苞片淡红色，花萼白色。

挑选要点　一看：以切面角质样者为佳。二尝：温郁金　气微香，味微苦；黄丝郁金　气芳香，味辛辣；桂郁金　气微，味微辛苦；绿丝郁金　气微，味淡。

药理研究　郁金所含的姜黄素和挥发油能促进胆汁分泌和排泄。温郁金挥发油有保肝作用。郁金煎剂能刺激胃酸及十二指肠液分泌，能降低全血黏度，抑制血小板聚集。郁金提取物能抗心律失常。郁金水煎剂、挥发油对多种皮肤真菌有抑制作用，对多种细菌有抑制作用。

前人论述　《本草经疏》："此药能降气，气降即火降，而其性又入血分，故能降下火气，则血不妄行。"

名家妙用　段富津以黄芪 30 g，丹参 25 g，人参、当归、川芎、郁金、生山楂、赤芍、红花、甘草各 15 g，用于治疗胸闷、胸痛、气短、遇劳即发或加重，疲劳乏力，舌质暗淡，脉沉无力之胸痹。(《段富津教授治胸痹经验一》)

食疗保健　**郁金猪肝羹**　郁金 10 g，合欢花（干品）6 g，猪肝 150 g，食盐少许。将郁金、合欢花加清水浸泡 5 小时左右，再将猪肝切片，同入碟中加食盐少许，隔水蒸熟，食猪肝。治疗产后恶露不下。(《中华现代临床药膳食疗手册》)

郁金妙用小贴士	
性味归经	辛、苦，寒。归肝、心、肺经。
功效	活血止痛，行气解郁，清心凉血，利胆退黄。
主治病症	胸胁刺痛、胸痹心痛、经闭痛经、乳房胀痛、热病神昏、癫痫发狂、血热吐衄、黄疸尿赤。
常用量及毒性	3～10 g，煎服。
配伍禁忌	不宜与丁香、母丁香同用。
不适宜人群	阴虚津亏、失血过多者忌用；孕妇及无气滞血瘀者慎用。

桃仁　TAOREN

别名：桃核仁

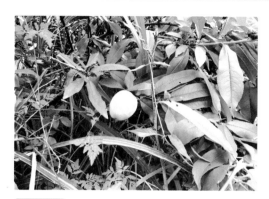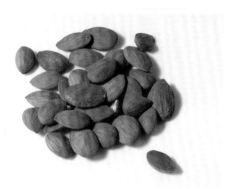

识别要点 落叶小乔木，高 3～8 m。叶互生。核果肉质，多汁，心状卵形至椭圆形，一侧有纵沟，表面具短柔毛。果核坚硬，木质，扁卵圆形，顶端渐尖，表面具不规则的深槽及窝孔。种子 1 粒。

挑选要点 一看：扁长卵形，表面黄棕色至红棕色，密布颗粒状突起，类白色，富油性。二尝：气微，味微苦。

药理研究 桃仁提取液能明显增加脑血流量，降低血管阻力。桃仁水提取物、苦杏仁苷、桃仁脂肪能抑制血小板聚集。桃仁水煎剂及提取物有镇痛、抗炎、抗菌、抗过敏作用。桃仁提取液能抗肺纤维化。苦杏仁苷有镇咳平喘及抗肝纤维化的作用。

前人论述 《名医别录》："止咳逆上气，消心下坚，除卒暴击血，破瘀瘕，通月水，止痛。"《本草纲目》："主血滞风痹，骨蒸，肝疟寒热，产后血病。"

名家妙用 颜德馨认为老年脑梗死患者"虚、火、湿、痰、瘀、风"六因交错，治宜平肝潜阳、清化熄风，兼以化瘀涤痰、清化湿热、疏通脉络。其中活血化瘀方常用水蛭、桃仁、生蒲黄、地锦草。桃仁常用量为 10 g。(《国医大师颜德馨教授辨治脑梗死验案赏析》)

食疗保健 **桃仁红米粥** 桃仁 10 g，红米 50 g。将桃仁去皮尖研末，以水投取汁，以桃仁汁和米煮粥食之。治疗瘀血心痛，发动无时，不能食下。(《食医心鉴》) **五仁粥** 芝麻仁、松子仁、核桃仁、桃仁（去皮尖，炒）、甜杏仁各 10 g，粳米 200 g。将五仁混合碾碎，入粳米共煮稀粥。治疗习惯性便秘。(《经验方》)

桃仁妙用小贴士	
性味归经	苦、甘，平。归心、肝、大肠经。
功效	活血祛瘀，润肠通便，止咳平喘。
主治病症	经闭痛经、癥瘕痞块、肺痈肠痈、跌扑损伤、肠燥便秘、咳嗽气喘。
常用量及毒性	有小毒。5～10 g，煎服。
不适宜人群	孕妇忌服；便溏者慎用。

丹参　DANSHEN

别名：紫丹参

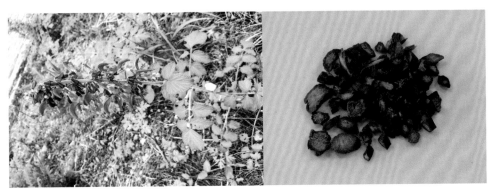

识别要点　多年生草本，茎高 40～80 cm。全株密被长毛。根肥壮，外皮砖红色。羽状复叶对生；小叶常 3～5，卵圆形或椭圆形卵形。轮伞花序组成假总状花序；花萼二唇形；花冠紫色。

挑选要点　一看：以外表皮色红、质硬而脆、根茎粗短者为佳。二尝：气微，味微苦涩。

药理研究　丹参能抗心律失常，扩张冠状动脉，增加冠状动脉血流量，调节血脂，抗动脉粥样硬化；能改善微循环，提高耐缺氧能力，保护心肌；可扩张血管，降低血压；能降低血液黏度，抑制血小板聚集，对抗血栓形成；能促进干细胞再生，有抗肝纤维化作用；能改善肾功能，保护缺血性肾损伤。此外，还有镇静、镇痛、抗炎、抗过敏作用。

前人论述　《妇科明理论》："一味丹参散，功同四物汤。"

名家妙用　颜正华常用丹参治疗各类瘀血疼痛，月经不调等病证。常用丹参配伍赤芍、炒酸枣仁、首乌藤、白芍、茯苓等，用于治疗眩晕、胸痹、不寐、胃痛、痹病等，丹参常用 12～15 g。治疗顽固性腹痛属寒凝气滞证，方用金铃子散、天台乌药散、桃红四物汤合方加减方中丹参多为 30 g，同时多配伍理气止痛之品。（《国医大师颜正华临床经验实录》）

食疗保健　**丹参红花粥**　丹参 15 g，红花、当归各 10 g，糯米 100 g。先煎煮诸药，去渣取汁，后入米熬粥。空腹食用。治疗月经不调。（《民间方》）

丹参妙用小贴士	
性味归经	苦，微寒。归心、肝经。
功效	活血祛瘀，通经止痛，清心除烦，凉血消痈。
主治病症	瘀血证、疮疡痈肿、热入营血、心烦不眠。
炮制品种	丹参生用长于清心除烦，丹参酒炙长于活血化瘀调经。
常用量及毒性	10～15 g，煎服。
配伍禁忌	不宜与藜芦同用。
不适宜人群	阴虚内热及热盛者忌服。

牛膝　NIUXI

别名：怀牛膝、牛髁膝、山苋菜

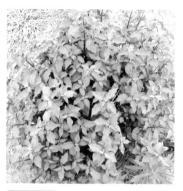
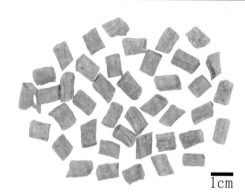

1cm

识别要点 多年生草本。根长圆柱形。茎四棱形；节膨大。叶对生，椭圆形至椭圆状披针形，全缘。穗状花序，胞果长圆形。

挑选要点 一看：以切面淡棕色、略呈角质样者为佳。二尝：气微，味微甜而稍苦涩。

药理研究 牛膝总皂苷对子宫平滑肌有明显的兴奋作用。牛膝苯提取物有明显的抗生育、抗着床及抗早孕的作用。牛膝总皂苷可降低大鼠血压，改善大鼠脑卒中后的神经症状。齐墩果酸具有保肝、护肝、强心等作用。牛膝多糖能增强免疫、抑制肿瘤转移、升高白细胞和保护肝脏，并能提高记忆力和耐力。牛膝能降低大鼠全血黏度、血细胞比容、红细胞聚集指数，并有抗凝作用。促蜕皮甾酮有降血脂作用，并能明显降低血糖。

前人论述 《神农本草经》："主寒湿痿痹，四肢拘挛，膝痛不可屈，逐血气，伤热火烂，堕胎。"《药性论》："治阴痿，补肾填精，逐恶血流结，助十二经脉。"

名家妙用 国医大师夏桂成运用"经间排卵期"理论治疗不孕症，用牛膝和山茱萸作为"藏"药滋阴补肾，其中牛膝用量为 9 g，配伍"泻"药牡丹皮、茯苓、苍术，清热利湿，促进孕育。(《"经间排卵期"理论及诊治不孕症临床经验研究》)

食疗保健 **牛膝蹄筋汤** 川牛膝、当归、白芍、丹参、鸡血藤各 10 g，木瓜、熟地黄、何首乌、枸杞子各 20 g，牛蹄筋 300 g，牛肉 200 g，姜 100 g，葱 15 g，盐 1 g。以上 9 味中药用纱布包好，扎紧口，置炖锅于武火上烧沸，再用文火煮 1 小时加入姜、葱、盐调味即成。治疗腰膝酸痛。(《中国药膳大典》)

牛膝妙用小贴士	
性味归经	苦、甘、酸，平。归肝、肾经。
功效	逐瘀通经，补肝肾，强筋骨，利尿通淋，引血下行。
主治病症	经闭、痛经、腰膝酸痛、筋骨无力、淋证、水肿、头痛、眩晕、牙痛、口疮、吐血、衄血。
常用量及毒性	5～12 g，煎服。
不适宜人群	孕妇慎用。

红花 HONGHUA

别名：红蓝花、刺红花

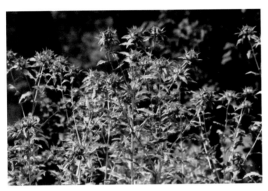 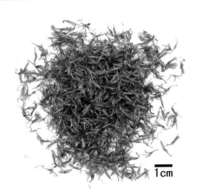

1cm

识别要点 一年生草本。叶互生，长椭圆形或卵状披针形，叶缘齿端有尖刺。头状花序，卵状披针形，上部边缘有锐刺，内侧数列卵形，无刺；花序全由管状花组成，初开时黄色，后变为红色。瘦果无冠毛。

挑选要点 一看：质柔软，花浸水中，水染成金黄色。二尝：气微香，味微苦。

药理研究 红花黄色素能扩张冠状动脉、改善心肌缺血；能扩张血管、降低血压；能对抗心律失常；能抑制血小板聚集，增强纤维蛋白溶解，降低全血黏度；对中枢神经系统有镇痛镇静和抗惊厥作用。红花注射液、醇提物、红花苷能显著提高耐缺氧能力。红花煎剂对子宫和肠道平滑肌有兴奋作用。此外，红花醇提物和水提物有抗炎作用。

前人论述 《本草求真》："辛苦而温，红色入血，为通瘀活血要剂。"

名家妙用 蔡连香临床上使用桂枝-红花药对治疗盆腔炎辨证属寒湿瘀阻者。用于口服方常用剂量为桂枝 10 g，红花 6～10g；用于外敷方时，红花增加至 10～15 g。临床上亦可单用桂枝-红花与粗盐混合炒热后，外敷于小腹，用于治疗盆腔炎或痛经。（《蔡连香教授治疗盆腔炎常用药对拾萃》）

食疗保健 **红花紫菜汤** 红花、桃仁各 6 g，鸡蛋 2 枚，紫菜 30 g，调料适量。红花、桃仁洗净；鸡蛋调匀，紫菜切丝；姜切片，葱切段；武火加热后，加入油和葱姜，随即注入清水 500 mL 烧沸，下入桃仁、红花、紫菜、盐，再把鸡蛋徐徐放入汤内，边倒边搅烧沸即成。适用于经闭，痛经等疾病。（《现代家庭药膳》）

红花妙用小贴士	
性味归经	辛，温。归心、肝经。
功效	活血通经，散瘀止痛。
主治病症	经闭、痛经、恶露不行、癥瘕痞块、胸痹心痛、瘀滞腹痛、胸胁刺痛、跌扑损伤、疮疡肿痛。
炮制品种	醋红花长于活血；红花炭长于止血。
常用量及毒性	3～10 g，煎服。
不适宜人群	孕妇慎用；有出血倾向者不宜多用。

鸡血藤 JIXUETENG

别名：血风藤、大血藤、猪血藤

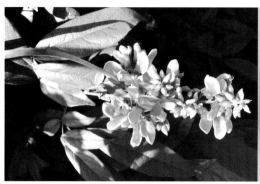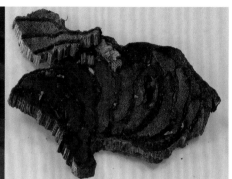

识别要点 木质藤本，长达数十米。老茎砍断后可见数圈偏心环，鸡血状汁液从环处渗出。圆锥花序腋生。荚果舌形，种子1枚。

挑选要点 一看：以质坚硬、切面木部红棕色或棕色、树脂状分泌物多者为佳。二尝：气微，味涩。

药理研究 鸡血藤总黄酮和鸡血藤中的儿茶素类化合物有一定的造血功能。鸡血藤水提醇沉液能增加实验动物股动脉血流量，降低血管阻力，抑制血小板聚集。鸡血藤水煎剂可降低动物胆固醇，对抗动脉粥样硬化病变。鸡血藤水提物及酊剂有明显的抗炎、抗病毒作用，并对免疫系统有双向调节功能。鸡血藤酊剂有一定的镇静催眠作用。鸡血藤提取物有抗白血病、宫颈癌、胃癌、黑色素瘤等作用。

前人论述 《本草纲目拾遗》："大补气血，老人妇女更为得益。"

名家妙用 李济仁治疗痿证，临床上常配伍鸡血藤–大血藤药对以活血养血，祛风止痛，舒筋活络，配伍山茱萸、刺五加、淫羊藿、仙茅、白术、山药、薏苡仁、五加皮、垂盆草、五叶藤、木瓜用以舒筋活络等。诸药合用，可补益肾脾之本，开通气血之痹，强筋壮骨，通经止痛。（《国医大师李济仁治疗痿病虚证用药剂量规律数据挖掘研究》）

食疗保健 **鸡血藤红花膏** 鸡血藤50 g，红花10 g，黑大豆250 g，冰糖150 g，糯米粉适量。将鸡血藤、红花、黑大豆水煎煮4次，过滤取汁，文火浓缩，加入冰糖及糯米浆，炼制成膏，开水冲服。每次15 g，每日2次。治疗风湿痹痛、手足麻木、四肢瘫痪、经行不畅等疾病。（《中国药膳精选》）

鸡血藤妙用小贴士	
性味归经	苦、甘，温。归肝、肾经。
功效	活血补血，调经止痛，舒筋活络。
主治病症	月经不调、痛经、闭经、风湿痹痛、麻木瘫痪、血虚萎黄。
常用量及毒性	9～15 g，煎服。
不适宜人群	外感风热、血虚血热、阴虚火旺者不宜服用；孕妇慎用。

益母草 YIMUCAO

别名：茺蔚、益明、苦低草

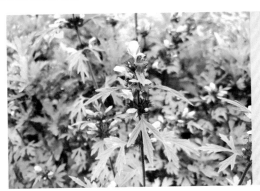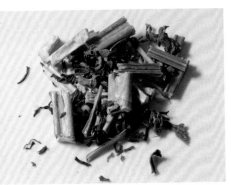

识别要点 一年生或二年生草本。叶二型；基生叶有长柄，叶片卵状心形或近圆形，边缘5～9浅裂；中部叶菱形，掌状3深裂，柄短；顶生叶近于无柄，线形或线状披针形。轮伞花序腋生，花冠淡红紫色。小坚果长圆状三棱形。

挑选要点 一看：以表面灰绿色或黄绿色、体轻、质韧者为佳；二尝：味苦、辛。

药理研究 益母草煎剂、乙醇浸膏及益母草碱有兴奋子宫的作用；对小鼠有一定的抗着床和抗早孕作用。益母草注射液能保护心肌缺血再灌注损伤、抗血小板聚集、降低血液黏度。益母草粗提物能扩张血管，有短暂的降血压作用。益母草碱有明显的利尿作用。

前人论述 《本草正》："性滑而利，善调女人胎产诸证，故有益母之号。"

名家妙用 班秀文治疗月经量少、崩漏、痛经、带下病、产后恶露不尽等妇科病，配伍归芍地黄汤养血，"先安未受邪之地"，益母草行滞化瘀通经，有理血功用，补而不滞，配伍泽兰、莪术增强活血化瘀生新功效。益母草用量10～20 g，10 g居多。（《国医大师班秀文教授妇科学术思想研究》）

食疗保健 **益母草鸡蛋汤** 益母草50 g（鲜品），鸡蛋2枚。益母草洗净与鸡蛋同煮。治疗月经不调、产后恶露不尽、功能失调性子宫出血、痛经等疾病。（《食疗药膳学》）**益母草炖鸡** 益母草50 g（鲜品），鸡肉300 g，盐适量。益母草洗净切段，下水煮开，将鸡清洗干净后切块，益母草煮开20分钟左右加入鸡块，再炖煮半小时左右，待其熟透，下盐调味即可。有益气、温经、活血等作用，治疗月经不调、胎漏难产、产后血晕、崩漏等疾病。

益母草妙用小贴士	
性味归经	辛、苦，微寒。归肝、心包、膀胱经。
功效	活血调经，利尿消肿，清热解毒。
主治病症	月经不调、痛经经闭、恶露不尽、水肿尿少、疮疡肿毒。
常用量及毒性	9～30 g，煎服；鲜品12～40 g。
不适宜人群	孕妇慎用。

马钱子　MAQIANZI

别名：番木鳖、苦实、把豆儿

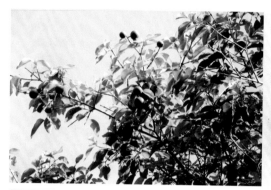
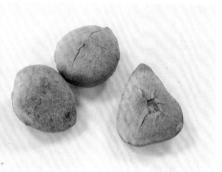

识别要点 乔木，高 5～25 m。枝条幼时被微毛，老枝被毛脱落。叶片纸质，近圆形、宽椭圆形至卵形。浆果圆球状。种子扁圆盘状，宽 2～4 cm，表面灰黄色，密被银色茸毛。

挑选要点 制马钱子　一看：以表面鼓起、色棕褐、质坚脆者为佳。二尝：气微，味极苦。
生马钱子　一看：以个大肉厚、表面灰棕色微带绿、质坚硬者为佳。二尝：味极苦。

药理研究 所含士的宁首先兴奋脊髓的反射功能；其次兴奋延髓的呼吸中枢及血管运动中枢，并能提高大脑皮质的感觉中枢功能。马钱子碱有明显的镇痛和镇咳祛痰作用。

前人论述 《医学衷中参西录》："其毒甚烈，开通经络，透达关节之力，实远胜于他药。"

名家妙用 国医大师李振华临床常用五苓散合木防己汤化裁，并以穿山甲、全蝎等与制马钱子配伍，用以攻邪通络、蠲痹止痛。(《李振华教授温中健脾除湿通络治疗顽痹经验》)

食疗保健 **马钱子鸡蛋** 马钱子 12 g，鸡蛋 7 枚。马钱子砸碎入锅内，开水浸 1 小时，放入鸡蛋，文火煮 1 小时，把鸡蛋捞出，置冷水内浸泡片刻，放回药液中泡 1 小时（煮鸡蛋时，如果鸡蛋弄破，绝对不能食，因马钱子有毒）。每早空腹食 1 枚鸡蛋，7 日为 1 个疗程。治疗跌打损伤、骨折肿痛。(《中国药膳大辞典》)

马钱子妙用小贴士	
性味归经	苦，温。归肝、脾经。
功效	通络止痛，散结消肿。
主治病症	跌打损伤、骨折肿痛、风湿顽痹、麻木瘫痪、痈疽疮毒。
炮制品种	制马钱子、炒马钱子减轻毒性。
常用量及毒性	有大毒。0.3～0.6 g，炮制后入丸、散用。
不适宜人群	孕妇禁用；不宜多服、久服及生用；运动员慎用；有毒成分能经皮肤吸收，外用不宜大面积涂敷。

三棱 SANLENG

别名：黑三棱、京三棱、去皮三棱

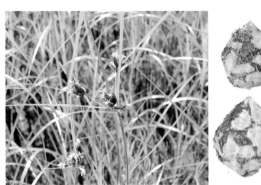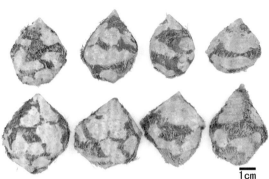

1cm

识别要点 多年生水生草本。根状茎圆柱形，横走于泥中，块茎膨大。茎直立，圆柱形。叶丛生，排成2列，长条形。长60～95 cm，宽8～14 mm。先端钝，全缘；中脉在下面突出成棱；基部鞘状；三棱形，抱茎。

挑选要点 一看：以体重、质坚实、色白者为佳。二尝：气微，味淡，嚼之微有麻辣感。

药理研究 三棱总黄酮具有较强的抗血小板聚集及抗血栓作用。三棱水煎剂能降低全血黏度。三棱总黄酮及三棱提取物有明显的镇痛作用。三棱提取物及挥发油对肺癌、胃癌细胞有抑制作用。

前人论述 《本草汇言》："破血通经，为气中血药也。"

名家妙用 葛文津擅用三棱、莪术作为常用的特色药对，二者相须使用能气血双施，活血行气并举，化积消块；用于改善胃肠动力，加强胃肠功能。临床常用于慢性胃炎、萎缩性胃炎等见于胃痞、纳呆等。常用量：三棱、莪术各10 g。(《葛文津教授运用对药治疗脾胃病九法》)

食疗保健 **三棱桃仁饮** 三棱、莪术、王不留行、丹参、泽兰各25 g，藁本、石见穿各50 g，大黄9 g，桃仁、郁金各20 g，白糖30 g。煎煮留汁。治疗瘀血阻滞所致的通经、闭经、产后瘀阻等疾病。(《中国药膳大典》)

三棱妙用小贴士	
性味归经	辛、苦，平。归肝、脾经。
功效	破血行气，消积止痛。
主治病症	癥瘕痞块、痛经、瘀血经闭、胸痹心痛、食积胀痛。
炮制品种	醋制三棱可增强祛瘀止痛作用。
常用量及毒性	5～10 g，煎服。
配伍禁忌	不宜与芒硝、玄明粉同用。
不适宜人群	孕妇及月经过多者禁用。

莪术　EZHU

别名：蓝心姜、黑心姜、姜七（蓬莪术）、桂莪术、毛莪术（广西莪术）

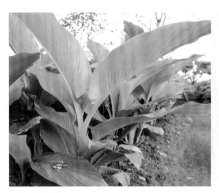 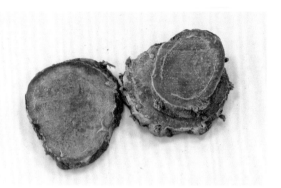

识别要点 蓬莪术：多年生草本，高 50～110 cm，全株光滑无毛。叶片椭圆状长圆形至长圆状披针形，中部常有紫斑。穗状花序；苞片多数，下部为绿色，上部为紫色；花萼白色，顶端 3 裂；花冠黄色。广西莪术：叶片长椭圆形，两面密被粗柔毛。穗状花序圆柱状；缨部苞片长椭圆形，先端粉红色至淡紫色；花冠近漏斗状，花瓣 3，粉红色。

挑选要点 蓬莪术 一看：以体重、质坚实、断面灰褐色至蓝褐色为佳。二尝：气微香，味微苦而辛。广西莪术 一看：环节稍突起，断面黄棕色至棕色，常附有淡黄色粉末，内皮层环纹黄白色。二尝：气微香，味微苦而辛。

药理研究 莪术挥发油制剂有抗肿瘤作用。温莪术挥发油能抑制多种致病菌的生长。莪术油有抗炎、抗胃溃疡、保肝和抗早孕等作用。莪术水提液可抑制血小板凝聚，促进动脉血流恢复。促进局部微循环恢复。莪术水提醇沉液对体内血栓形成有抑制作用。

前人论述 《医学心语》："行气破血，消积散结。"

名家妙用 国医大师刘尚义常用莪术配伍鳖甲、冬凌草等治疗各种癌症（如乳腺癌、肺癌、宫颈癌、卵巢癌等），其中莪术能破血散瘀，消癥化积，行气止痛；常用莪术配伍川芎、刘寄奴等治疗慢性肾小球肾炎、月经不调等。（《刘尚义治疗月经不调用药规律数据挖掘》）

食疗保健 **莪术炖水鸭** 莪术、白花蛇舌草各 10 g，重楼、凤尾草各 9 g，半枝莲 20 g，鸭 1 只，料酒 6 g，调料适量。将药物洗干净，装入纱布袋内，扎紧口；将鸭、姜、葱、料酒同放炖锅内，加水适量，置武火上烧沸，再用文火炖煮 45 分钟后，加入盐、味精即成。适用于皮肤癌患者。（《中国药膳大典》）

莪术妙用小贴士	
性味归经	辛，苦，温。归肝、脾经。
功效	行气破血，消积止痛。
主治病症	**癥瘕痞块、瘀血经闭、胸痹心痛、食积胀痛。**
炮制品种	醋莪术可增强祛瘀止痛的作用。
常用量及毒性	6～9 g，煎服。
不适宜人群	月经过多者慎用；孕妇禁用。

骨碎补　GUSUIBU

别名：崖姜、连岩姜、爬岩姜

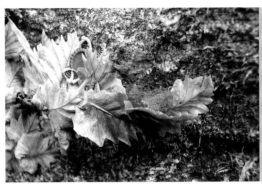 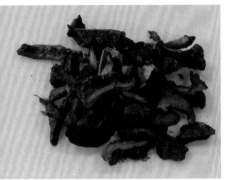

识别要点 根状茎肉质，粗壮，长而横走，鳞片披针形。叶二形，营养叶单质，无柄；孢子叶绿色，羽状深裂，叶柄短，有狭齿。孢子囊群生于叶背主脉两侧，各成 2～3 行，无囊群盖。

挑选要点 一看：以体轻、质脆、易折断、断面红棕色、有多数黄色点状分体中柱，排列成环者为佳。二尝：气微，味淡、微涩。

药理研究 骨碎补水煎醇沉液能调节血脂、防止主动脉粥样硬化斑块形成。骨碎补多糖和骨碎补双氢黄酮苷能降血脂和抗动脉硬化。能促进骨对钙的吸收，提高血钙和血磷水平，有利于骨折的愈合；改善软骨细胞，推迟骨细胞的退行性病变。此外，骨碎补双氢黄酮苷有明显的镇静、镇痛作用。

前人论述 《本草纲目》："足少阴经药也。故能入骨，入牙，及久泄痢。"

名家妙用 陈荣焜以活血化瘀，温肾助阳，益精补肾为法，自拟男性助育方，具体方药如下：骨碎补、女贞子、枸杞子、诃子、巴戟天、仙茅、菟丝子、肉苁蓉、五加皮各 15 g，龟甲、丹参各 18 g，莪术、郁金、泽兰、香附、槟榔、乌梅、五味子、补骨脂、续断各 10 g。(《陈荣焜辨治矮小症经验集粹》)

食疗保健 **骨碎补瘦肉汤** 骨碎补、云耳各 50 g，瘦肉 200 g，杜仲 40 g，料酒、米酒、盐、姜、葱各适量。以上备料洗净，一起放入砂锅内，清水适量，武火煮沸后，改用文火煲 3 小时。治疗脊椎旧患、跌打损伤、扭伤、腰酸背痛。(《中国药膳大典》)

骨碎补妙用小贴士	
性味归经	苦，温。归肝、肾经。
功效	疗伤止痛，补肾强骨；外用消风祛斑。
主治病症	跌扑闪挫、筋骨折伤、肾虚腰痛、筋骨痿软、耳鸣耳聋、牙齿松动，外治斑秃、白癜风。
常用量及毒性	无毒。煎服，3～9 g。
不适宜人群	孕妇及阴虚火旺、血虚风燥者慎用。

刘寄奴 LIUJINU

别名：南刘寄奴、九牛草、金寄奴

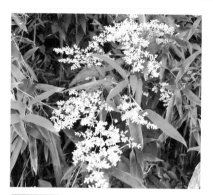 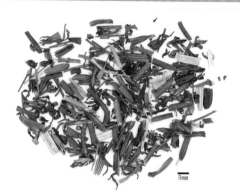

识别要点 多年生草本，茎单生。叶厚纸质或纸质，上面绿色或淡绿色，初时微有疏短柔毛，后无毛，背面黄绿色，初时微有蛛丝状绵毛，后脱落。头状花序长圆形或卵形，直径2～2.5 mm，无梗或近无梗。

挑选要点 一看：以叶绿、花穗黄者为佳。二尝：气芳香，味淡。

药理研究 刘寄奴水煎液有加速血液循环，解除平滑肌痉挛，促进血凝作用；增加豚鼠灌脉流量，对小鼠缺氧模型有明显的抗缺氧作用；对宋氏志贺菌、福氏志贺菌等有抑制作用。

名家妙用 李振华以辽沙参20 g，麦冬、石斛、白芍各15 g，青皮、陈皮、甘松、白及各10 g，刘寄奴12 g，吴茱萸5 g，黄连6 g，甘草3 g，治疗症见胃痛急迫、痛处拒按、伴灼热感、口干口苦、心烦易怒、嘈杂吞酸、食后疼痛无明显缓解、尿黄便秘、舌质红、苔薄黄缺津、脉弦数等。诸药共奏养阴清热，疏肝活血，收敛生肌之效。若疼痛缓解，胃火渐清，可酌减清热之品，加入健脾而不燥之山药、薏苡仁、茯苓等常服，以促使脾胃功能恢复。(《李振华教授治疗消化性溃疡经验》)

食疗保健 **刘寄奴酒** 刘寄奴、甘草各10 g。将刘寄奴与甘草捣碎，放入锅中，加水200 mL，煎至100 mL，再倒入白酒100 mL，煎至100 mL，去渣备用。适用于破血通经，散瘀止痛，主治血滞经闭、产后瘀阻腹痛、折跌损伤，以及创伤出血等症。《中国药膳大辞典》)

刘寄奴妙用小贴士	
性味归经	辛、微苦，温。归心、肝、脾经。
功效	散瘀止痛，疗伤止血，破血痛经，消积化食。
主治病症	跌打损伤、瘀滞肿痛、外伤出血、血瘀经闭、产后瘀滞腹痛、食积腹痛、赤白痢疾。
常用量及毒性	3～10 g，煎服。
不适宜人群	孕妇慎用。

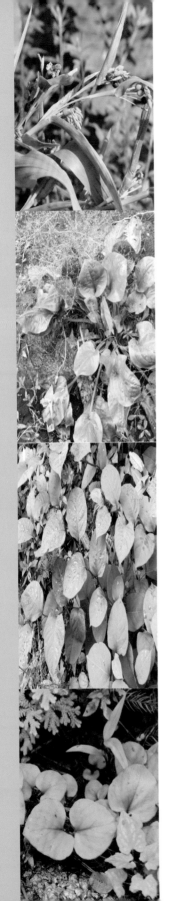

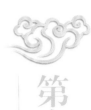

第十二课　止咳化痰类

中药

Traditional

Chinese medicine

半夏　BANXIA

别名：麻芋子、水芋、地巴豆。

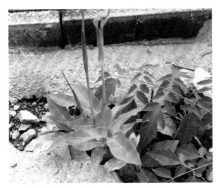
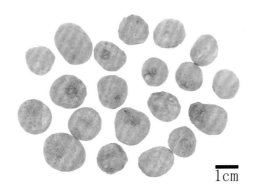

1cm

识别要点 块茎近球形，具须根。叶1~5枚，其中　叶柄长15~20 cm，柄上或柄顶具1珠芽，基部具鞘。

挑选要点 一看：以个大、皮净、色白、质坚实、粉性足者为佳。二尝：气微，味辛辣、麻舌而刺喉。

药理研究 半夏中生物碱能抑制咳嗽中枢产生镇咳作用。制半夏能激活迷走神经传出活动而具有镇吐作用，生半夏则能"戟人喉""令人吐"。用酚红法测得清半夏的乙醇提取物有一定的祛痰作用，而生半夏未见明显作用。

前人论述 《神农本草经》："味辛平。主伤寒，寒热，心下坚，下气，喉咽肿痛，头眩胸张，咳逆肠鸣，止汗。一名地文，一名水玉。生川谷。"

名家妙用 李可将生半夏的临床用量分为四类：半夏小剂10 g，用于小儿、羸弱之人；半夏平剂30 g，用于肺源性心脏病、心力衰竭；体虚之人，半夏酌减为15~20 g，如急性结核性胸膜炎、急性黄疸型肝炎；半夏中剂45 g，均为治咳、呕重症，如肺间质纤维化；半夏大剂60~135 g，均为经方大症，如急性胰腺炎之大柴胡汤证、红斑狼疮之小柴胡汤证。（《李可老中医急危重症疑难病经验专辑》）

食疗保健 **山药半夏粥** 清半夏、生山药各30 g，白糖适量。取半夏汤约500 g，去渣调入山药细末，煮粥，和白糖食用。能降逆止呕，脾胃虚弱的人群喝山药半夏粥可以健脾胃，治疗呕吐反胃，孕妇呕吐喝此粥有助止呕（《医学衷中参西录》）

半夏妙用小贴士	
性味归经	辛，温。归脾、胃、肺经。
功效	燥湿化痰、降逆止呕、消痞散结；外用消肿止痛。
主治病症	湿痰寒痰证、胸脘痞闷、梅核气、痈疽肿毒等。
炮制品种	法半夏长于燥湿；姜半夏长于降逆止呕；清半夏长于温化寒痰。
常用量及毒性	有毒。内服：一般炮制后使用，每次3~9 g。外用：适量，磨汁涂或研末。
配伍禁忌	不宜与乌头、附子同用，属中药十八反之列。
不适宜人群	血证、热痰、阴虚燥咳者。

桔梗 JIEGENG

别名：白药、苦桔梗、大药

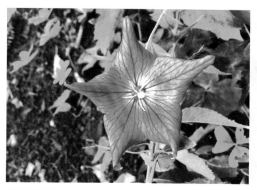
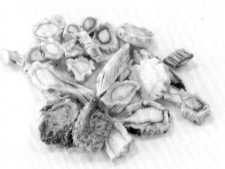

识别要点 根肉质，圆柱形，或有分枝。茎直立，单一或分枝。叶近于无柄，叶片卵状披针形，长 3～6 cm，宽 1～2.5 cm，花冠钟状，蓝紫色，径 3～5 cm，5 裂，裂片三角形，基部楔形或近圆形，边缘有锯齿。

挑选要点 一看：以条粗均匀、坚实、洁白者为佳。二尝：气微，味微甜后苦。

药理研究 现代研究表明，黏蛋白是也是衡量药物祛痰效果的指标之一。桔梗皂苷在体内、外均能增加大鼠和仓鼠呼吸道黏蛋白的释放。桔梗煎剂 200%，小鼠氨气法实验，有止咳的效果。桔梗单用无明显平喘作用，但配伍成复方则有明显平喘作用。

前人论述 《神农本草经》："主胸胁痛如刀刺，腹满，肠鸣幽幽，惊恐悸气。"《本草纲目》："主口舌生疮，赤目肿痛。"

名家妙用 临床上桔梗多用以治咽部疾病，很少用于大便不通。李克绍援引古今文献、医案证实：桔梗可"开提气血"，达通便之效。桔梗治"腹满、肠鸣幽幽"。朱震亨云："干咳嗽，乃痰火之气郁在肺中，宜苦梗以开之；痢疾腹痛，乃肺金之气郁在大肠，亦宜苦梗开之，后用痢药。此药能开提气血，故气药中用之。"其"郁在肺中""郁在大肠"，实即气管或肠管闭塞不通，或通而不畅之意。"开提气血"，即使气管或肠管扩张。(《李克绍医学文集》)

食疗保健 桔梗冬瓜汤 冬瓜 150 g，杏仁 10 g，桔梗 9 g，甘草 6 g，调料适量。将冬瓜洗净、切块煸炒后，加适量清水，下杏仁、桔梗、甘草煎煮，至熟后。具有疏风清热，宣肺止咳作用，适用于风邪犯肺型急性支气管炎患者。(《中华食疗药膳养生秘方》)

桔梗妙用小贴士	
性味归经	苦、辛，平。归肺经。
功效	开宣肺气，祛痰排脓，利咽开音。
主治病症	外感咳嗽、咽喉肿痛、肺痈吐脓、胸满胁痛、痢疾腹痛等。
常用量及毒性	内服：每次 3～10 g，或入丸、散。
不适宜人群	阴虚久嗽、气逆及咳血者。

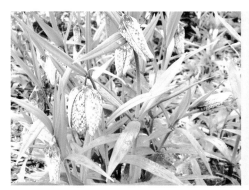
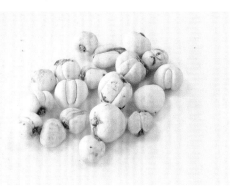

识别要点 卷叶贝母：鳞茎圆锥形或近球形，直径 5～12 mm。茎直立，绿色或微带褐紫色，具细小灰色斑点。先端卷曲呈卷须状。乌花贝母：形态与卷叶贝母相似，惟本种鳞茎圆锥形，直径 6～8 mm。梭砂贝母：鳞茎圆锥形，茎绿褐色。基部稍抱茎，绿褐色或紫褐色。

挑选要点 一看：以质坚、颗粒均匀、顶端不开裂、色洁白、粉性足者为佳。二尝：气微，味微苦。

药理研究 川贝母及其所含生物碱有明显的祛痰镇咳作用；生物总碱对由乙酰胆碱和组胺致喘的豚鼠有显著的平喘作用。川贝母大量生物碱可引起外周血管扩张，从而使血压下降。西贝母碱对肠管平滑肌有解痉、松弛作用。

前人论述 《神农本草经》："主伤寒烦热，淋沥邪气，疝瘕，喉痹，乳难，金疮风痉。"

名家妙用 一般认为川贝母多用于治疗肺虚久咳，疮痈肿毒及乳痈，肺痈等症。但临床以川贝母为主治疗肝硬化腹水，疗效较好。川贝母与甘遂并用，贝母味苦甘凉，泄热凉金，降浊消痰，开郁下气。取其性凉能降，善调脾气，与甘遂伍用功在互补，药力相加。（《中医杂志》）

食疗保健 **川贝秋梨膏** 款冬花、百合、麦冬、川贝母各 30 g，冰糖 50 g，秋梨、蜂蜜各 100 g。款冬花、百合、麦冬、川贝母加水煎成浓汁，去渣留汁。秋梨榨汁与冰糖、蜂蜜一同入药汁文火煎至膏状，温开水冲服食用。有养阴润肺，清热化痰，止咳平喘的作用，适用于燥热伤肺证。还可用于肺热燥咳，或肺虚久咳，症见咳嗽气短、痰少而黏、咽干等。亦可用于热病伤津所致的烦渴、大便秘结等。（《中华临床药膳食疗学》）

川贝母妙用小贴士	
性味归经	苦、甘，微寒。归肺、心经。
功效	润肺散结，止嗽化痰。
主治病症	虚劳咳嗽、吐痰咯血、心胸郁结、肺痿、肺痈、喉痹、乳痈等。
常用量及毒性	内服：3～10 g；研粉冲服，每次 1～2 g。外用：研末撒或调敷。
配伍禁忌	不宜与乌头、附子同用，属中药十八反之列。
不适宜人群	脾胃虚寒及有湿痰者。

浙贝母 ZHEBEIMU

别名：土贝母、象贝母、大贝母

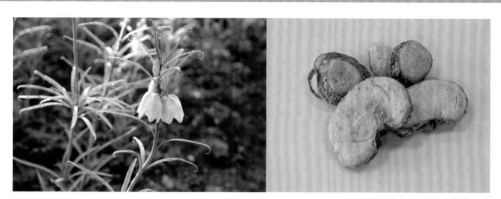

识别要点 鳞茎半球形，直径 1.5～6 cm，有 2～3 片肉质的鳞片。茎单一，直立，圆柱形，高 50～80 cm。叶无柄，花钟形，俯垂，基部具腺体。

挑选要点 以鳞叶肥厚、表面及断面白色、粉性足者为佳，元宝贝较珠贝为优。

药理研究 浙贝母碱给猫和家兔离体支气管肺灌流，在低浓度时对支气管平滑肌有明显扩张作用，高浓度则显著收缩。浙贝母碱与去氢浙贝母碱给离体蛙心或兔心灌流，对心脏有抑制作用，使心率减慢，房室传导阻滞。

前人论述 《本草纲目拾遗》："解毒利痰，开宣肺气，凡肺家夹风火有痰者宜此。"

名家妙用 李佩文教授认为肿瘤相关性出血既有正虚也有邪实，虚在气，实在热，因此在临床治疗肿瘤相关性出血时确立了益气、凉血、止血的基本治疗法则。临证时善用药对，常用药对有海螵蛸与白及、海螵蛸与浙贝母、生地黄与侧柏叶、海螵蛸与茜草、当归与益母草、红藤与槐花等。海螵蛸与白及药对治疗各类肿瘤出血最为常用，胃癌出血最常用海螵蛸与浙贝母药对，肺癌咯血最常用生地黄与侧柏叶药对，下部出血最常用海螵蛸与茜草药对，妇科肿瘤出血最常用当归与益母草药对，大肠癌出血最常用红藤与槐花药对。李教授诸药对运用合理，处方配伍缜密周全，临床疗效显著。（《李佩文教授治疗肿瘤相关性出血应用药对经验》）

食疗保健 **浙贝蒸蛋** 浙贝母 2.5 g，鸡蛋 1 个，适量白糖。同蒸至蛋熟即可食用。每日 1 剂，服用 2～9 日。具有止咳平喘的作用，适用于小儿咳嗽气喘，痰咳不利，以及百日咳痉咳期。（《防治儿科疾病药膳大全》）

浙贝母妙用小贴士	
性味归经	苦，寒。归肺、心经。
功效	清热化痰，散结解毒。
主治病症	风热咳嗽、肺痈喉痹、瘰疬、疮疡肿毒等。
常用量及毒性	内服：每次 5～10 g。外用：研末撒。
配伍禁忌	不宜与乌头、附子同用，属中药十八反之列。
不适宜人群	寒痰、湿痰及脾胃虚寒者。

竹沥 ZHULI

别名：竹汁、淡竹沥、竹油

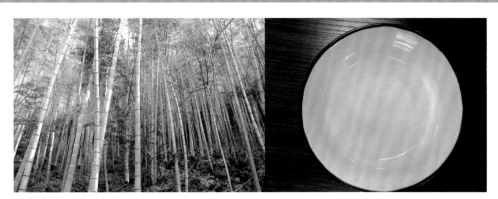

识别要点 为青黄色或黄棕色液汁，透明，具焦香气。

挑选要点 以色泽透明者为佳。

药理研究 竹沥含天冬氨酸、蛋氨酸、丝氨酸、脯氨酸、胱氨酸、苯甲酸、水杨酸等。具有止咳、止呕、镇咳、祛痰、平喘及促进小肠推进运动等作用。

前人论述 《本草备要》："消风降火，润燥行痰，养血益阴，利窍明目。治中风口噤，痰迷大热，风痉癫狂，烦闷消渴，血虚自汗。"

名家妙用 孙思邈《千金要方》中的竹沥饮子以竹沥水、生姜汁各 5～10 mL，和匀服下，治中风口噤。又方将竹沥水煎热，频频饮之，能清热除烦，治时气烦躁及孕妇子烦。（《千金要方》）葛洪在《肘后备急方》中提及用竹沥水加开水兑服，可治消渴尿多症，有润肺止咳的作用，临床中验之皆能奏效。（《肘后备急方》）

食疗保健 **鲜竹沥粥** 鲜竹沥 30 g，干地龙粉 1～2 g，粳米 100 g。粳米煮粥熟时，加鲜竹沥水、地龙粉调和匀即可食用。能凉肝息风，清热导痰。适用于有肝风痰热之眩晕头痛，胸闷乏力，心烦失眠，口干苦，多痰涎，便秘等症的人食用。（《中国药膳大辞典》）

竹沥妙用小贴士	
性味归经	甘、苦，寒。归心、胃经。
功效	清热滑痰，镇惊利窍。
主治病症	中风痰迷，肺热痰壅，惊风，癫痫，壮热烦渴，子烦，破伤风等。
常用量及毒性	30～50 mL，冲服，入丸剂或熬膏。
不适宜人群	寒嗽及脾虚便溏者。

胖大海　PANGDAHAI

别名：大洞果、大海子、胡大海

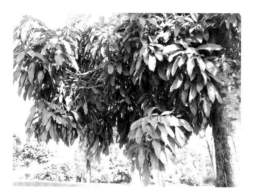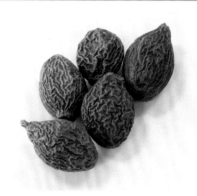

识别要点 树皮粗糙略具条纹，叶互生，叶片革质，卵形或椭圆状披针形，先端钝或锐尖，基部圆形或几近截形，全缘，光滑无毛。种子梭形或倒卵形，长 18～25 mm，直径 12 mm，深黑褐色，表面具皱纹。

挑选要点 一看：以个大、棕色、表面皱纹细、不碎裂者为佳。二尝：气微，味淡，久嚼有黏性。

药理研究 胖大海素对血管平滑肌有收缩作用，能改善黏膜炎症，减轻痉挛性疼痛。水浸液能促进肠蠕动，有缓泻作用，以种仁作用最强。种仁溶液有降压作用。此外，浸剂等有抗病毒、抗菌及抗炎作用。本品对特异性免疫功能有一定促进作用，外皮、软壳、仁的水浸液提取物皆有一定的利尿和镇痛作用，种仁作用最强。

前人论述 《本草纲目拾遗》："治火闭痘，并治一切热症劳伤吐衄下血，消毒去暑，时行赤眼，风火牙疼，虫积下食，痔疮漏管，干咳无痰，骨蒸内热，三焦火症。"

名家妙用 张寿颐用此药时提及，此药亦曰大发，以其一得沸水，即裂皮发胀，几盈一瓯故也。近人用之，皆以治伤风咳嗽，鼻塞声重等症。性温，故能散寒风，然其味极淡，微含甘意，温散之药，决不如此。善于开宣肺气，并能通泄皮毛，风邪外闭，不问为寒为热，并皆主之。亦能开音治暗，爽嗽豁痰。使用的量不同功效也不同，轻用二三枚，如肺闭已甚，咳不出声，或金窒音嘶者，可用至五六枚。

食疗保健 **胖大海甘草茶** 胖大海 5 枚，甘草 3 g。共煎代茶饮，可加白糖少许。作用为清热润肺，利咽开音，有因外感所致干咳失音，咽喉燥痛，牙龈肿痛症状时可用。（《慎德堂方》）

胖大海妙用小贴士	
性味归经	甘，寒。归肺、大肠经。
功效	清热，润肺，利咽开音，润肠通便。
主治病症	肺热声哑，干咳无痰，咽喉干痛，热结便秘，头痛目赤。
常用量及毒性	内服：2～3 枚，沸水泡服或煎服。
不适宜人群	风寒感冒、脾胃虚寒者。

苦杏仁　KUXINGREN

别名：杏仁

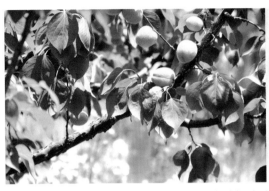 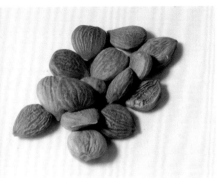

识别要点 叶互生，广卵形或卵圆形，先端短尖或渐尖，基部圆形，边缘具细锯齿或不明显的重锯齿。核果近圆形，直径约 3 cm，橙黄色；核坚硬，扁心形，沿腹缝有沟。

挑选要点 一看：乳白色，富油性为佳。二闻：无臭。三尝：味苦。

药理研究 苦杏仁苷是常见的氰苷类物质，也是传统中药苦杏仁中的有效成分，大量的研究表明苦杏仁苷除了止咳平喘之外，还具有一定抗肿瘤和调节免疫的功效。苦杏仁主要有镇咳、平喘作用，其活性成分苦杏仁苷内服后，在体内 β-葡萄糖苷酶作用下分解为氢氰酸和苯甲酸，氢氰酸对呼吸中枢有一定的抑制作用，使呼吸运动趋于安静从而达到镇咳平喘的作用。

前人论述 《神农本草经》："主咳逆上气雷鸣，喉痹，下气，产乳金疮，寒心奔豚。"

名家妙用 张果老先生服生杏仁慎忌损益法，每日旦朝空腹，取杏仁二七枚，去皮尖双仁者，面向东南，未漱口前，熟嚼，令口中津液有半口，便即咽却。长期如此服用，服三七日，四七日，即觉泄气过常时三倍，服三个月，脚热如火，腹中搜病不觉自愈。至十六个月，脏腑更新，胸膈通泰，上气永断，癖病消散。服经二十四个月，肝脏鲜明，肝上有瘕，皮不觉自脱落，眼目精明，眼病永除，目能远视。服初满二年百害不伤，服经三年，百神覆护，三年谷气破散，脐中疼痛，忽然出生血一千片，忽惊怪，此是药来即就，止此是上上应延年之效。(《博济方》)

食疗保健 桑菊杏仁茶　桑叶、菊花、杏仁各 10 g，白糖适量。将杏仁捣碎与前二味共置保温瓶中，用沸水适量冲泡闷 15 分钟，再加入白糖适量，代茶频频饮用，每日 1 剂。功效为疏散风热，宣肺止咳。适用于外感风热，咽痛喉痒，咳嗽音哑，痰稠微黄，口渴，身热恶风，舌苔薄黄。(《百病饮食自疗》)

苦杏仁妙用小贴士	
性味归经	苦，微温。归肺、大肠经。
功效	降气止咳平喘，润肠通便。
主治病症	咳嗽气喘，胸满痰多，血虚津枯，肠燥便秘等。
炮制品种	苦杏仁、燀苦杏仁和炒苦杏仁。
常用量及毒性	有小毒。内服：5～10 g，生品入煎剂宜后下。
不适宜人群	大便溏泄者及婴儿。

枇杷叶　PIPAYE

别名：巴叶、蜜枇杷叶、芦桔叶

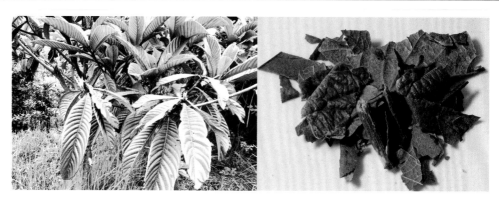

识别要点 长圆形或倒卵形，长 12～30 cm，宽 4～9 cm。先端尖，基部楔形，边缘有疏锯齿，近基部全缘。上表面较光滑，下表面密被茸毛，主脉于下表面显著突起，侧脉羽状。

挑选要点 一看：以叶大、色灰绿、不破碎者为佳。二尝：气微，味微苦。

药理研究 枇杷叶中含有挥发油、三萜酸类、黄酮类、皂苷类、有机酸类等多种化学成分，有效成分主要为乌索酸、黄酮类化合物和苦杏仁苷，具有抗炎止咳、降血糖、抗病毒和抗肿瘤等药理活性，有十分重要的开发利用价值。

前人论述 《本草纲目》："和胃降气，清热解暑毒，疗脚气。"

名家妙用 久呃未愈，患者面部红艳，脉细数，舌质光红如镜，系久病伤阴，使胃中津液不足，气机不得顺降，故呃逆频频不断，声音低急。舌质红光如镜，脉细数是阴虚之象。景莘农重用炙枇杷叶顺气降逆滋阴而 1 剂呃逆止，2 剂痊愈。是为用单味药重剂治难症的一个典范。(《陕西验方新编》)

食疗保健 **枇杷叶粥** 枇杷叶约 15 g（鲜 60 g），粳米约 100 g，冰糖少许。先将枇杷叶用布包入煎，取浓汁后去渣，或将新鲜枇杷叶刷去叶背面的茸毛，切细后煎汁去渣，入粳米煮粥，粥成后入冰糖成稀薄粥。效用为清肺、化痰、止咳、降气。适用于肺热咳嗽、咳吐黄色脓性痰或咳血、衄血以及胃热呕吐呃逆等。(《保健药膳》)

枇杷叶妙用小贴士	
性味归经	苦，微寒。归肺、胃经。
功效	清肺和胃，降气化痰。
主治病症	肺热痰嗽，咳血，衄血，胃热呕逆等。
炮制品种	止呕生用，止咳宜蜜炙用。
常用量及毒性	内服：每次 6～10 g；熬膏或入丸、散。
不适宜人群	胃寒呕吐及肺感风寒咳嗽者。

百部 BAIBU

别名：嗽药、百条根、九丛根

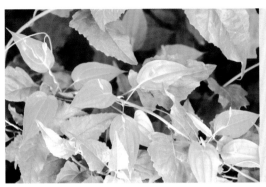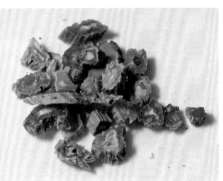

识别要点 蔓生百部：全体平滑无毛。根肉质，通常作纺锤形。茎上部蔓状，具纵纹。叶卵形或卵状披针形，先端锐尖或渐尖，基部圆形或近于截形，偶为浅心形。直立百部：茎直立，不分枝，有纵纹。叶卵形、卵状椭圆形至卵状披针形，先端急尖或渐尖，基部楔形。对叶百部：块根肉质，纺锤形或圆柱形。茎上部缠绕。叶通常对生，广卵形。基部浅心形，全缘或微波状。

挑选要点 一看：以粗壮、肥润、坚实、色白者为佳。二尝：气微，味甘、苦。

药理研究 百部主要含有百部生物碱，具有镇咳、祛痰、杀虫、抗菌等药理作用。百部生物碱能降低动物呼吸中枢的兴奋性，抑制咳嗽反射，而具镇咳之效。其能杀灭头虱，并可杀死虱卵。醇浸剂较水浸剂效力大。百部煎对多种球菌、杆菌、皮肤真菌都有抑制作用。

前人论述 《本草拾遗》："火炙浸酒空腹饮，去虫蚕咬，兼疥癣疮。"

名家妙用 龚鹤松经验 小儿百日咳为常见疾病之一，不易速愈。龚老每遇此症，喜用一验方，疗效颇佳，且价格便宜，服用方便，小儿也易接受，笔者亦常将此方应用于临床，鲜有不效者。龚士澄经验 用百部、三七、生牡蛎、川贝母各等量，共研细粉，过80目筛，和匀，每次4g，每日2～3次，米汤或藕粉汤调服，治疗肺结核有空洞。抗结核、止血、生肌补损、润肺化痰俱备，服用简便，验例颇多。

食疗保健 **百部姜茶** 百部、生姜、绿茶各3g。用200 mL开水冲泡后饮用，并饮至味淡。温肺止咳，肺寒咳嗽痰多稀清者可用。(《补缺肘后方》)

百部妙用小贴士	
性味归经	甘、苦，微温。归肺经。
功效	温润肺气，止咳，杀虫。
主治病症	风寒咳嗽，百日咳，肺结核，老年咳喘，蛔虫，皮肤疥癣、湿疹。
炮制品种	生用杀虫灭虱，久咳宜蜜炙。
常用量及毒性	内服：3～9g，浸酒或入丸、散。外用：煎水洗或研末调敷。
不适宜人群	热嗽、水亏火炎者。

桑白皮　SANGBAIPI

别名：桑根白皮、桑根皮、白桑皮

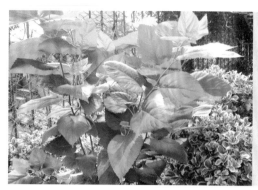 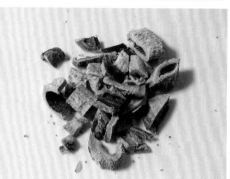

识别要点 干燥根皮多呈长而扭曲的板状，或两边向内卷曲成槽状，厚 1～5 mm。外表面淡黄白色或近白色，内表面黄白色或灰黄色。

挑选要点 微有豆腥气，味微甘。以色白、皮厚、粉性足者为佳。

药理研究 桑白皮多种提取物和提取成分有不同程度的镇咳、祛痰、平喘作用。桑白皮平喘作用的主要有效成分是东莨菪内酯。桑白皮水煎剂、生桑白皮水提液、桑白皮醇提物的乙酸乙酯萃取部位均有利尿作用。桑白皮总黄酮有抗炎、镇痛作用。桑白皮水提液、水提醇沉液有降血糖作用。此外，桑白皮还有降血压、免疫调节、抗病毒、抗肿瘤、抗氧化、抗缺氧、延缓衰老等作用。

前人论述 《神农本草经》："主伤中，五劳六极羸瘦，崩中，脉绝，补虚益气。"

名家妙用 中医专家贾斌善重用桑白皮（60 g）治疗泄泻。贾老认为，湿盛则濡泄，泄泻是脾失健运、升降失职而致。脾虚泄泻以健脾化湿或温中健脾为治；外湿困脾引起泄泻，则以芳香化湿为治。这是治泄泻常法，但是临床不尽然。贾老认为，中医肺与大肠相表里，泻大肠能治肺热咳嗽，而大肠病变亦可以用泻肺的方法治疗，故取桑白皮泻肺利水之功，以消大肠水肿。临床配伍槐角、大枣，增强利水消肿的作用而不伤脾胃，共奏泻肺利水之效。

食疗保健 **桑白皮煲兔肉** 桑白皮 30 g，兔肉约 250 g，食盐、味精各少许。桑白皮先用清水洗净，然后和兔肉切成小块，加水适量煲熟，加食盐、味精少许，调味服食。具有补中益气，行水消肿的作用。(《肿瘤方剂大辞典》)

桑白皮妙用小贴士	
性味归经	甘，寒。归肺经。
功效	泻肺平喘，利水消肿。
主治病症	肺热喘咳，吐血，水肿，脚气，小便不利等。
炮制品种	泻肺利水、平肝清火宜生用，肺虚咳喘宜蜜炙用。
常用量及毒性	内服：6～12 g，或入散剂。外用：捣汁涂或煎水洗。
不适宜人群	肺虚无火、小便多及风寒咳嗽者忌服。

白果　BAIGUO

别名：灵眼、佛指甲、佛指柑

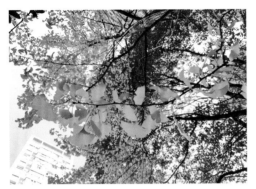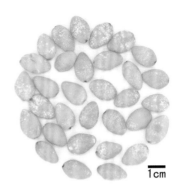

1cm

识别要点 树干直立，树皮灰色。枝有长短两种，叶在短枝上簇生，在长枝上互生。叶片扇形，基部楔形，叶脉平行，叉形分歧。种子核果状，倒卵形或椭圆形，长 2.5～3 cm，外种皮肉质，有臭气；内种皮灰白色。

挑选要点 一看：以外壳白色、种仁饱满、里面色白者为佳。二尝：气微。味甘、微苦。

药理研究 白果注射液有平喘作用，白果乙醇提取物有祛痰作用。白果对葡萄球菌、链球菌、白喉棒状杆菌、炭疽杆菌、枯草杆菌、大肠埃希菌、伤寒沙门菌等有不同程度的抑制作用。白果提取物对脑缺血、阿尔茨海默病、帕金森病等均有一定的治疗作用。此外，还有抗过敏、抗衰老、抗寄生虫、抗炎、抗肿瘤等作用。

前人论述 《本草纲目》："熟食温肺益气，定喘嗽，缩小便，止白浊；生食降痰，消毒杀虫；（捣）涂鼻面手足，去皴泡，䵟黯，皱皴及疥癣疳匿、阴虱。"

名家妙用 白果仁适量，每晚临睡前用温水将患处洗净，将白果去壳取鲜白果仁切去一部分成为平面，用以频搓患部，边搓边削去用过的部分，每晚用 1～2 枚白果仁搓遍患处。每日 2～3 次，用药 2 周后痤疮消失。（《老中医霍列五 60 年单验方秘传》）

食疗保健 白果鸡丁　嫩鸡肉 350 g，白果 100 g，青椒、红椒各 1 个，蛋清 2 个，调味品适量。将鸡肉切成丁放进蛋清中，加酱油与淀粉腌 30 分钟以上，将白果剖四半，青红椒分别切成块。油烧七成热，投下白果丁炸成金黄色捞出，将鸡丁放入熟后捞出，将油沥去。净锅爆炒葱、姜、青椒等，将鸡丁及白果丁下锅炒匀，加调味品即成。尤适用于老年体虚湿重的久咳、痰多、气喘、小便频数、虚弱哮喘、小儿遗尿者，以及妇女脾肾亏虚、浊湿下注、带下量多、质稀等症，对于老年性慢性气管炎、肺源性心脏病、肺气肿及带下病患者，有良好的保健作用。（《食物疗法》）

白果妙用小贴士	
性味归经	甘、苦、涩，平。归肺、肾经。
功效	敛肺气，定喘嗽，止带浊，缩小便。
主治病症	哮喘，痰嗽，白带，白浊，遗精，淋病，小便频数等。
常用量及毒性	有毒。内服：每次 5～10 g，捣汁或入丸、散。外用：捣敷。
不适宜人群	有实邪者。

紫菀 ZIWAN

别名：青菀、夜牵牛、紫菀茸

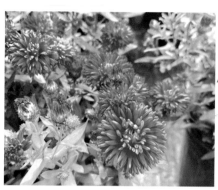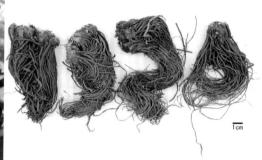

识别要点 茎短，簇生多数细根，外皮灰褐色。茎直立，上部分枝，表面有沟槽。根生叶丛生，叶片篦状长椭圆形至椭圆状披针形，先端钝，基部渐狭。

挑选要点 一看：以根长、色紫、质柔韧、去净茎苗者为佳。二尝：气微香，味甜、微苦。药理研究主要含萜类成分有紫菀酮、表紫菀酮、表木栓醇；黄酮类成分有槲皮素、山奈酚等。主要药理作用是祛痰，镇咳。其他药理作用有抗菌，抗病毒，抗肿瘤等。

前人论述 《神农本草经》："主咳逆上气，胸中寒热结气，去蛊毒、痿躄，安五藏。"

名家妙用 《朱良春用药经验集》中有这样描述："紫菀所以能通利二便，是因其体润而微辛微苦……润则能通，辛则能行，苦可泻火，故于二便之滞塞皆效。"朱氏能说出紫菀能通二便，他可能验证过此药的通便功效。从紫菀药性看，还是有些道理，紫菀微温而润，为肺家要药，能开泄肺郁。中医学认为，肺与大肠相表里，生理和病理上都相互影响，紫菀能使肺气宣通，气行则津液也行，津液下行得以润泽肠道，便秘则可解。

食疗保健 **天冬紫菀酒** 天冬 200 g，紫菀、饴糖各 10 g，白酒 1 L。将药洗净，捣碎，用白纱布袋盛之，连饴糖一起置入净器中，入白酒浸泡密封 7～10 日后开启，去掉药袋，过滤装瓶备用。每次 10～30 mL，每日 2 次。其功效为润肺止咳。适用于肺痿咳嗽，吐涎沫，心中温温，咽燥而不渴者。(《肘后备急方》)

紫菀妙用小贴士	
性味归经	辛、苦，温。归肺经。
功效	温肺、下气，消痰、止咳。
主治病症	风寒咳嗽气喘，虚劳咳吐脓血，喉痹，小便不利等。
炮制品种	外感暴咳宜生用，肺虚久咳蜜炙用。
常用量及毒性	内服：每次 5～10 g；或入丸、散。
不适宜人群	有实热者。

款冬花　KUANDONGHUA

别名：冬花、款花、艾冬花

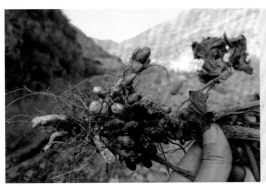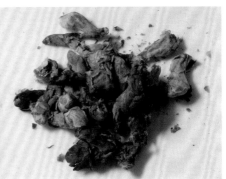

识别要点 基生叶广心脏形或卵形，先端钝，边缘呈波状疏锯齿，锯齿先端往往带红色。基部心形成圆形，质较厚，上面平滑，暗绿色，下面密生白色毛。舌状花在周围一轮，鲜黄色。

挑选要点 一看：以朵大、色紫红、无花梗者为佳。二尝：气香，味微苦而辛。

药理研究 款冬花煎剂对碘液引咳的麻醉猫有明显镇咳作用和弱的祛痰作用。款冬花煎剂灌胃，对犬有明显镇咳作用。其乙酸乙酯提取物有祛痰作用，乙醇提取物有镇咳作用。其醚提取物对兔呼吸作用类似尼可刹米，可对抗吗啡引起的呼吸抑制。对组胺引起的支气管痉挛有解痉作用。

前人论述 《神农本草经》："主咳逆上气善喘，喉痹，诸惊痫，寒热邪气。"

名家妙用 霍列五款冬花止咳方，款冬花 10 g，冰糖 15 g，加水 500 mL，煎至味出，趁温服用。此方亦可放茶壶内加开水冲泡，当茶频频饮用。每日 1 剂。可用于大人小儿咳嗽，方中款冬花味辛性温，具有润肺下气、化痰止嗽的作用。其辛散而润，温而不燥，凡一切咳嗽，不论外感内伤，寒热虚实，皆可应用。特别是肺虚久咳不止，最为适用。但本品辛温，易散气动热，对咳嗽痰中带血者慎用。(《老中医霍列五 60 年单验方秘传》)

食疗保健 **款冬花百合糖水** 款冬花、百合各 15 g，白糖或蜂蜜适量。款冬花装纱布袋中，扎口；百合洗净，同放水中，加糖，文火熬至百合熟烂，去款冬花，食百合饮水。有润肺，化痰，止咳的作用，适用于肺阴不足，久咳不足，痰中带血等症。(《中国药膳大辞典》)

款冬花妙用小贴士	
性味归经	辛、微苦，温。归肺经。
功效	润肺下气，化痰止嗽。
主治病症	新久咳嗽、喘咳痰多、劳嗽咳血。
炮制品种	外感暴咳宜生用，肺虚久咳蜜炙用。
常用量及毒性	内服：每次 5～10 g，熬膏或入丸、散。
不适宜人群	肺火燔灼、肺气焦满、阴虚劳嗽者。

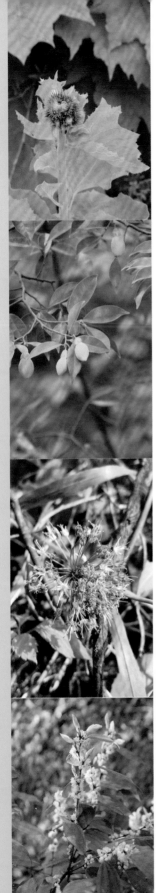

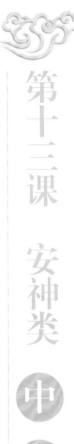

第十三课 安神类

中药

Traditional

Chinese medicine

酸枣仁　SUANZAOREN

别名：枣仁、酸枣核

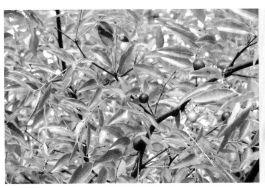
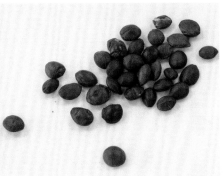

识别要点　老枝褐色，幼枝绿色，枝上有两种刺，一为针形刺，一为反曲刺。叶互生，叶柄极短，托叶细长，针状，叶片椭圆形至卵状披针形，基部偏斜，边缘有细锯齿，主脉 3 条。

挑选要点　气微，味淡，以粒大饱满、外皮紫红色、无核壳者为佳。

药理研究　黄酮类化合物，大量脂肪油和多种氨基酸，维生素 C，多糖和植物甾醇。主要抑制中枢神经系统，能镇静催眠，抗惊厥，镇痛及降低体温。增强心脏收缩力，使心率减慢，防治心律失常。能抑制血小板聚集。还有降血压，降血脂，抗心肌缺血和抗动脉粥样硬化等作用。

前人论述　《神农本草经》："主心腹寒热，邪结气聚，四肢酸疼，湿痹。"《本草拾遗》："睡多生使，不得睡炒熟。"

名家妙用　心肝血虚是不寐的重要病机。不寐既久，形神困顿，在内则血虚不足以养神，在外则虚热扰及心神，一派阴亏火生之象。刘志明认为治此宜养肝血以安内，清虚热以攘外。方选酸枣仁汤以清热除烦，养心安神；栀子豉汤以清透郁热，疏解气机；再辅以一味黄连，"入心泻火，镇肝凉血"。全方养血与清热同施，为补散偶制之方。(《刘志明巧用酸枣仁汤加减异病同治经验赏析》)

食疗保健　**龙眼酸枣仁粥**　龙眼肉、炒酸枣仁各 10 g，芡实 12 g，白糖适量。炒酸枣仁捣碎，用纱布袋装。芡实加水 500 mL，煮半小时后加入龙眼肉和炒酸枣仁，再煮半小时。取出酸枣仁，加适量白糖，滤出汁液。不拘时间，随时饮用，并吃龙眼肉及芡实。有养血安神，益肾固精的作用。凡因心阴血虚、虚火内扰，出现心悸、怔忡、神倦、遗精等症者，皆可服用。(《中医饮食营养学》)

酸枣仁妙用小贴士	
性味归经	甘、酸，平。归心、肝、胆经。
功效	养肝，宁心，安神，敛汗，生津。
主治病症	虚烦不眠、惊悸多梦、体虚多汗、津伤口渴。
常用量及毒性	内服：每次 10～15 g；或入丸、散。
不适宜人群	有实邪郁火及患有滑泄症者。

合欢皮 HEHUANPI

别名：合昏皮、夜台皮、合欢木皮

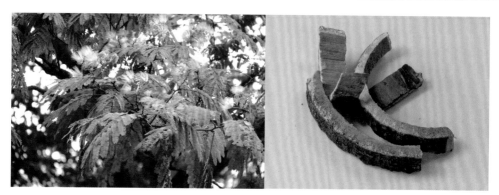

识别要点 树干灰黑色；小枝无毛，有棱角。2 回双数羽状复叶互生，总叶柄长 3～5 cm，小叶片镰状长方形，先端短尖，基部截形，不对称，全缘，有缘毛，下面中脉具短柔毛，托叶线状披针形。

挑选要点 气微香，味淡、微涩。以皮薄均匀、嫩而光润者为佳。

药理研究 合欢皮水煎剂、醇提取物及合欢皮总皂苷有镇静安神作用。合欢皮皂苷有抗生育作用。合欢皮甲醇提取物、合欢皮多糖、合欢皮乙醇提取物有抗肿瘤作用。合欢皮乙醇提取物、合欢皮水提液有免疫增强作用。

前人论述 《神农本草经》："主安五脏，和心志，令人欢乐无忧。"

名家妙用 当代名老中医凌一揆治疗失眠症用琥珀合欢白芍汤，方中琥珀（研末冲服）0.6 g，合欢花、白芍各 9 g。主治失眠与神经衰弱。方中以合欢花安神解郁，入脾补阴，入心缓气而令五脏安和，神气舒畅，疗效确切，尤其以血虚阴虚型患者为佳。

食疗保健 **合欢饮** 合欢皮 3 g，甘草、木香各 6 g，贝母、白术、茯苓、乌药、黄芪、酸枣仁、当归、远志、党参、香附各 10 g，白糖 30 g。以上药物洗干净，放入瓦锅内，加水适量。瓦锅置武火上烧沸，再用文火煎煮 25 分钟，停火，过滤留汁液，在汁液内加入白糖搅匀即成。有活血化瘀，软坚散结的作用。甲状腺患者、体虚者饮用尤佳。（《癌症美味食疗 318 种》）

合欢皮妙用小贴士	
性味归经	甘，平。归心、肝、肺经。
功效	解郁安神，活血消肿。
主治病症	心神不安，忧郁失眠，肺痈，疮肿，瘰疬，筋骨折伤等。
常用量及毒性	内服：每次 6～12 g；或入散剂。外用：研末调敷。
不适宜人群	孕妇慎用。

远志 YUANZHI

别名：棘菀、苦远志

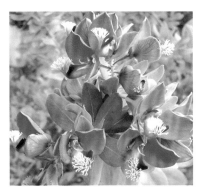
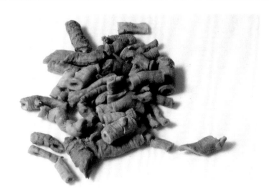

识别要点 根圆柱形。茎丛生，上部绿色。叶互生，线形或狭线形，长 0.8～4 cm，宽 0.5～1 mm，先端渐尖，基部渐狭，全缘，中脉明显，无毛或稍被柔毛；无柄或近无柄。

挑选要点 质硬而脆，易折断，断面黄白色、较平坦，微有青草气，味苦、微辛，有刺喉感。

药理研究 主要含三萜皂苷、糖酯类化合物以及香豆素、木质素、黄酮、生物碱等。远志具有祛痰镇静、兴奋子宫、降血压的作用，还具有较强的溶血作用和一定的抗菌作用。远志在体外实验中显示具有抗肿瘤的作用。

前人论述 《神农本草经》："主咳逆伤中，补不足，除邪气，利九窍，益智慧，耳目聪明，不忘，强志倍力。"

名家妙用 张锡纯论及，远志，其酸也能翕，其辛也能辟，故其性善理肺，能使肺叶之翕辟纯任自然，而肺中之呼吸于以调，痰涎于以化，即咳嗽于以止矣。若以甘草辅之，诚为养肺要药。至其酸敛之力，入肝能敛辑肝火，入肾能固涩滑脱，入胃又能助生酸汁，使人多进饮食，和平纯粹之品，固无所不宜也。若用水煎取浓汁，去渣重煎，令其汁浓若薄糊，以敷肿疼疮疡及乳痈甚效、若恐其日久发酵，每一两可加蓬砂二钱溶化其中。(《医学衷中参西录》)

食疗保健 **远志莲粉粥** 远志 30 g，莲子 15 g，粳米 50 g。先将远志泡去心皮与莲子均研为粉，再煮粳米粥，候熟入远志和莲子粉，再煮一二沸后即可食用。具有补中，益心志，聪耳明目的作用。适用于健忘、怔忡、失眠等症。(《良方》)

远志妙用小贴士	
性味归经	苦、辛，温。归心、肾、肺经。
功效	安神益智，祛痰，解郁。
主治病症	用于心肾不交引起的失眠多梦、健忘惊悸、疮疡肿毒等。
炮制品种	炙远志和蜜远志。
常用量及毒性	内服：每次 3～10 g；浸酒或入丸、散。
不适宜人群	心肾有火、阴虚阳亢者。

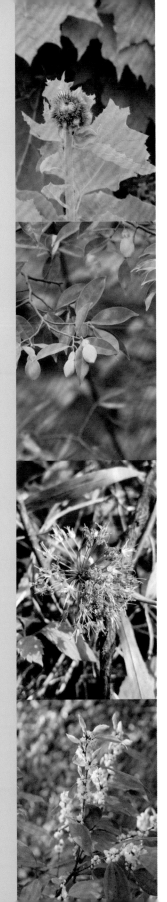

第十四课 补益类 药

Traditional

Chinese medicine

人参 RENSHEN

别名：神草、地精、百尺杵

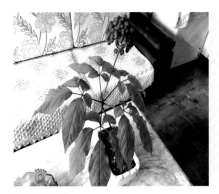 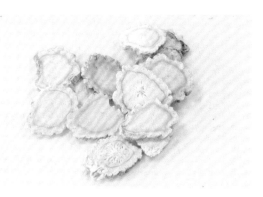

识别要点 主根肥大，肉质，圆柱状，常分歧，须根长，有多数小疣状物，根茎上有茎痕，茎直立，绿色，细圆柱形，光滑无毛。

挑选要点 以身长、支大、芦长者为佳。

药理研究 人参对中枢神经的作用为小剂量主要为兴奋，大剂量则为抑制。人参对多种化学物质造成的实验动物记忆获得、记忆巩固和记忆再现障碍均有改善作用。人参皂苷对脑缺血损伤有保护作用。人参有保护心肌、双向调节血压的作用，并与剂量和机体功能状态有关。

前人论述 《神农本草经》："主补五脏，安精神，止惊悸，除邪气，明目，开心益智。"

名家妙用 人参能够全面激活肝脏酶系统，增加肝脏代谢各类物质的酶活性，代谢掉堆积在肝脏内的有毒物质，从而软化肝脏。那么，人参如何配方可以更好地软化肝脏防治肝硬化呢？国医大师李济仁在《妙用人参治百病》中给肝硬化患者推荐了下面的人参秘方：佛手花疏肝汤治疗酒精性肝硬化，二参软肝汤治疗晚期肝硬化。

食疗保健 **人参茯苓粥** 人参 3 g，白茯苓 18 g。上药并研细末，同粳米 1 茶盅，熬成粥。先以盐汤将口漱净，后再食粥。有扶脾进食的作用。治疗走马牙疳，脾虚食少者。(《医宗金鉴》)

人参妙用小贴士	
性味归经	甘、微苦，温。归脾、肺、心、肾经。
功效	大补元气，固脱生津，安神。
主治病症	劳伤虚损，食少倦怠，反胃吐食，大便滑泄，虚咳喘促，自汗暴脱，惊悸健忘，眩晕头痛，阳痿，尿频，消渴，妇女崩漏，小儿慢惊，及久虚不复，一切气血津液不足之证等。
炮制品种	分为糖参类和红参类。
常用量及毒性	内服：煎汤，3～9 g；亦可熬膏，或入丸、散。
配伍禁忌	不宜与藜芦同用，属中药十八反之列。不宜与五灵脂同用，属中药十九畏之列。
不适宜人群	实证、热证。

太子参　TAIZISHEN

别名：孩儿参、童参

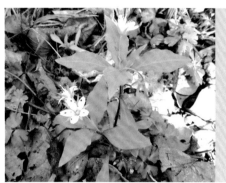 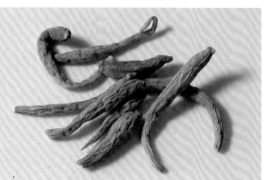

识别要点 块根长纺锤形。茎下部紫色，近四方形，上部近圆形，绿色，有 2 列细毛，节略膨大。叶对生，略带肉质，下部叶匙形或倒披针形。种子扁圆形，有疣状突起。

挑选要点 一看：以肥润、黄白色、无须根者为佳。二尝：气微，味微甘。

药理研究 太子参水煎液、多糖、醇提物、皂苷能够增强免疫功能。太子参水提物、75％醇提物、多糖及皂苷具有抗应激、抗疲劳的作用。太子参多糖具有改善记忆，延长寿命作用。太子参水、醇提物能提高小肠吸收功能，并对脾虚模型有治疗作用。此外，太子参有降血糖、降血脂、止咳、祛痰、抗菌、抗病毒、抗炎等作用。

前人论述 《本草再新》："治气虚肺燥，补脾土，消水肿，化痰止渴。"

名家妙用 太子参介于党参之补与沙参之润，不温不凉，不壅不滑，益气生津，伍茯神、麦门冬、炙甘草佐之，伍石菖蒲、远志化痰浊通心窍，伍丹参、川芎化瘀血通心脉，伍桂枝通心阳以化气，治胸痹、心悸、真心痛。养心定志丸、桔枝甘草汤、生脉饮加味而成，是治冠心病的通用方剂。（《首批国家级名老中医效验秘方精选》）

食疗保健 **太子参烧羊肉** 羊肉 250 g，太子参 30 g，黄酒、葱结、姜片、精盐、味精、胡萝卜块、花椒各适量。将太子参入锅，加水适量，用中火浓煎取汁 200 g。羊肉洗净切成块，放入锅中，加入黄酒、葱结、姜片、胡萝卜块、花椒及清水适量，用大火烧沸后转用小火炖 2 小时，直至羊肉熟烂，再加入太子参汁和精盐、味精，烧至汤汁浓稠即成。具有温中补血，养阴益气，健脾暖胃之效，可用于产后腹痛、崩漏失血、久病体虚、虚劳羸弱等症的辅助食疗，佐餐食用即可。（《中华食疗大全》）

太子参妙用小贴士	
性味归经	甘、微苦。归脾、肺经。
功效	益气健脾，生津润肺。
主治病症	脾虚体倦、食欲不振、病后虚弱、气阴不足、自汗口渴、肺燥干咳。
常用量及毒性	内服：每次 9～30 g。
不适宜人群	表实邪盛者。

西洋参　XIYANGSHEN

别名：西洋人参、西参、洋参

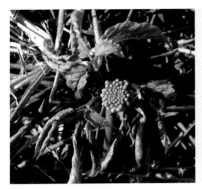 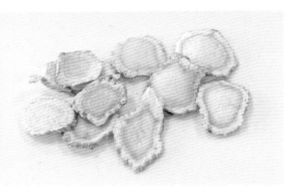

识别要点 根肉质，纺锤形，有时呈分歧状。根茎短，茎圆柱形，有纵条纹或略具棱。掌状 5 出复叶轮生于茎端，小叶片膜质，广卵形至倒卵形，先端突尖，边缘具粗锯齿，基部楔形。

挑选要点 以条匀、质硬、体轻、表面横纹紧密、气清香、味浓者为佳。一般又以野生者为上品，栽培者次之。

药理研究 西洋参含片、胶囊、水煎液及皂苷均具有抗缺氧、抗疲劳、改善和增强记忆的作用。西洋参多糖能升高白细胞、提高免疫力、抗肿瘤。西洋参皂苷具有中枢抑制、抗心律失常、抗应激、降血脂、降血糖和镇静等作用。

前人论述 《本草从新》："补肺降火，生津液，除烦倦。虚而有火者相宜。"

名家妙用 张锡纯言西洋参味甘微苦，性凉。能补助气分，兼能补益血分，为其性凉而补，凡欲用人参而不受人参之温补者，皆可以此代之。惟白虎加人参汤中之人参，仍宜用党参而不可代以西洋参，以其不若党参具有升发之力，能助石膏逐邪外出也。（《医学衷中参西录》）

食疗保健 **西洋参粥** 西洋参 3 g，龙眼肉 30 g，粳米 100 g，白糖 30～50 g。粳米洗净，与西洋参、龙眼肉共煮粥，加入白糖即可食用。有益胃生津，润肺养阴，强心健身，抗疲劳的作用。适用于素体阴虚之溃疡病患者，肺虚久咳者尤宜。（《中国药膳大辞典》）

西洋参妙用小贴士	
性味归经	甘、微苦，凉。归心、肺、肾经。
功效	益肺阴，清虚火，生津止渴。
主治病症	肺虚久嗽，失血，咽干口渴，虚热烦倦等。
常用量及毒性	内服：每次 3～6 g；或入丸、散。
配伍禁忌	不宜与藜芦同用，属中药十八反之列。
不适宜人群	中阳衰微、胃有寒湿者。

黄芪 HUANGQI

别名：绵芪、绵黄芪

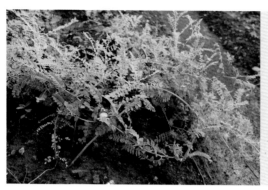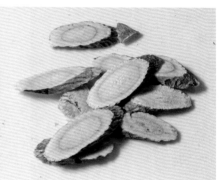

识别要点 茎直立，上部有分枝。奇数羽状复叶互生，小叶 12～18 对，广椭圆形或椭圆形，下面被柔毛，托叶披针形。荚果膜质，半卵圆形，无毛。

挑选要点 气微，味微甜，有豆腥味。

药理研究 主要药理作用为升高白细胞、增强吞噬功能、增强细胞免疫、增强体液免疫、改善学习记忆，有利于内分泌系统物质代谢，抗氧化损伤，增强造血功能等。

前人论述 《本草新编》："黄芪，味甘，气微温，气薄而味浓，可升可降，阳中之阳也，无毒。专补气。"

名家妙用 岳美中不但对仲景用黄芪探研尤深，且又擅长用黄芪治疗老年疾患。如治疗慢性支气管炎与冠心病用保元生脉饮加味，治疗高血压用大剂量黄芪与生龙骨、生牡蛎配伍，治疗慢性肾炎用经方黄芪剂，治疗产后血痹用经方黄芪桂枝五物汤，治疗慢性肝炎用当归补血汤合柴芍六君子汤，治疗偏枯用含有黄芪的三痹汤，治疗表虚自汗用玉屏风散；特别是他用补阳还五汤治疗震颤麻痹，首剂黄芪二两，逐渐加至八两，服用半年而缓解；他还采用《冷庐医话》中的黄芪粥加味，治愈数例小儿慢性肾炎迁延不愈者等，他称黄芪是"负鼓荡谷气以充肌表力量之职责者"。(《岳美中论医集》)

食疗保健 **黄芪炖鸡** 生黄芪 30 g，鸡 1 只（重 1000～1500 g），加酒共煮。用于体虚、产后或病后体弱、肾炎低蛋白血症。每日 1 剂，食鸡喝汤。也可作为病后体弱、营养不良、贫血、肾炎、内脏下垂患者的保健膳食。(《保健食膳》)

黄芪妙用小贴士	
性味归经	甘，微温。归脾、肺经。
功效	补气固表，托毒排脓，利尿，生肌。
主治病症	气虚乏力、久泻脱肛、自汗、水肿、子宫脱垂、慢性肾炎蛋白尿、糖尿病、疮口久不愈合等。
炮制品种	补中益气宜蜜炙用，其他方面多生用。
常用量及毒性	内服：每次 9～30 g。
不适宜人群	表实邪盛、内有积滞、阴虚阳亢、疮疡初起或溃后热毒尚胜者。

党参 DANGSHEN

别名：上党人参、黄参、狮头参

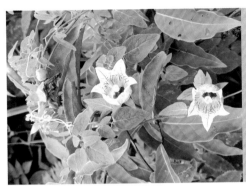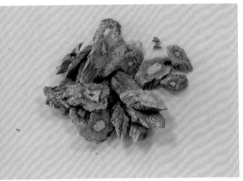

识别要点 根长圆柱形，顶端有根头，具多数瘤状的茎痕。茎缠绕，长而多分歧，叶对生、互生或假轮生，叶片卵形或广卵形，先端钝或尖，基部截形或浅心形，全缘或微波状。

挑选要点 西党以根条肥大、粗实、皮紧、横纹多、味甜者为佳。东党以根条肥大、外皮黄色、皮紧肉实、皱纹多者为佳。潞党以独支不分叉、色白、肥壮粗长者为佳。

药理研究 主要含党参苷、葡萄糖、菊糖、多糖、党参碱、挥发油、黄酮类、植物甾醇、微量元素等，主要药理作用为增强细胞免疫、增强体液免疫、改善学习记忆；调节内分泌系统物质代谢，抗氧化损伤，强心、扩张冠状血管、扩张脑血管、扩张外周血管、降压；增强造血功能，改善消化功能等。

前人论述 《本草纲目拾遗》："治肺虚，益肺气。"

名家妙用 梁廉夫记载党参用于治泻痢与产育气虚脱肛时配伍如下：党参（去芦，米炒）二钱，炙耆、白术（净炒）、肉蔻霜、茯苓各一钱五分，山药（炒）二钱，升麻（蜜炙）六分，炙甘草七分。加生姜二片煎。或加制附子五分。(《不知医必要》)

食疗保健 **党参酒** 老条党参1条，白酒500g。选粗大之连须党参，将参拍出裂缝，置净器中，以酒500g浸泡，密封，经7日后开取。随量饮之，佐膳更佳，酒尽后再添，味薄取参食之。具有补中益气，健脾止泻的作用。适用于脾虚泄泻，四肢无力，食欲不佳，脾虚气喘，血虚萎黄，头晕心慌等症。(《保健药酒配方1000首》)

党参妙用小贴士	
性味归经	甘，平。归脾、肺经。
功效	补中，益气，生津。
主治病症	脾胃虚弱，气血两亏，体倦无力，食少，口渴，久泻，脱肛等。
常用量及毒性	内服：每次9～30g；熬膏或入丸、散。
配伍禁忌	不宜与藜芦同用，属中药十八反之列。
不适宜人群	有实邪者。

白术　BAIZHU

别名：山蓟、天蓟、山连

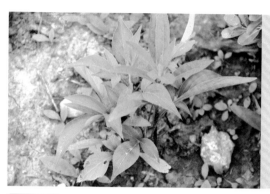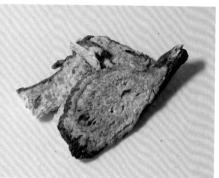

识别要点 根茎粗大，略呈拳状。茎直立，上部分枝，基部木质化，具不明显纵槽。单叶互生，叶片 3 深裂，偶为 5 深裂，中间裂片较大，椭圆形或卵状披针形，两侧裂片较小，通常为卵状披针形，基部不对称。

挑选要点 一看：以个大、表面灰黄色、断面黄白色、有云头、质坚实、无空心者为佳。二尝：气清香，味甜、微辛，嚼之略带黏性。

药理研究 白术能促进胃肠分泌，增加单核吞核细胞系统的吞噬功能，提高血清 IgG 的含量，降低血糖，促进血液循环及利尿作用，还能保护肝脏，防止肝糖原减少。

前人论述 《神农本草经》："主风寒湿痹，死肌，痉，疸，止汗，除热消食。"

名家妙用 张志远先生临床喜用大剂量白术投予脾阳亏虚、中气不足之证，治疗肝脾大、腹内积水、下肢浮肿等，以渗湿、利水为导向。用之治疗腰痛，投用大剂量生白术，恃其量大力专，动腰脐之气从而舒畅气机，散腰脐死血从而调和气血，使气行瘀除，经脉通利而痛自止。脾虚便秘，以脾虚不运、气机不畅为特点，故用大剂量白术健脾助运，化生气机。肝硬化腹水，重用白术健脾燥湿利水，配伍黄芪以滋化源，使气旺则血行。风水水肿，以一身悉肿为特点，大剂量白术益气健脾，土旺则健运，土旺则胜湿，配伍防己以达利水消肿之效。

食疗保健 **白术猪肚粥** 白术 30 g，槟榔 10 只，猪肚 1 只，粳米 60 g，生姜适量。洗净猪肚，切成小块，同白术、槟榔、生姜煎煮去渣，取汁，用汁同米煮粥。具有补中益气，健脾和胃之功效。适用于脾胃虚弱，消化不良，不思饮食，倦怠少气，腹部虚胀，大便泄泻不爽等症。(《老年百病防治》)

白术妙用小贴士	
性味归经	苦、甘，温。归脾、胃经。
功效	补脾，益胃，燥湿，和中，安胎。
主治病症	脾胃气弱，不思饮食，倦怠少气，虚胀，泄泻，痰饮，水肿，黄疸，湿痹，小便不利，头晕，自汗，胎动不安等。
炮制品种	燥湿利水宜生用，补气健脾宜炒用，健脾止泻宜炒焦用。
常用量及毒性	内服：每次 6～12 g；熬膏或入丸、散。
不适宜人群	阴虚燥渴、气滞胀闷者。

山药　SHANYAO

别名：薯蓣、山芋、白药子

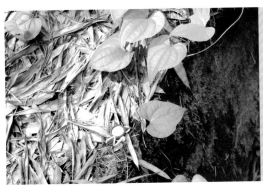
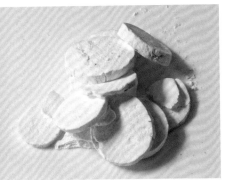

识别要点 块茎肉质肥厚略呈圆柱形，垂直生长，长可达 1 m，直径 2～7 cm，外皮灰褐色，生有须根。茎细长有棱，光滑无毛。叶对生或 3 叶轮生，叶片三角状卵形至三角状广卵形，基部戟状心形，两面均光滑无毛。

挑选要点 一看：以质坚实、粉性足、色洁白者为佳。二尝：气微，味淡微酸，嚼之发黏。

药理研究 山药中主要含有多糖、氨基酸、脂肪酸、山药素类化合物、微量元素、淀粉、蛋白质等成分，其根茎中还含有甾体、薯蓣皂苷、尿囊素、菲及联苄类等化学成分。现代药理活性研究表明，山药具有降血糖、降血脂、抗氧化等多种功效。

前人论述 《神农本草经》："主伤中，补虚，除寒热邪气，补中益气力，长肌肉，久服耳目聪明。"

名家妙用 治阴虚劳热共 11 方，用山药者十有其九，其中"一味薯蓣饮"单用山药一味，张锡纯创"薯蓣纳气汤"，用山药、地黄补肾以为君，萸肉、龙骨等为佐使。治疗老年喘息，呼多吸少之症俱获良效。因山药补肾兼能补肺，并有收敛之力，其治喘之功最弘，所以定名"薯蓣纳气汤"。《医学衷中参西录》

食疗保健 **山药炒肉片** 黄芪、防风各 9 g，白术 6 g，大枣 10 颗，鲜山药 200 g，里脊肉 300 g，胡萝卜、小黄瓜各 50 g，葱（切段）2 根，姜片 3 片，盐、酒、胡椒粉各少许。将胡萝卜、小黄瓜用锯齿刀切段。药材加姜片用 4 碗水煮成 1 碗药汁备用。里脊肉切薄片并加入所有调味料拌腌。油少许炒香葱段后，放入肉片拌炒至变色。倒入山药、胡萝卜及小黄瓜，淋下药汁后加盐调味炒约 1 分钟即可。能预防过敏性体质引起的感冒，有健脾和增强抵抗力的疗效，也适合变应性鼻炎患者在初期发作时用来杜绝病菌、增强体质。(《中医饮食营养学》)

山药妙用小贴士	
性味归经	甘，平。归肺、脾、肾经。
功效	健脾，补肺，固肾，益精。
主治病症	脾虚泄泻，久痢，虚劳咳嗽，消渴，遗精、带下，小便频数等。
炮制品种	麸炒山药补脾健胃，用于脾虚食少，泄泻便溏，白带过多。
常用量及毒性	内服：每次 15～30 g；或入丸、散。外用：捣敷。
不适宜人群	湿盛中满或有积滞者。

大枣 DAZAO

别名：干枣、美枣、良枣

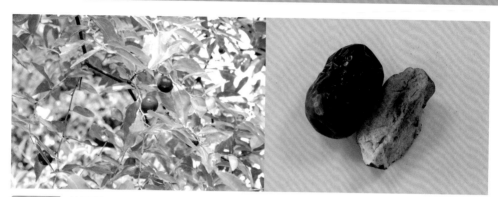

识别要点 枝平滑无毛，具成对的针刺，直伸或钩曲。单叶互生，卵圆形至卵状披针形，长 2～6 cm，基部歪斜，边缘具细锯齿。核果卵形至长圆形，熟时深红色，果肉味甜，核两端锐尖。

挑选要点 气微香，味甜，以色红、肉厚、饱满、核小、味甜者为佳。

药理研究 大枣内含有环磷酸腺苷，能增强肌力、消除疲劳、扩张血管、增加心肌收缩力、改善心肌营养，对防治心血管疾病有良好作用。

前人论述 《神农本草经》："主心腹邪气，安中养脾，助十二经。平胃气，通九窍，补少气、少津液，身中不足，大惊，四肢重，和百药。"

名家妙用 在北京的中医界，有位德高望重的老先生，97 岁仍在治病救人，是目前北京最年长的出诊大夫。他就是国医大师路志正。路老有一个坚持了多年的习惯，每日坚持吃三颗蒸枣。他利用中医炮制学原理蒸出的枣，不仅绵软甘甜，还有养护脾胃的功效。

食疗保健 **大枣粳米粥** 大枣 20 枚，粳米 60 g，冰糖适量。将大枣、粳米放入锅内，加水大火烧开，后移小火煎熬成粥，粥将成时放入冰糖稍煮即可。具有健脾益气的功效。适用于脾胃虚弱，血小板减少，贫血，胃虚食少等症。(《老年百病防治》)

大枣妙用小贴士	
性味归经	甘，温。归脾、胃、心经。
功效	补脾和胃，益气生津，调营卫，解药毒。
主治病症	胃虚食少，脾弱便溏，气血津液不足，营卫不和，心悸怔忡、妇人脏躁等。
常用量及毒性	内服：每次 6～15 g；或捣烂作丸。外用：煎水洗或烧存性研末调敷。
不适宜人群	凡有湿痰、积滞、齿病、虫病者。

甘草　GANCAO

别名：甜草、蜜草、甜根子

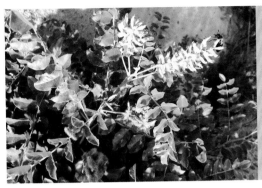
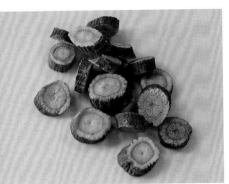

识别要点 根茎圆柱状，主根甚长，粗大，外皮红褐色至暗褐色。茎直立，稍带木质，单数羽状复叶，托叶披针形，小叶片卵圆形、卵状椭圆形或偶近于圆形，端急尖或近钝状，基部通常圆形，两面被腺鳞及短毛。

挑选要点 带皮甘草以外皮细紧、有皱沟、红棕色、质坚实、粉性足、断面黄白色者为佳。粉草较带皮甘草为佳。

药理研究 甘草主要含有黄酮、三萜皂苷、生物碱、氨基酸等成分，黄酮和三萜皂苷为主要发挥作用的成分。甘草某些成分具有增强免疫、抗炎、抗菌、抗病毒、抗肿瘤、抗胃溃疡、保护肝脏、抗心律失常、抗动脉粥样硬化、降血脂、降血糖、止咳、解毒、抗休克等作用。

前人论述 《神农本草经》："主五脏六府寒热邪气，坚筋骨，长肌肉，倍力，金疮肿，解毒。"

名家妙用 张仲景治妇女脏躁，喜悲伤，欲哭，数欠伸：甘草三两，小麦一升，大枣十枚。上三味，以水六升，取三升，温分三服。亦补脾气。(《金匮要略》)

食疗保健 **甘草三豆饮** 绿豆、赤小豆、黑豆各 10 g，生甘草 3 g。先把三豆浸泡 1 小时，同甘草放入锅内，加水适量，煮沸后改用文火煨炖，煮至熟透。以上为 1 次量，每日 2～3 次，连用 5～7 日。具有清热，利湿，解毒之功效。主治小儿水痘。在治疗期间忌食鱼腥及辛辣食物。(《家庭食疗妙方精选》)

甘草妙用小贴士	
性味归经	甘，平。归心、肺、脾、胃经。
功效	和中缓急，润肺，解毒，调和诸药。
主治病症	脾胃虚弱，食少，腹痛便溏，劳倦发热，肺痿咳嗽，心悸，惊痫，咽喉肿痛，消化性溃疡，痈疽疮疡，解药毒及食物中毒。
炮制品种	清热解毒宜生用，补中缓急、益气复脉宜蜜炙用。
常用量及毒性	内服：每次 2～10 g；或入丸、散。外用：研末掺或煎水洗。
配伍禁忌	不宜与甘遂、芫花、大戟、海藻同用，属中药十八反之列。
不适宜人群	实证中满腹胀者。

饴糖 YITANG

别名：饧、胶饴、饧糖

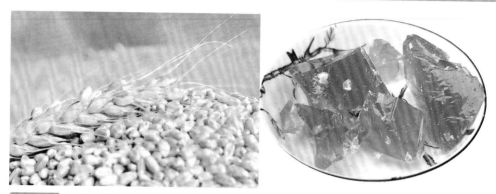

识别要点 饴糖有软、硬之分，软者为黄褐色黏稠液体，黏性很大；硬者系软饴糖经搅拌，混入空气后凝固而成，为多孔之黄白色糖饼。

挑选要点 味甘，药用以秋饴糖为佳。

药理研究 本品具有麦芽糖的一般作用，临床观察有滋养、止咳、止腹绞痛作用。

前人论述 《本草汇言》："治中焦营气暴伤，眩晕，消渴，消中，怔忡烦乱。"

名家妙用 魏长春治便血医案，虚中夹实，治以标本兼顾。初诊用三七、琥珀祛瘀生新，活血止血；白蜜、饴糖补脾和中。全方补虚不恋邪，祛邪不伤中，为常用验方之一。续诊，宗仲景之法益气健脾扶元，以巩固治效。《浙江名中医临床经验选辑（第一辑）》

食疗保健 **饴糖萝卜汁** 白萝卜汁 30 g，饴糖 20 g。将白萝卜汁、饴糖与适量沸水搅匀，即可食用。每日 3 次，顿服。有润肺止咳的功效。适用于百日咳。(《本草汇言》)

饴糖妙用小贴士	
性味归经	甘，温。归脾、胃、肺经。
功效	缓中，补虚，生津，润燥。
主治病症	劳倦伤脾，里急腹痛，肺燥咳嗽，吐血，口渴，咽痛，便秘等。
常用量及毒性	内服：烊化冲入汤药中，15～20 g；熬膏或入丸剂。
不适宜人群	湿热内郁、中满吐逆者。

巴戟天 BAJITIAN

别名：巴戟、鸡肠风、兔子肠

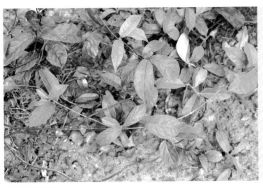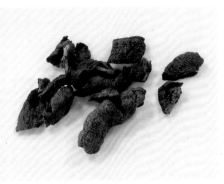

识别要点 根茎肉质肥厚，圆柱形，支根呈念珠状，鲜时外皮白色，干时暗褐色。茎圆柱状，有纵条棱。叶对生，长椭圆形，先端短渐尖，基部楔形或阔楔形。

挑选要点 一看：以条大、肥壮、连珠状、肉厚、色紫者为佳。二尝：气微，味甜而略涩。

药理研究 巴戟天主要含有低聚糖类、蒽醌类、环烯醚萜苷类、有机酸类、甾醇类、氨基酸和微量元素等。具有补肾壮阳、增强免疫、抗衰老、抗疲劳、改善精子质量、抗骨质增生、抗抑郁、抗肿瘤、抗炎镇痛、抗氧化、改善造血功能、改善血液流变性等作用。

前人论述 《神农本草经》："主大风邪气，阴痿不起，强筋骨，安五脏，补中增智益气。"

名家妙用 中医陈庆强重用巴戟天治肺癌咳嗽经验：巴戟天为补肾阳之要药，补而不燥，对于临床上出现咳嗽痰多、胸闷气憋或胸痛有定处、少气懒言、声低畏寒、舌淡苔白、脉虚沉缓等症的患者，陈氏在辨证施药中多要加用巴戟天，且往往重用 30 g。

食疗保健 **巴戟天酒** 巴戟天、牛膝、石斛各 18 g，羌活、当归、生姜各 27 g，花椒 2 g，酒 1 L。将各药捣细，置于净器中，入酒浸泡，密封，煮 1 分钟，取下放冷，过滤后装瓶备用。每次温服 15～20 mL，不拘时候，常觉有酒力为好。具有补肾壮阳，活血通经，舒筋利关节等功效。适用于腹部瘀结痛冷，骨伤闪挫，腰膝痹痛，足痿无力，肢节不利，四肢拘挛，肾虚阳痿等症。(《圣济总录》)

巴戟天妙用小贴士	
性味归经	辛、甘，微温。归肝、肾经。
功效	补肾阳，壮筋骨，祛风湿。
主治病症	阳痿，少腹冷痛，小便不禁，子宫虚冷，风寒湿痹，腰膝酸痛等。
常用量及毒性	内服：每次 3～10 g；入丸、散、浸酒或熬膏。
不适宜人群	阴虚火旺者。

杜仲 DUZHONG

别名：思仙、木绵、思仲

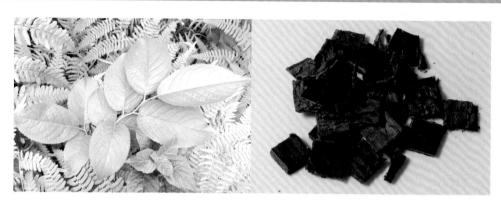

识别要点 小枝光滑，黄褐色或较淡，具片状髓。皮、枝及叶均含胶质。单叶互生，椭圆形或卵形，长 7～15 cm，宽 3.5～6.5 cm，先端渐尖，基部广楔形，边缘有锯齿。

挑选要点 一看：以皮厚而大、糙皮刮净、外面黄棕色、内面黑褐色而光、折断时白丝多者为佳。二尝：气微，味稍苦，嚼之有胶状残余物。

药理研究 杜仲具有降压和镇静作用，炒杜仲效果更明显。杜仲能减少胆固醇的吸收，减轻动脉硬化，降压机制与中枢抑制和血管平滑肌舒张有关。另外，杜仲具有抑菌，抗炎，增强单核吞噬细胞系统的功能，抑制子宫收缩、利尿作用。

前人论述 《神农本草经》："主腰脊痛，补中益精气，坚筋骨，强志，除阴下痒湿，小便余沥。"

名家妙用 张康健：30 年潜心钻研杜仲降压，是降压产品——"杜仲黄金组合"发明人。他的科研团队，在国内外众多科研成果的基础上，结合传统中医学理论，历时七年研制出纯植物降压产品——杜仲黄金组合（包括杜仲胶囊和杜仲洋参胶囊）。

食疗保健 **杜仲煨猪肚** 杜仲 10 g，猪肾 1 个。猪肾割开，去肌肉筋膜，清洗，用花椒、盐腌过；杜仲研末，纳入猪肾，用荷叶包裹，煨熟食。本方关键以杜仲补虚、强腰止疼。适用于肾虚腰痛，或肾精不足，耳鸣眩晕，腰酸腿软。(《本草权度》)

杜仲妙用小贴士	
性味归经	甘，温。归肝、肾经。
功效	补肝肾，强筋骨，安胎。
主治病症	腰脊酸疼，足膝痿弱，小便余沥，阴下湿痒，胎漏欲堕，胎动不安，高血压等。
常用量及毒性	内服：每次 6～15 g；浸酒或入丸、散。
不适宜人群	阴虚火旺者。

淫羊藿　YINYANGHUO

别名：刚前、仙灵脾、三枝九叶草

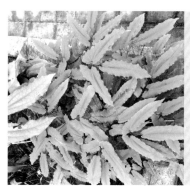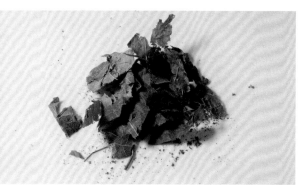

识别要点 根茎长，横走，质硬，须根多数。叶为二回二出复叶，小叶9片，有长柄，小叶片薄革质，卵形至长卵圆形，先端尖，边缘有细锯齿，锯齿先端成刺状毛，基部深心形。

挑选要点 以梗少、叶多、色黄绿、不破碎者为佳。

药理研究 淫羊藿含黄酮类、多糖类、生物碱类、酚苷类等成分，淫羊藿具有调节免疫、抗疲劳、抗心肌缺血、抗动脉粥样硬化等作用，也可改善冠状动脉血流，可有用于冠心病的治疗，但需要注意的是，如果冠心病患者存在肾阳虚的情况，可以由医师辨证使用淫羊藿，但不建议患者自行应用。

前人论述 《神农本草经》："主阴痿绝伤，茎中痛。利小便，益气力，强智。"

名家妙用 丁尧臣在其作品中记载用淫羊藿治牙痛有言：仙灵脾，不拘多少，为粗末，煎汤漱牙齿。（《奇效简便良方》）

食疗保健 **淫羊藿茶** 淫羊藿5 g，红茶3 g。用200 mL开水冲泡后饮用，冲饮至味淡。具有补肾壮阳、祛风除湿、催淫、镇咳、祛痰、平喘、降压等作用。可用于男子阳痿不举、遗精、小便淋漓、筋脉拘挛、半身不遂、腰膝无力、风湿痹痛。（《茶饮保健》）

淫羊藿妙用小贴士	
性味归经	辛、甘，温。归肝、肾经。
功效	补肾阳，强筋骨，祛风湿。
主治病症	阳痿不举，小便淋沥，筋骨挛急，半身不遂，腰膝无力，风湿痹痛，四肢不仁等。
常用量及毒性	内服：每次6～10 g；浸酒、熬膏或入丸、散。外用：煎水洗。
不适宜人群	阴虚而相火易动者。

续断　XUDUAN

别名：接骨、接骨草、川断

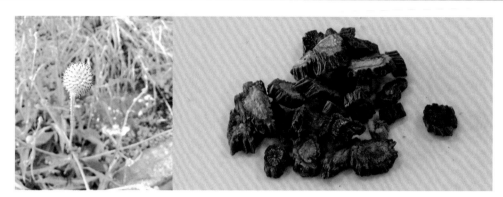

识别要点 根长锥形，主根明显，外皮黄褐色，具细长须根。茎直立，多分枝，具棱和浅槽，生细柔毛，棱上疏生刺毛。叶对生，基生叶有长柄，叶片羽状深裂，先端裂片较大，叶端渐尖，边缘有粗锯齿。

挑选要点 一看：以粗肥、质坚、易折断、外色黄褐、内色灰绿者为佳。二尝：气微香，味苦、微甜而后涩。

药理研究 续断具有止血、镇痛、排脓，促进组织再生，促进骨骼愈合的作用；生殖系统方面，续断具有抑制子宫平滑肌收缩的作用。

前人论述 《神农本草经》："主伤寒，补不足，金疮，痈疡，折跌，续筋骨，妇人乳难，久服益气力。"

名家妙用 张锡纯用续断治滑胎：菟丝子四两（炒，炖），桑寄生二两，川续断二两，真阿胶二两。上药将前三味轧细，水化阿胶和为丸一分重。每服二十丸，开水送下，日再服。（《医学衷中参西录》）

食疗保健 **续断杜仲煮猪尾** 续断 25 g，杜仲 30 g，猪尾 2 条，调料适量。前两药装入纱布袋，扎口，猪尾洗净切段，与药加水同煮至猪尾熟烂，去药袋，加盐、味精。食肉饮汤。佐餐或单独服食。有温肾壮阳的作用，适用于肾阳不足，目眩耳鸣，腰膝酸痛，阳痿，遗精，小便清长，畏寒等症。

续断妙用小贴士	
性味归经	苦、辛，微温。归肝、肾经。
功效	补肝肾，强筋骨，调血脉。
主治病症	腰背酸痛，足膝无力，胎漏，崩漏，带下，遗精，跌打损伤，金疮，痔漏，痈疽疮肿等。
炮制品种	止崩漏宜炒用。
常用量及毒性	内服：每次 9～15 g；或入丸、散。外用：捣敷。
不适宜人群	初痢，怒气郁者。

益智 YIZHI

别名：益智仁、益智子、摘芋子

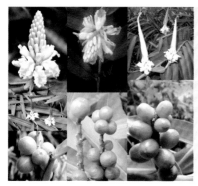 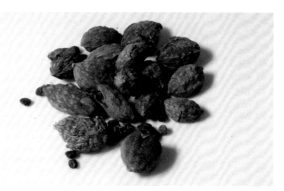

识别要点 根茎延长。茎直立，丛生。叶2列，具短柄，叶片披针形，长20～35 cm，宽3～6 cm，先端尾尖，基部阔楔形。

挑选要点 一看：以白色、粉性者为佳。二尝：有特异香气，味辛、微苦。

药理研究 益智里面含有多种化合物，它们可以增强阳虚动物的脾脏，并且能改善阳虚动物的营养和耐受力等，对阳虚怕冷的患者有明显的治疗作用。益智的药理活性包括神经保护、提高学习记忆、抗肿瘤、抗衰老、抗炎及抗过敏等。

前人论述 《本草纲目》："治冷气腹痛，及心气不足，梦泄，赤浊，热伤心系，吐血、血崩。"

名家妙用 肾病综合征是临床常见病、多发病，吕仁和教授通过多年临床实践，认为其发病的主要原因是"肾本虚"，发生发展的关键环节在于"肾络瘤瘕"的形成，但在该病某一阶段可用羌活、益智为伍进行调理治疗，常取得较好效果。(《吕仁和教授应用羌活、益智仁治疗肾病综合征经验》)

食疗保健 **益智仁粥** 益智5 g，糯米50 g，细盐少许。将益智研为细末，再用糯米煮粥，然后调入益智末，加细盐少许，稍煮片刻，待粥稠停火。有补肾助阳，固精缩尿的作用，适用于妇女更年期综合征以及老年人脾肾阳虚、腹中冷痛、尿频、遗尿等。(《经效产宝》)

益智妙用小贴士	
性味归经	辛，温。归脾、肾经。
功效	温脾，暖肾，固气，涩精。
主治病症	冷气腹痛，中寒吐泻，多唾，遗精，小便余沥，夜多小便等。
常用量及毒性	内服：每次3～10 g；或入丸、散。
不适宜人群	阴虚火旺或因热而患遗滑崩带者。

核桃仁　HETAOREN

别名：胡桃仁、胡桃肉、核桃

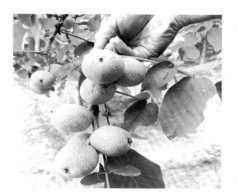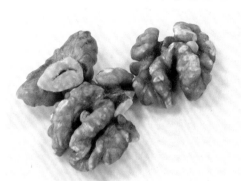

识别要点　羽状复叶互生，小叶对生，卵形、椭圆形或椭圆状卵形，长 6～15 cm，宽 3～6 cm，先端尖，全缘。核果近球形，外果皮肉质，绿色；内果皮骨质，坚硬，有不规则的浅沟。

挑选要点　质脆，富油性，气微，味甘；种皮味涩、微苦。

药理研究　核桃仁营养成分丰富，含有蛋白质、维生素、碳水化合物及微量元素，药理研究证明，核桃仁具有清除自由基、抗衰老、健脑益智、美容、补肾壮阳等功能。

前人论述　《济生方》："治久嗽不止，可与人参、胡桃、杏仁等配伍。"

名家妙用　核桃仁可用于肺肾两虚之喘咳，核桃仁具有敛肺益肾，摄纳元气的作用。肺虚久咳不已，可用核桃仁配伍款冬花、紫菀，敛肺止咳，或与人参、杏仁共用，补肺敛肺并举，《济生方》中所载人参胡桃汤。如因肺肾俱虚，气失摄纳，症见气虚喘促，呼多吸少，不得平卧，乏力自汗，腰膝酸软，核桃仁每与人参、熟地黄、蛤蚧共用，以温补肺肾，纳气定喘。

食疗保健　**核桃仁鸡卷**　净公鸡 1 只（约重 1250 g），核桃仁 60 g，葱、姜丝各 10 g，植物油 750 g（耗油 50 g），盐、料酒、味精、香油各适量。核桃仁去皮，加植物油炸熟剁碎。将鸡从脊背下刀剔尽骨，把鸡用盐、料酒、味精、葱、姜抹匀腌渍 3 小时，拣去鸡身上的葱、姜，皮朝下放于案上，理开铺平，核桃仁放一端，卷成筒形，再包卷两层净布，用细麻绳捆紧。烧开卤汤放入鸡卷，煮约 1.5 小时捞出晾凉，解去线布再重新用布裹紧捆好，再放入卤汤内煮 30 分钟，捞出解去绳布，刷上香油。适用于肾阳不足的阳痿、尿频，肺肾两虚的咳嗽、气喘，精血亏少的眩晕、便秘等症。(《保健药膳》)

核桃仁妙用小贴士	
性味归经	甘，温。归肾、肺、大肠经。
功效	温补肺肾，定喘润肠。
主治病症	肾虚腰痛、脚软、虚寒喘咳、大便燥结等。
炮制品种	定喘嗽宜连皮用，润肠燥宜去皮用。
常用量及毒性	内服：每次 6～9 g。
不适宜人群	阴虚火旺、痰热咳嗽及便溏者。

肉苁蓉 ROUCONGRONG

别名：肉松蓉、大芸

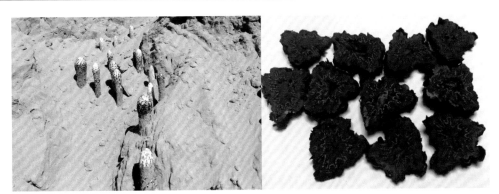

识别要点 扁圆柱形，稍弯曲，长 3～15 cm，直径 2～8 cm。表面棕褐色或灰棕色，密被覆瓦状排列的肉质鳞叶，通常鳞叶先端已断，体重，质硬，微有柔性，不易折断，断面棕褐色，有淡棕色点状维管束，排列成波状环纹。

挑选要点 以肉质厚、条粗长、棕褐色、柔嫩滋润者为佳。

药理研究 肉苁蓉的主要成分是糖类，还含有微量生物碱、苯乙醇苷类、环烯醚萜类及木质素等成分；肉苁蓉具有增强记忆、强身健体、抗衰老、抗疲劳、调整内分泌、促进代谢、通便、降血压、抗动脉粥样硬化等作用。

前人论述 《神农本草经》："主五劳七伤，补中，除茎中寒热痛，养五脏，强阴，益精气，妇人癥瘕。"

名家妙用 张景岳言其作用为温肾益精，润肠通便，著方济川煎中，当归 9～15 g，牛膝 6 g，肉苁蓉（酒洗去咸）6～9 g，泽泻 4.5 g，升麻 2～3 g，枳壳 3 g，此方用于治老年肾虚，大便秘结，小便清长，腰酸足软，背冷畏寒。（《景岳全书》）

食疗保健 **肉苁蓉羊肉粥** 肉苁蓉 15 g，精羊肉 100 g，粳米 50 g，调料适量。肉苁蓉加水煎煮，煮烂后去渣留汁；羊肉切片后入药汁中，加水煮烂；粳米加水，如常法煮粥，待半熟时，加入上肉及药汁，煮至米开汤稠加入少许葱、姜，熟后温热服用。补肾益精作用很强，适用于肾虚阳痿、遗精早泄、腰膝冷痛、筋骨羸弱、阳虚便秘、性功能减退等症。（《中国药膳大辞典》）

肉苁蓉妙用小贴士	
性味归经	甘、咸，温。归肾、大肠经。
功效	补肾，益精，润燥，滑肠。
主治病症	男子阳痿，女子不孕，带下，血崩，腰膝冷痛，血枯便秘等。
常用量及毒性	内服：每次 6～10 g；或入丸剂。
不适宜人群	胃弱便溏、相火旺者。

补骨脂　BUGUZHI

别名：胡韭子、婆固脂、破故纸

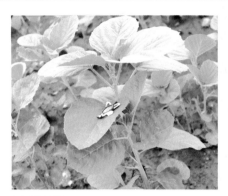 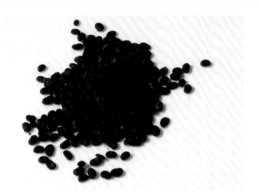

识别要点 全体被黄白色毛及黑褐色腺点。茎直立，枝坚硬，具纵棱。叶互生，叶阔卵形或三角状卵形，长 4～11 cm，宽 3～8 cm，先端圆形或钝，基部心形、斜心形或圆形。

挑选要点 一看：以粒大、色黑、饱满、坚实、无杂质者为佳。二尝：气香，味辛、微苦。

药理研究 补骨脂含有补骨脂素、异补骨脂素等，尚含黄酮类、挥发油、脂肪油、补骨脂多糖、氨基酸等成分，其中某些成分具有性激素样作用，能促进成骨细胞增殖，有调节免疫、调节内分泌、抗氧化、延缓衰老、平喘、抗急性心肌缺血、扩张冠状动脉、抗肿瘤、抑菌等作用。

前人论述 《本草纲目》："治肾泄，通命门，暖丹田，敛精神。"

名家妙用 "二骨"即骨碎补、补骨脂。陶汉华临床常灵活运用此药对，用量考究，颇具特色。陶汉华常运用当归饮子加补骨脂化裁，配合补骨脂外用方（补骨脂 30 g，白芷15 g，高度白酒泡 1 周后外涂）治疗白癜风。"阳化气，阴成形"，有形实邪，因于本虚，积渐而成，日久成痼。陶汉华针对泌尿系结石，亦选用补骨脂温肾化石通淋。

食疗保健 **补骨脂胡桃煎** 补骨脂、蜂蜜各 100 g，核桃仁 200 g。将补骨脂酒拌，蒸熟，晒干，研末。核桃仁捣为泥状。蜂蜜溶化煮沸，加入核桃仁泥、补骨脂粉，和匀。收贮瓶内，每服 10 g，黄酒调服，不善饮者开水调服。每日 2 次。功效为温肾阳，强筋骨，定喘嗽。治疗肾阳不足证。适用于肾阳不足，阳痿早泄，滑精尿频，腰膝冷痛，久咳虚喘等。（《类证本草》）

补骨脂妙用小贴士	
性味归经	辛、苦，温。归肾、脾经。
功效	温肾助阳，纳气平喘，温脾止泻；外用消风祛斑。
主治病症	肾虚冷泻，遗尿，滑精，小便频数，阳痿，腰膝冷痛，虚寒喘嗽；外用治白癜风、斑秃等。
常用量及毒性	内服：每次 6～10 g；或入丸、散。外用：研末擦或酒浸搽。
不适宜人群	阴虚火旺者。

当归 DANGGUI

别名：干归

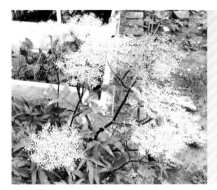 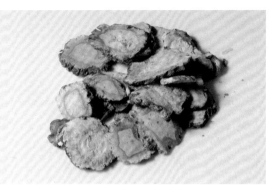

识别要点 茎直立，带紫色，有显明的纵直槽纹，光滑无毛。叶 2~3 回单数羽状分裂，叶柄长 3~11 cm，基部叶鞘膨大，叶片卵形，小叶 3 对。

挑选要点 一看：以主根大、身长、支根少、断面黄白色、气味浓厚者为佳。二尝：有浓郁的香气，味甘、辛、微苦。

药理研究 当归具有治病、防病、保健等多种用途。国内外学者大量研究结果表明，当归含有苯酞类及其二聚体、酚酸类等多种类型的化学成分。当归及其主要化学成分对机体的造血系统、循环系统、神经系统等多个系统具有药理作用；其主要生物活性包括造血、抗血小板聚集、抗心律失常、抗辐射、抗肿瘤、镇痛、调节平滑肌以及对脏器的保护作用。

前人论述 《神农本草经》："主咳逆上气，温疟、寒热、洗洗在皮肤中，妇人漏下，绝子，诸恶疮疡金疮，煮饮之。"

名家妙用 刘渡舟当归芍药散治疗崩漏医案经验：刘老辨为肝血不荣，脾虚湿多，肝脾不和之证。治当调经止带，为当归芍药散。当归芍药散的组成，与时方逍遥散相似，故临床应用较广。凡妇人经、带、胎、产诸疾，属肝脾气血不调者，用之皆有效验。

食疗保健 **当归生姜羊肉汤** 当归 20 g，生姜 30 g，羊肉 500 g，食盐、黄酒、葱、胡椒粉等各适量。将羊肉洗净，除去筋膜，切成小块，用开水拖过，沥干备用。生姜切成薄片，下锅内略炒，再倒入羊肉微炒，加入盐、黄酒、葱、胡椒粉等调味。当归洗净与炒后的生姜、羊肉一并放在砂锅里，武火煮沸后，改用文火煲 2~3 小时即可。有温中补血，调经散寒的作用。适用于血虚寒凝证。(《金匮要略》)

当归妙用小贴士	
性味归经	甘、辛，温。归心、肝、脾经。
功效	补血活血，调经止痛，润燥滑肠。
主治病症	月经不调，经闭腹痛，癥瘕结聚，崩漏；血虚头痛，眩晕，痿痹，肠燥便难，赤痢后重；痈疽疮疡，跌扑损伤等。
炮制品种	生当归长于补血，调经，润肠通便，酒当归善活血调经，常用于血瘀经闭、痛经，风湿痹痛，跌扑损伤。
常用量及毒性	内服：每次 6~12 g；浸酒、熬膏或入丸、散。
不适宜人群	湿阻中满及大便溏泄者。

何首乌 HESHOUWU

别名：地精、首乌、陈知白

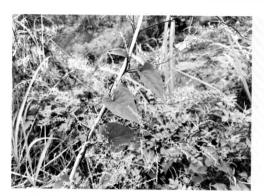 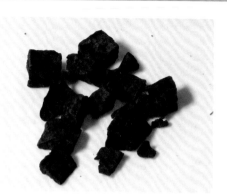

识别要点 根细长，末端成肥大的块根，外表红褐色至暗褐色。茎基部略呈木质，中空。叶互生，具长柄，叶片狭卵形或心形，长 4～8 cm，宽 2.5～5 cm，先端渐尖，基部心形或箭形。

挑选要点 一看：以质重、坚实、显粉性者为佳。二尝：味苦涩。

药理研究 何首乌的有效成分主要有二苯乙烯苷（TSG）、蒽醌、大黄素、儿茶素、没食子酸、没食子酸酯等。其中 TSG 是何首乌中具有显著药理活性的水溶性有效成分。何首乌具有降血脂、抗动脉粥样硬化、神经保护、调节免疫等多种药理学活性。

前人论述 《本草述》："治中风，头痛，行痹，鹤膝风，痫证，黄疸。"

名家妙用 国医大师颜德馨用药经验——何首乌：血虚所致之心悸失眠，面色萎黄，神疲乏力，舌淡脉弱，颜老习用制何首乌配伍熟地黄、当归、酸枣仁、柏子仁等同用，有补血宁神之效；用于心肝血虚之失眠，或易于早醒，乱梦纷纭，甚至梦呓等，常以制何首乌与首乌藤同用，并配伍当归、龙眼肉等。

食疗保健 **何首乌煨鸡** 雌鸡 1 只，何首乌 50 g，盐、油、姜、料酒各适量。雌鸡去内脏洗净，首乌研末，白纱布袋包好，纳入鸡腹内，加清水放瓦锅内煨熟，再取出何首乌袋，加盐、油、姜、料酒调味即成。每日分 2 次服。吃肉饮汤。作用为益血强肾，滋阴益肝，补精填髓。适用于子宫脱垂、痔疮、脱肛。(《民间方》)

何首乌妙用小贴士	
性味归经	苦、甘、涩，微温。归心、肝、肾经。
功效	生何首乌补肝，益肾，养血，祛风；制何首乌补肝肾，益精血，乌须发，壮筋骨。
主治病症	肝肾阴亏，须发早白，血虚头晕，腰膝软弱，筋骨酸痛，遗精，崩带，久疟久痢，慢性肝炎，痈肿，瘰疬，肠风，痔疾，眩晕耳鸣，肢体麻木、神经衰弱、高脂血症等。
炮制品种	生何首乌、制何首乌。
常用量及毒性	内服：每次 3～6 g；熬膏、浸酒或入丸、散。外用：煎水洗、研末撒或调涂。
不适宜人群	大便溏泄及有湿痰者。

熟地黄　SHUDIHUANG

别名：熟地

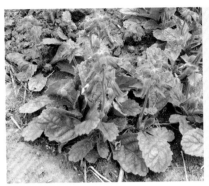 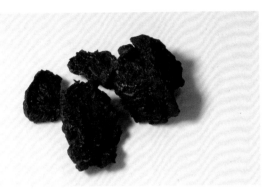

识别要点 全株有灰白色长柔毛及腺毛。块根肥厚肉质。花紫红色，略呈二唇形。

挑选要点 不规则的块状，内外均呈乌黑色，外表皱缩不平。质柔软，断面滋润，中心部往往可看到光亮的油脂块状，黏性大。气微，味，甜。

药理研究 熟地黄含有梓醇，地黄苷，地黄素，氨基酸以及糖等成分。有促进骨髓造血，调节免疫，抑制骨质疏松，抗衰老，改善学习记忆的作用。

前人论述 《本草纲目》："填骨髓，长肌肉，生精血，补五脏、内伤不足，通血脉，利耳目，黑须发，男子五劳七伤，女子伤中胞漏，经候不调，胎产百病。"

名家妙用 张锡纯受张景岳、赵养葵、冯楚瞻诸家学说影响较深，不但治温病屡用熟地黄，并"用熟地四两，茯苓一两，以止下焦不固之滑泻"。张氏经验："凡下焦虚损，大便滑泻，服他药不效者，单服熟地即可止泻。然须日用四五两，煎浓汤服之亦不作闷（熟地少用则作闷，多用转不闷），少用则无效。"

食疗保健 **黄芪熟地炖猪肘** 黄芪、党参、熟地黄、当归、王不留行、漏芦、路路通各15 g，皂角刺、天花粉、通草各 12 g，香白芷、桔梗各 6 g，猪肘 1000 g，葱、料酒各20 g，姜 15 g，盐 10 g。将药物装入纱布袋内，猪肘洗净，姜拍松，葱切段。将猪肘整块放入炖锅内，放入药包。姜、葱、料酒、盐，加水 2500 mL。把炖锅置武火上烧沸，再用文火炖煮 1.5 小时即成。每日 2 次，每次吃肘喝汤。既可佐餐，又可单食。有补气补血，气血双补的功效。(《中国药膳大典》)

熟地黄妙用小贴士	
性味归经	甘，微温。归肝、肾经。
功效	补血滋阴，益精填髓。
主治病症	阴虚血少，腰膝痿弱，劳嗽骨蒸，遗精，崩漏，月经不调，消渴，溲数，耳聋，目昏等。
常用量及毒性	内服：每次 9～15 g；入丸、散，熬膏或浸酒。
不适宜人群	脾胃虚弱、气滞痰多、腹满便溏者。

白芍　BAISHAO

别名：金芍药

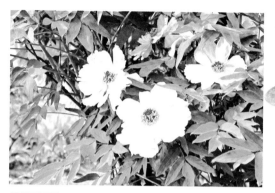 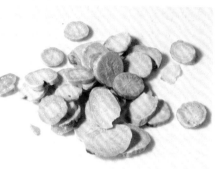

识别要点 根肥大，通常圆柱形或略呈纺锤形。茎直立，光滑无毛。叶互生，小叶片椭圆形至披针形，长 8～12 cm，宽 2～4 cm，先端渐尖或锐尖，基部楔形，全缘。

挑选要点 一看：以根粗长、匀直、质坚实、粉性足、表面洁净者为佳。二尝：气微，味微苦、酸。

药理研究 生白芍具有镇痛、解痉、抗炎、抗溃疡、调节免疫功能、扩张血管、增加血流量、抑制血小板、抗菌、保肝护肝、抗肿瘤等作用。

前人论述 《神农本草经》："主邪气腹痛，除血痹，破坚积，治寒热疝瘕，止痛，利小便，益气。"

名家妙用 国医大师柴嵩岩对白芍的临床运用有自己的体会。柴老对妇科实证的痛症很少用白芍，认为古书记载白芍虽有止痛之功，但其性味酸寒，敛阴作用比较强，若为缓急迫，柴老用炒白芍，以炒来减缓其酸寒之性。在治疗闭经患者时，白芍亦较为少用，认为其味酸，酸性皆有收涩之性，与闭经病性相违。另一方面，"敛"意味着安定和平和，所以在治疗青春期出血、月经先期、带经日久、小儿性早熟时，白芍为柴老的常用药之一。

食疗保健 **白芍瘦肉汤** 白芍、柏子仁各 20 g，炙甘草、葱各 10 g，瘦猪肉 250 g，大枣 6 枚，料酒、姜各 6 g，盐 3 g，素油、淀粉各 15 g，味精少许。白芍切片，甘草、柏子仁洗净，大枣洗净去核；瘦猪肉洗净切薄片。湿淀粉放入瘦肉碗中，拌匀，使其挂上浆。将锅置武火上烧热，加入素油，烧至六成热时，下入姜、葱爆锅，随即下入猪瘦肉变色时，加入清水适量，同时下入白芍、甘草、大枣、料酒，用文火煮 25 分钟，加入盐、味精即成。有养血散瘀，清热止痛的作用。肝癌患者食用尤佳。(《中国药膳大典》)

白芍妙用小贴士	
性味归经	苦、酸，微寒。归肝、脾经。
功效	养血调经，柔肝止痛，平抑肝阳，敛阴止汗。
主治病症	胸腹胁肋疼痛，泻痢腹痛，自汗盗汗，阴虚发热，月经不调，崩漏，带下等。
炮制品种	平抑肝阳、敛阴止汗生用，养血调经、柔肝止痛炒用或酒炒。
常用量及毒性	内服：每次 6～15 g；或入丸、散。
配伍禁忌	不宜与藜芦同用，属中药十八反之列。
不适宜人群	虚寒腹痛泄泻者。

玉竹　YUZHU

别名：葳蕤、山玉竹、山姜

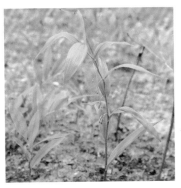

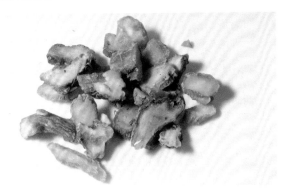

识别要点 地下根茎横走，黄白色，密生多数细小的须根。茎单　，白一边倾斜，光滑无毛，具棱。叶互生于茎的中部以上，叶片略带革质，椭圆形或狭椭圆形，罕为长圆形，先端钝尖或急尖，基部楔形，全缘。

挑选要点 一看：以条长、肉肥、黄白色，光泽柔润者为佳。二尝：气微，味甘，有黏性。

药理研究 玉竹具有抗氧化、降血糖、抗肿瘤、调节免疫、抑菌、护肝、抗疲劳、抗炎等广泛的药理作用，用于冠心病心绞痛、糖尿病、高血压等多种疾病的治疗。

前人论述 《神农本草经》："主中风暴热，不能动摇，跌筋结肉，诸不足。久服去面黑皯，好颜色，润泽。"

名家妙用 近代医家张仁安《本草诗解药性注》："玉竹甘平润肺金，补中益气亦清心，风淫湿毒烦渴治，腰痛头痛用不禁。"并解释说："甘属土而入脾，平属金而入肺。柔润多液，金水相生，故能润肺清金而入肾。味甘多液，禀太阴湿土之精，故能补中益气，气充则神宁而心清矣。平得金气以去风，甘禀土味以去湿，平补多液，故能除烦止渴。甘平中和，补而不壅，用代参芪，不寒不燥，去邪养正，大有殊功，故能治风湿挟虚者之腰疼头痛。"

食疗保健 **玉竹猪心** 玉竹 50 g，猪心 500 g，生姜、葱花、花椒、食盐、白糖、味精、香油各适量。将玉竹洗净，切成节，用水稍润，煎熬 2 次，收取药液 1000 g。将猪心破开，洗净血水，与药液、生姜、葱、花椒同置锅内，煮到猪心六成熟时，将它捞出晾凉。将猪心放在卤汁锅内，用文火煮熟捞起，揩净浮沫。在锅内加卤汁适量，放入食盐、白糖、味精和香油，加热成浓汁，将其均匀地涂在猪心里外即成。有安神宁心，养阴生津的作用。适用于冠心病、心律失常以及热病伤阴的干咳烦渴。（《经验方》）

玉竹妙用小贴士	
性味归经	甘，微寒。归肺、胃经。
功效	养阴，润燥，除烦，止渴。
主治病症	热病阴伤，咳嗽烦渴，虚劳发热，消谷易饥，小便频数等。
常用量及毒性	内服：每次 6～12 g；熬膏或入丸、散。
不适宜人群	胃有痰湿气滞者。

百合　BAIHE

别名：蒜脑薯、白百合

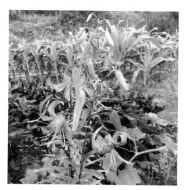 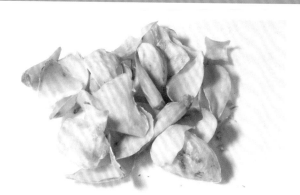

识别要点 鳞茎球状，白色，肉质，先端常开放如荷花状，下面着生多数须根。茎直立，圆柱形，常有褐紫色斑点。叶 4～5 列互生，叶片线状披针形至长椭圆状披针形，先端渐尖，基部渐狭，全缘或微波状。

挑选要点 一看：以瓣匀肉厚、色黄白、质坚、筋少者为佳。二尝：气微，味微苦。

药理研究 百合有祛痰止咳，镇静，抗组胺，强壮的作用。百合中的植物固醇可以降低胆固醇和血压等，适用于高胆固醇血症。因此，百合对高血压患者有很好的作用；药理研究发现百合含有多种生物碱，能刺激和增强免疫细胞的功能，提高机体免疫力，可以预防病毒性肝炎。

前人论述 《神农本草经》："主邪气腹胀、心痛。利大小便，补中益气。"

名家妙用 百合病的病理机制乃元气匮乏，气血运行不畅，导致阴阳失调，心神失守，最终表现为或闲静寡言，或行坐不安，神志恍惚，精神不定，如有神灵，口苦，舌赤、尿黄，脉数等一系列症状。虽然百合病临床表现多变，令人难以捉摸，但张志远先生指出，只要认清患者的症状表现，抓住元气匮乏、内热津亏的病机关键，就可正确诊断、用药，他还指出在治疗时要重视、善用百合地黄汤。（《河南中医》）

食疗保健 **百合淮山猪胰汤** 百合 20 g，山药 50 g，猪胰 100～150 g，盐适量。将猪胰切块，洗净，以清水煮，同时放入百合、山药同煮，煮 45 分钟以后，取汤加少量盐饮用。有补益脾肾的功效。适用于糖尿病。（《食物疗法》）

百合妙用小贴士	
性味归经	甘，寒。归心、肺经。
功效	润肺止咳，清心安神。
主治病症	肺虚久嗽，咳唾痰血；热病后余热未清，虚烦惊悸，神志恍惚；脚气浮肿等。
炮制品种	清心安神宜生用，润肺止咳宜蜜炙用。
常用量及毒性	内服：每次 6～12 g；蒸食或煮粥食。外用：捣敷。
不适宜人群	风寒痰嗽、中寒便滑者。

麦冬　MAIDONG

别名：麦门冬、沿阶草

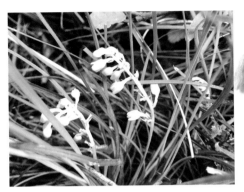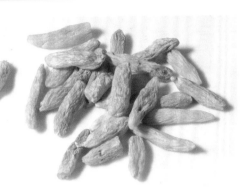

识别要点　根较粗，中间或近末端常膨大成椭圆形或纺锤形的小块根，茎很短，叶基生成丛，禾叶状，苞片披针形，先端渐尖，种子球形。

挑选要点　呈纺锤形，两端略尖。表面黄白色或淡黄色，质柔韧，半透明，中柱细小。气微香，味甘、微苦。

药理研究　麦冬能显著提高动物的耐缺氧能力，增加冠状动脉流量及心输出量，扩张外周血管。临床试用于冠心病心绞痛患者，能明显缓解症状，部分患者心电图也有明显好转。

前人论述　《神农本草经》："味辛平。主伤寒，寒热，心下坚，下气，喉咽肿痛，头眩胸张，咳逆肠鸣，止汗。一名地文，一名水玉。生川谷。"

名家妙用　山东名老中医卢尚岭善用麦冬配伍葶苈子治疗各种心力衰竭。卢氏根据《灵枢·经脉》"手少阴气绝，则脉不通……脉不通则血不流"认为，血瘀于肺，肺失宣肃，不能通调水道则水停而成本病。卢氏补心气不以参类为主，而重用麦冬。以麦冬疗心力衰竭，旨意深远。麦冬甘寒，不仅可养阴益胃，还可补心肺气，利水消肿，具有滋而不腻、补而不滞之特点。

食疗保健　**麦门冬粥**　麦冬 30 g，白粳米 50 g。先将麦冬捣烂煮浓汁，去渣，用汁煮米做粥。具有生津止渴的作用。适用于热病后因气津被耗而引起的气短、咽干、口渴、心烦、少寝或干咳等症。(《保健药膳》)

麦冬妙用小贴士	
性味归经	甘、微苦，微寒。归心、肺、胃经。
功效	养阴生津，润肺清心。
主治病症	肺胃阴虚之津少口渴、干咳咯血；心阴不足之心悸易惊及热病后期热伤津液等。
常用量及毒性	内服：每次 6～12 g。
不适宜人群	脾胃虚寒泄泻、胃有痰饮湿浊及暴感风寒咳嗽者。

菟丝子　TUSIZI

别名：吐丝子、菟丝实、龙须子

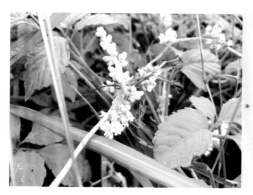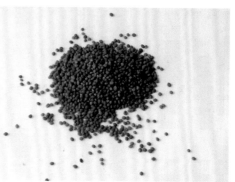

识别要点 茎细柔呈线状，左旋缠绕，多分枝，黄色，随处生吸器，侵入寄主组织内。无绿色叶，而有三角状卵形的鳞片叶。花白色，簇生，小花梗缺如或极短。种子 2～4 粒，卵圆形或扁球形。

挑选要点 一看：以颗粒饱满、无尘土及杂质者为佳。二尝：气微，味淡。

药理研究 菟丝子的主要成分是黄酮，还含有甾醇、萜、生物碱、木脂素、有机酸、挥发油及钙、钾、磷等微量元素等。菟丝子的黄酮是其主要药理活性成分。菟丝子某些成分具有促进造血功能、增强免疫、抗氧化、延缓衰老、抗骨质疏松、保肝、增加冠状动脉血流量、改善动脉硬化、降血脂、软化血管、降血压、抗肿瘤、抗炎、治疗不育等作用。

前人论述 《神农本草经》："主续绝伤，补不足，益气力，肥健人，久服明目。"

名家妙用 何任，首届国医大师，喜用"金匮方"，何老除将菟丝子用治肾虚腰痛、妇女月经不调等症外，还常常用治妇女的面部黄褐斑，取得了较好的疗效。何老在使用菟丝子治疗黄褐斑时多配以滋肾的六味地黄丸和活血祛瘀的当归、赤芍、红花等。

食疗保健 **鸡肝菟丝子汤** 雄鸡肝 2 具，菟丝子 15 g。将鸡肝洗净，每具切成四块；菟丝子略洗，装入纱布袋内，扎紧袋口。一并放在砂锅内，加入清水，先用武火煮沸，再用文火煮熬 30～40 分钟，捞去药袋。每日 1 剂，饮汤。功能为补肝养血，益肾固精。用治肝血亏虚，肾精不固，阳痿，早泄，滑精，遗尿。（《古代房中秘方》）

菟丝子妙用小贴士	
性味归经	辛、甘，平。归肝、肾、脾经。
功效	补益肝肾，固精缩尿，安胎，明目，止泻。
主治病症	腰膝酸痛，遗精，消渴，尿有余沥，目暗等。
常用量及毒性	内服：每次 6～12 g；或入丸、散。外用：炒研调敷。
不适宜人群	孕妇、血崩、阳强、便结、肾脏有火、阴虚火动者。

石斛　SHIHU

别名：吊兰花、林兰、禁生

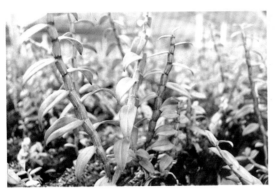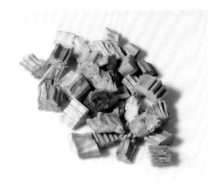

识别要点　附生，茎丛生，高 25～60 cm，有节。叶卵状披针形，花 2～3 朵，直径 5～12 cm，白蜡色；花瓣卵圆形，边波状，尖端紫色。唇瓣圆形，两面具短柔毛，唇盘紫色，有黄白色边缘，先端有紫点。

挑选要点　一看：以身长、色金黄、质致密、有光泽者为佳。二尝：气微，味微苦而回甜，嚼之有黏性。

药理研究　增强免疫力、缓解糖尿病及其并发症、抑制肿瘤、抗氧化、延缓衰老、护肝、抗炎、保护神经系统、保护心血管、改善肠胃功能、抗血管生成、改善过敏性皮肤炎体征、缓解疲劳、抗血小板凝集等。

前人论述　《神农本草经》："主伤中，除痹，下气，补五脏虚劳羸瘦，强阴，久服厚肠胃。"

名家妙用　雷丰用其治温热病，治温热有汗，风热化火，热病伤津，温疟舌苔变黑：鲜石斛三钱，连翘（去心）三钱，天花粉二钱，鲜生地四钱，麦冬（去心）四钱，参叶八分。水煎服。（《时病论》）

食疗保健　**石斛洋参乌鸡汤**　乌鸡 1 只，铁皮石斛、山楂各 15 g，西洋参 30 g，姜片、葱段、料酒、盐、鸡精各适量。乌鸡宰杀洗净，斩块；铁皮石斛、西洋参、山楂洗净；锅内加水烧开后放入乌鸡煮 5 分钟后捞出洗净放入瓦煲，再加入铁皮石斛、西洋参、山楂、姜片、葱段、料酒和适量清水，武火煮沸，改文火煲 2 小时，加盐、鸡精调味即可。有补中益气，生津，恢复体力的功效。

石斛妙用小贴士	
性味归经	甘，微寒。归胃、肾经。
功效	生津益胃，清热养阴。
主治病症	热病伤津，口干烦渴，病后虚热，阴伤目暗等。
常用量及毒性	内服：每次 6～12 g，鲜品 15～30 g；熬膏或入丸、散。
不适宜人群	温热尚未化燥伤津者。

枸杞子　GOUQIZI

别名：苟起子、甜菜子、杞子

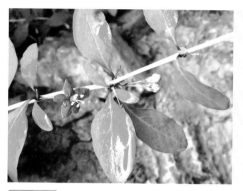 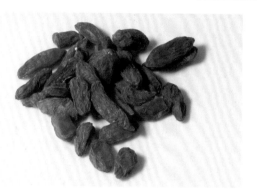

识别要点　枝条细长，幼枝有棱角，外皮灰色，无毛，通常具短棘，生于叶腋。叶互生或数片丛生；叶片卵状菱形至卵状披针形，先端尖或钝，基部狭楔形，全缘。浆果卵形或长圆形，深红色或橘红色。种子多数，肾形而扁，棕黄色。

挑选要点　一看：以粒大、肉厚、种子少、色红、质柔软者为佳。二尝：气微，味甜，嚼之唾液染成红黄色。

药理研究　对糖尿病、肺结核等也有较好疗效；对抗肿瘤、保肝、降血压、降血糖以及老年人器官衰退的老化疾病都有很强的改善作用。枸杞子对体外癌细胞有明显的抑制作用，可用于防止癌细胞的扩散和增强人体的免疫功能。

前人论述　《本草纲目》："滋肾，润肺，明目。"

名家妙用　国医大师朱良春应用枸杞子经验：枸杞子甘平，滑润多脂，为滋肾养肝、益精生津之妙品。其止血作用，方书记载甚少，仅《本草述》提及"诸见血证，咳嗽血"。朱老通过大量的临床实践，认为此品具有止血之功，对肝肾虚弱及慢性肝病所见牙齿出血尤为适合，每日用 30 g 煎汤代茶，连服数日，齿衄常获控制，临床症状亦随之改善。朱老常谓："血证病因，千头万绪，约言之，缘阴阳不相维系，若阴虚阳搏，宜损阳和阴；若阳离阴走，宜扶阳固阴。"

食疗保健　**枸杞羊肾粥**　枸杞子 30 g，羊肉、粳米各 60 g，羊肾 1 个，葱白 2 茎，食盐适量。将新鲜羊肾剖开，去内筋膜，洗净，切细。羊肉洗净切碎。煮枸杞子，备用。同羊肾、羊肉、粳米、葱白一起煮粥。待粥成后，入盐少许，稍煮即可。每日早、晚服用。具有温肾阳，益精血，补气血的作用。可用于肾阳亏虚证。适用于肾虚劳损，阳气衰败，腰脊冷痛，脚膝软弱，头晕耳鸣，视物昏花，听力减退，夜尿频多，阳痿等。(《饮膳正要》)

枸杞子妙用小贴士	
性味归经	甘，平。归肝、肾经。
功效	滋肾，润肺，补肝，明目。
主治病症	肝肾阴亏，腰膝酸软，头晕，目眩，目昏多泪，虚劳咳嗽，消渴，遗精等。
常用量及毒性	内服：每次 6～12 g；熬膏、浸酒或入丸、散。
不适宜人群	外邪实热、脾虚有湿及泄泻者。

天冬　TIANDONG

别名：天门冬、大当门根

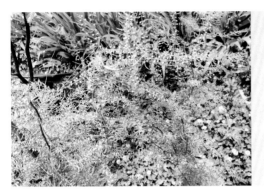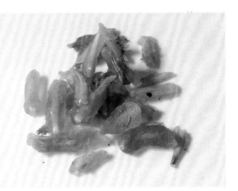

识别要点 茎细，有纵槽纹。叶状枝 2～3 枚簇生叶腋，线形，扁平，长 1～3 cm，宽 1 mm 左右，叶退化为鳞片，主茎上的鳞状叶常变为下弯的短刺。

挑选要点 块根长圆纺锤形，表面黄白色或浅黄棕色，呈油润半透明状。干透者质坚硬而脆，未干透者质柔软，有黏性，断面蜡质样，味甘、微苦。

药理研究 天冬主要含有甲基原薯蓣皂苷、伪原薯蓣皂苷等甾体皂苷、天冬多糖等各种寡糖和多糖类、多种氨基酸等成分，具有抗菌、平喘、镇咳、祛痰、延缓衰老、抑制肿瘤等作用。

前人论述 《本草分经》："甘苦大寒，入肺经气分，益水之上源而下通肾，清金降火，润燥滋阴，消痰止血，杀虫，去肾家湿热，治喘嗽骨蒸一切阴虚有火诸症。"

名家妙用 李全花经验：生天冬治疗功能失调性子宫出血。生天冬（连皮）五钱至一两（鲜的一两至三两），置砂锅内，水煎，服用时以红糖为引。每日 1 次。注意：勿用铁器煎药。

食疗保健 **天冬板蓝茶** 天冬 5 g，板蓝根 3 g，绿茶 3 g。用 250 mL 开水冲泡后饮用。可加冰糖。有清热养阴，解毒的作用。适用于热病发热、口烦渴，咽喉肿痛，扁桃体炎，口舌生疮等症。（《茶饮保健》）

天冬妙用小贴士	
性味归经	甘、苦，寒。归肾、肺经。
功效	养阴生津，润肺清心。
主治病症	肺燥干咳、虚劳咳嗽、津伤口渴、心烦失眠、内热消渴、肠燥便秘、白喉等。
常用量及毒性	内服：每次 6～12 g。
不适宜人群	脾胃虚寒、食少便溏，以及外感风寒、痰湿咳嗽者。

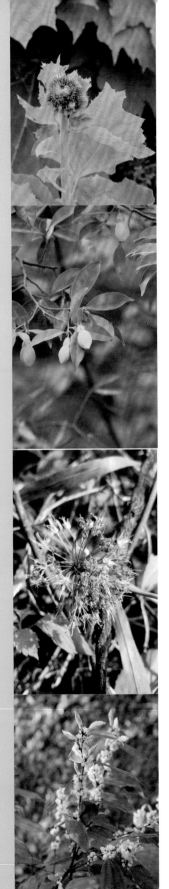

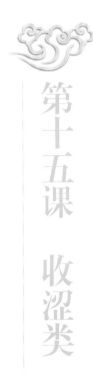

第十五课 收涩类

Traditional

Chinese medicine

五味子　WUWEIZI

别名：北五味子、南五味子、五梅子

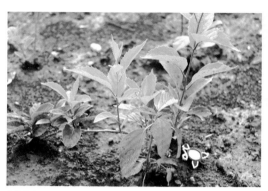 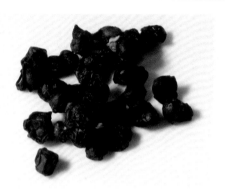

识别要点 北五味子：不规则的球形或扁球形，直径 5～8 mm。表面红色、紫红色或暗红色，皱缩，显油润；有的表面呈黑红色或出现"白霜"。果肉柔软，种子 1～2，肾形。南五味子：本品呈球形或扁球形，直径 4～6 mm。表面棕红色至暗棕色，干瘪，皱缩，果肉常紧贴于种子上。种子 1～2，肾形。

挑选要点 一看：表面棕黄色，有光泽，种皮薄而脆者为佳。二尝：果肉味酸；种子味辛、微苦。

药理研究 五味子中的五味子素、戈米辛 A 成分具有安定或镇静作用；五味子中的五味子素、戈米辛 A、异五味子素、去氧五味子素等成分，具有抑制应激性溃疡的作用。五味子多糖、五味子甲素、五味子醇甲有保肝作用，本品还具有增强免疫、降血脂作用。

前人论述《神农本草经》："味酸，温。主益气，咳逆上气，劳伤羸瘦，补不足，强阴，益男子精。"

名家妙用《傅青主女科》共 13 方用五味子，产后用五味子就达 11 方之众，安胎止崩、益气摄血，用固气汤；固脱救脏、安血归经，投滋荣益气复神汤；敛水益荣、嘘血归源，必用止渴益水饮；益气养血、安神定志，用养心汤。关于用量，少者 10 粒，多者 25 g。（《傅青主女科》）

食疗保健 **五味子蒸鱼头** 五味子 20 g，鱼头 1 个，料酒、葱各 10 g，姜 5 g，鸡精、盐各 3 g，鸡油 35 g。适用于失眠，口干烦渴，自汗，盗汗，劳伤羸瘦，梦多滑精等症。（《失眠症药膳》）

五味子妙用小贴士	
性味归经	酸、甘，温。归肺、心、肾经。
功效	收敛固涩，益气生津，补肾宁心。
主治病症	久咳虚喘；梦遗滑精，遗尿尿频；久泻不止；自汗，盗汗；津伤口渴，内热消渴；心悸失眠。
炮制品种	醋五味子：酸涩收敛之性增强，涩精止泻更强； 酒五味子：益肾固精作用增强，用于肾虚遗精； 蜜五味子：补益肺肾作用增强，用于久咳虚喘。
常用量及毒性	2～6 g，煎服。
不适宜人群	表邪未解、内有实热、咳嗽初起、麻疹初期者。

乌梅　WUMEI

别名：梅实、熏梅、桔梅肉

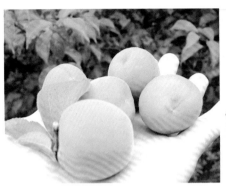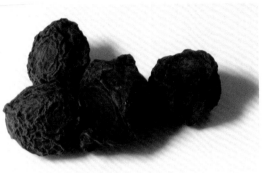

识别要点 本品呈类球形或扁球形，直径 1.5～3 cm。表面乌黑色或棕黑色，皱缩不平，基部有圆形果梗痕。果核坚硬，椭圆形，棕黄色，表面有凹点。

挑选要点 一看：以个大、肉厚、核小、外皮乌黑色、不破裂露核、柔润者为佳。二尝：气微，味极酸。

药理研究 主要含有枸橼酸、苹果酸、草酸、琥珀酸、酒石酸、熊果酸、芦丁等。乌梅醇提物对产气肠杆菌、假单胞菌、荧光假单胞菌、类芽孢杆菌等具有不同程度的抑菌作用。乌梅酸性成分提取物具有抑制黑色素的作用。本品还具有调节平滑肌、镇咳、止泻、止血等作用。

前人论述 《本草经解》："主下气，除热烦满，安心，止肢体痛，偏枯不仁，死肌，去青黑痣，蚀恶肉。"

名家妙用 乌梅丸，一直以来在方剂书上是驱虫的方子，可它还有另一个功效，张仲景早就告诉我们了，说乌梅丸"又主久利"。经方是一个巨大的宝藏，它不只教给我们治疗一种疾病，还教给我们一种开放的思路。乌梅丸的组方，酸、苦、辛、甘并用，酸能收能敛，苦能泄能降，辛能通能行，甘可缓可补，加起来便是一个涩肠止泻、温脏散寒、平调寒热、补虚和胃的方子，所以它可以适用于诸多胃肠疾病，比如过敏性结肠炎、嗜酸粒细胞性胃肠炎，只要符合这个病机都可以用。（《国医大师王琦医案故事》）

食疗保健 **葛根乌梅饮** 慢性咽炎患者可常用新鲜葛根 25 g，新鲜乌梅 10 g，新鲜芦根 10 g，榨汁 100 mL 口服，能在一定程度上缓解症状。（《生命时报》）

乌梅妙用小贴士	
性味归经	酸、涩，平。归肝、脾、肺、大肠经。
功效	敛肺，涩肠，生津，安蛔。
主治病症	肺虚久咳、久泻久痢、虚热消渴、蛔厥呕吐腹痛。
炮制品种	乌梅肉：功效和适用范围与乌梅同，因去核用肉，故作用更强。 乌梅炭：长于涩肠止泻止血，用于久泻，久痢便血，崩漏下血等。 醋乌梅：功用与生乌梅相似，但收敛固涩作用更强，尤其适用于肺气耗散之久咳不止和蛔厥腹痛。
常用量及毒性	内服：煎服，6～12 g，大剂量可用至 30 g。外用：适量，捣烂或炒炭研末外敷。
不适宜人群	外有表邪或内有实热积滞者。

山茱萸　SHANZHUYU

别名：蜀枣、魃实、鼠矢

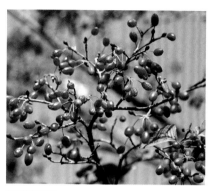

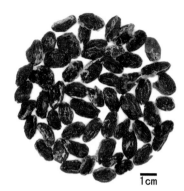

1cm

识别要点 本品呈不规则的片状或囊状，长 1～1.5 cm，宽 0.5～1 cm。表面紫红色至紫黑色，皱缩，有光泽。顶端有的有圆形宿萼痕，基部有果梗痕。质柔软。

挑选要点 一看：以个大肉厚、质柔软、色紫红、核少者为佳。二尝：气微，味酸、涩、微苦。

药理研究 山茱萸的主要成分是有机酸及其酯类、环烯醚萜苷类、挥发性成分、鞣质类及其他成分，其中有机酸及其酯类和环烯醚萜苷类是其主要药理活性成分。山茱萸有免疫调节、降血糖、抗心律失常、抗氧化、抗肿瘤、改善认知能力、防治骨质疏松等作用。

前人论述 《神农本草经》："山茱萸，味酸平。主心下邪气，寒热，温中，逐寒湿痹，去三虫。"

名家妙用 张锡纯治一男子，二十余岁，久被烟色所伤，一次感伤风寒，一医用发表之药治愈，由于身体素虚，发汗之后亡阴伤阳，突然遍身冷汗，心中怔忡，自言气息将断，张锡纯诊其脉左右皆浮弱无根，张锡纯说：得萸肉数两可保无虞。当时下着大雨，骑着快马买得山茱萸四两，人参五钱。先用萸肉二两煎数沸，急服之，心定汗止，气亦接续，然后将人参作小块，用剩下的萸肉煎汤送下，这个病就好了。由此可见山茱萸救脱之功，张锡纯也因此盛赞——救脱之药，当以山茱萸为第一。（《医学衷中参西录》）

食疗保健 **山萸糯米粥** 山茱萸 15 g，糯米 50 g，红糖适量。山茱萸洗净，与糯米、红糖同入砂锅，加水 450mL，用文火烧至微滚到沸腾，米开粥稠，表面有粥油为度。每日晨起空腹温热服食 1 次，10 日为 1 个疗程。适用于肝肾亏虚、耳鸣耳聋、头晕目眩、小便频数、腰膝酸疼、虚汗不止、月经过多、漏下不止等症。（《常见病食疗食补大全》）

山茱萸妙用小贴士	
性味归经	酸、涩，微温。归肝、肾经。
功效	补益肝肾，收涩固脱。
主治病症	肝肾亏虚、眩晕耳鸣、腰膝酸痛、阳痿、遗精滑精、遗尿尿频、月经过多、崩漏带下、大汗虚脱、内热消渴。
炮制品种	酒萸肉：更偏于补益肝肾。
常用量及毒性	煎服，6～12 g，急救固脱可用至 20～30 g。
不适宜人群	素有湿热而致小便淋涩者。

芡实 QIANSHI

别名：鸡头米、卵菱、鸡头实

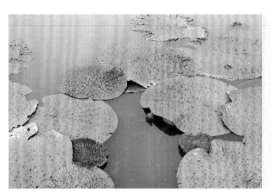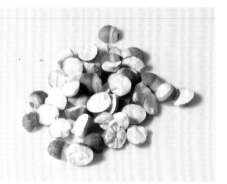

识别要点 呈类球形，多为破粒，完整者直径5～8 mm。表面有棕红色或红褐色内种皮，一端黄白色，约占全体1/3，有凹点状的种脐痕，除去内种皮显白色。质较硬，断面白色，粉性。

挑选要点 一看：以干燥、无虫蛀、饱满均匀、少碎、粉性足、无杂质、色泽白、粒上残留的种皮为淡红色者为佳。二尝：气微，味淡。

药理研究 芡实具有抗氧化，清除氧自由基，降血糖，降低尿蛋白，抗心肌缺血，抑菌，保护胃黏膜等作用。

前人论述 《神农本草经》："味甘平，主湿痹，腰脊膝痛，补中除暴疾，益精气，强志令耳目聪明。久服，轻身不饥，耐老，神仙。"

名家妙用 宋代大文豪苏东坡到老年仍身健体壮，才思敏捷，他对养生很有研究，他的养生之道中有一条是吃芡实，吃法颇为奇异：时不时取煮熟的芡实1粒，放入口中，缓缓含嚼，直至津液满口，再鼓漱几遍，徐徐咽下。他每日用此法吃芡实10～30粒，坚持不懈。据说苏东坡还极喜爱吃用芡实煮成的"鸡头粥"，并称之"粥既快养，粥后一觉，妙不可言也"。（《东坡养生集》）

食疗保健 **芡实粥** 清芡实（净）1 L，白粱米3合，莲子（泡，去皮心）1合，薏苡仁（鲜者）1合，山药末1合。可以健脾土，生万物，精气神皆盛，多子，老服愈健。每早调数盏服，以代早粥。上为末，和白糖4两研匀。（《简明医彀》）

芡实妙用小贴士	
性味归经	甘、涩，平。归脾、肾经。
功效	益肾固精，补脾止泻，除湿止带。
主治病症	肾虚遗精滑精，遗尿尿频；脾虚久泻；白浊，带下。
炮制品种	炒芡实：性偏温，补脾和固涩作用增强，适用于脾虚之证和虚多实少者。
常用量及毒性	9～15 g，煎服。
不适宜人群	无特殊禁忌人群。

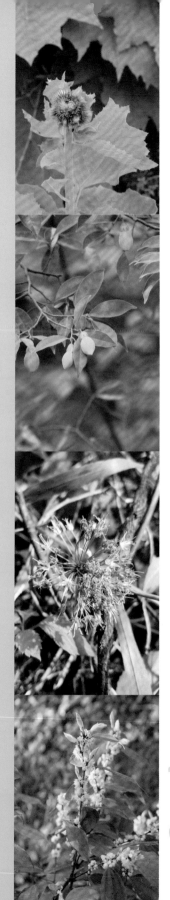

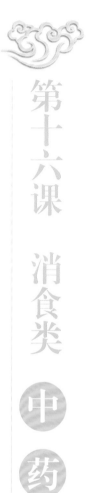

第十六课　消食类　中药

Traditional

Chinese medicine

山楂 SHANZHA

别名：山里果、山里红、酸里红

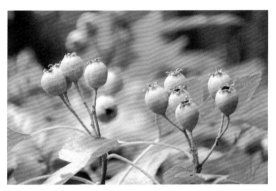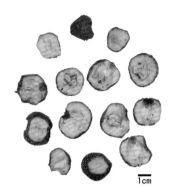

识别要点 本品为圆形片，皱缩不平，直径1～2.5 cm，厚0.2～0.4 cm。外皮红色，具皱纹，有灰白色小斑点。果肉深黄色至浅棕色。中部横切片具5粒浅黄色果核，但核多脱落而中空。有的片上可见短而细的果梗或花萼残迹。

挑选要点 一看：以果形正，皮红，有光泽者为佳。二尝：味酸、微甜。

药理研究 山楂所含的有效成分有促进消化、强心、扩张冠状动脉、保护心肌损伤、增加心输出量、减弱心肌应激性和传导性、抗心室颤动、抗心房颤动、抗阵发性心律失常、降血压、降血脂、抗氧化、促进细胞与红细胞免疫等药理学作用。

前人论述 《本草纲目》："化饮食，消肉积，癥瘕，痰饮痞满吞酸，滞血胀痛。"

名家妙用 张锡纯对山楂的用药颇有心得，张氏认为山楂皮赤肉红黄，故为善入血分化瘀血之要药。他认为用山楂治疗妇女相关疾病消化较为显著，比如说腹中有块（癥瘕）、经闭、产后瘀血所导致的腹痛，等等。关于女性月经到期不来的这个疾病，张氏擅长用山楂煎汤，然后冲化红蔗糖内服，见效很快，如果遇上月经已经有数月不来了，就需要多服几次，月经就会自然通下。（《医学衷中参西录》）

食疗保健 **大山楂丸** 山楂960 g，麦芽、神曲各140 g。共研为细末，用白糖840 g，混合均匀，炼蜜为丸。每丸重9 g，每次服1丸，温开水送下。本方所用三物都长于消化食积。用于消化不良，食积不化。（《中药制剂手册》）

山楂妙用小贴士	
性味归经	酸、甘，微温。归脾、胃、肝经。
功效	消食健胃，行气散瘀，化浊降脂。
主治病症	肉食积滞，胃脘胀满，腹痛泄泻；泻痢腹痛，疝气疼痛；血瘀经闭痛经，产后瘀阻腹痛，心腹刺痛，胸痹心痛；高脂血症。
炮制品种	炒山楂：善于消食化积。用于脾虚食滞，食欲不振，神倦乏力。 焦山楂：长于消食止泻。用于食积兼脾虚和痢疾。 山楂炭：性收涩，有止血止泻的功效。可用于胃肠出血或脾虚腹泻兼食滞者。
常用量及毒性	9～12 g，煎服。
不适宜人群	脾胃虚弱而无积滞、胃酸分泌过多者。

莱菔子　LAIFUZI

别名：萝卜子、芦菔子

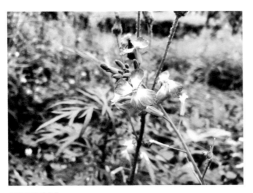 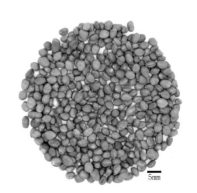

识别要点 呈类卵圆形或椭圆形，稍扁，长 2.5～4 mm，宽 2～3 mm。表面黄棕色、红棕色或灰棕色。一端有深棕色圆形种脐，一侧有数条纵沟。种皮薄而脆，子叶 2，黄白色，有油性。

挑选要点 一看：以粒大、饱满、油性大者为佳。二尝：气微，味淡、微苦辛。

药理研究 莱菔子有降血压，促进胃动力，抗菌，祛痰，镇咳，平喘等作用。

前人论述 《日华子本草》："莱菔子水研服，吐风痰；醋研消肿毒。"

名家妙用 王益谦经验：王氏认为小儿咳喘之病，多由外感引起，小儿纯阳之体，外感之证，以风热居多，即使感受风寒亦极易从阳化热，又易为饮食所伤，致脾运失常，食滞内停。治小儿咳喘，清热、化痰、导滞首选莱菔子。因其化痰不助火，清热不伤阳，消导不耗气，通腑不伤津，乃治疗小儿咳喘之君药。临证加减：高热、痰喘气促者，重用莱菔子伍以麻杏石甘汤；病退而精神欠振者，或偶有咳嗽、少痰，寒热不显者，或体虚易感者，以玉屏风散佐莱菔子以善其后。莱菔子用量 15 g，其生者性稍猛，熟者性稍缓，择而用之。若用鲜莱菔，以汁代之，效尤佳。（《新中医》）

食疗保健 **莱菔子粥** 莱菔子末 15 g，粳米 100 g。将莱菔子末与粳米同煮为粥。主治化痰平喘，行气消食。适用于老年慢性气管炎、肺气肿。用法用量早晚餐，温热食。（《老老恒言》）

莱菔子妙用小贴士	
性味归经	辛、甘，平。归脾、胃、肺经。
功效	消食除胀，降气化痰。
主治病症	饮食停滞、脘腹胀痛、大便秘结、积滞泻痢、痰壅气逆、喘咳痰多、胸闷食少。
炮制品种	炒莱菔子：长于消食除胀、降气化痰。多用于食积腹胀，气喘咳嗽。
常用量及毒性	5～12 g，煎服。
配伍禁忌	人参恶莱菔子，不宜同用。
不适宜人群	气虚及无食积、痰滞者。

神曲　SHENQU

别名：六曲、六神曲

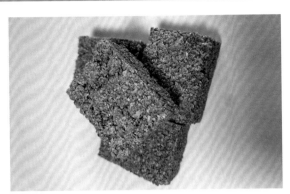

识别要点 呈方形或长方形的块状，宽约 3 cm，厚约 1 cm，外表土黄色，粗糙；质硬脆易断，断面不平，类白色，可见未被粉碎的褐色残渣及发酵后的空洞。

挑选要点 一看：以陈久、无虫蛀者佳。二尝：有陈腐气，味苦。

药理研究 神曲主要含有酵母菌、挥发油、淀粉酶、维生素 B 复合体、麦角甾醇、蛋白质及脂肪等成分，具有促进消化液分泌而助消化的作用。

前人论述 《药性论》："化水谷宿食，症结积滞，健脾暖胃。"

名家妙用 用于食积不化，脘腹胀满、不思饮食及肠鸣泄泻等证。神曲能消食健胃和胃。常配伍山楂、麦芽，共称"三仙"。虚劳诸不足，风气百疾，薯蓣丸主之。如治虚劳百病，仲景薯蓣丸中，便是取其调中消滞之用。(《金匮要略》)

食疗保健 **神曲粥** 神曲 15 g，粳米 100 g。先把神曲捣碎，加水煎取药汁，去渣，再加入粳米熬煮成粥。适用于食积停滞，消化不良，嗳腐吞酸，胸腹胀满，食欲不振，大便泄泻的患者。分 2 次服食，病除即停。(《寿亲养老新书》)

神曲妙用小贴士	
性味归经	甘、辛，温，归脾、胃经。
功效	健脾和胃，消食调中。
主治病症	饮食停滞，胸痞腹胀，呕吐泻痢，产后瘀血腹痛，小儿腹大坚积。
炮制品种	炒神曲：健脾悦胃功能增强，发散作用减少。 麸炒六神曲：具有甘香气以醒脾和胃为主。用于食积不化，脘腹胀满，不思饮食，肠鸣泄泻。 焦六神曲：消食化积力强，以治食积泄泻为主。
常用量及毒性	内服：煎汤，6～15 g；或研末入丸、散。
不适宜人群	脾阴虚、胃火盛者。

麦芽 MAIYA

别名：麦蘖、大麦芽

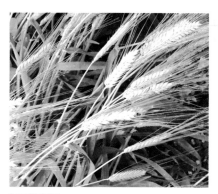 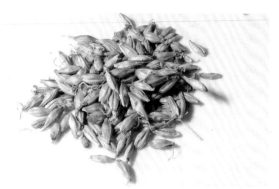

识别要点 本品呈梭形，长 8～12 mm，直径 3～4 mm。表面淡黄色，背面为外稃包围，具 5 脉；腹面为内稃包围。除去内外稃后，腹面有 1 条纵沟；基部胚根处生出幼芽和须根，幼芽长披针状条形，长约 5 mm。须根数条，纤细而弯曲。质硬，断面白色，粉性。

挑选要点 一看：以质坚充实、色淡黄、有胚芽、无霉、无虫、无杂质者为佳。二尝：味微甘。

药理研究 炒麦芽可以减少泌乳素的生成，对女性断奶很有帮助。

前人论述 《药性论》："麦芽消化宿食，破冷气，去心腹胀满。"

名家妙用 张锡纯认为，大便通与不通，实与肝气有关。至于用柴胡必用生麦芽者，是因为"柴胡之调肝在于升提，生麦芽之调肝在于宣通"。用柴胡升提恐胁下之痛加剧，故与麦芽之宣通相济，则肝气郁者自开，遏者自舒。说，麦芽"虽为脾胃之药，而实善舒肝气"。特别提到"麦芽与肝气同气相求，故善舒之"。(张锡纯《中国中医药报》)

食疗保健 **甘麦大枣汤** 甘草 5 g，大枣 10 枚，麦芽、冰糖各 30 g。将上药水煎取汁，纳入冰糖溶化，每晚 1 次，睡前饮服，嚼食大枣，每日 1 剂。可补益脾胃，养血安神，适用于失眠多梦，夜寐不宁及妇女脏躁，精神恍惚，无故悲伤。(《金匮要略》)

麦芽妙用小贴士	
性味归经	甘，平。归脾、胃经。
功效	行气消食，健脾开胃，回乳消胀。
主治病症	食积不化、脘腹胀满、脾虚食少、乳汁郁积、乳房胀痛、妇女断乳、肝郁胁痛、肝胃气痛。
炮制品种	炒麦芽：偏温而气香，具有行气、消食、回乳之功。 焦麦芽：性偏温而味甘微涩，增强消食化滞、止泻的作用。
常用量及毒性	煎服，10～15 g，回乳炒用 60 g。
不适宜人群	哺乳期妇女。

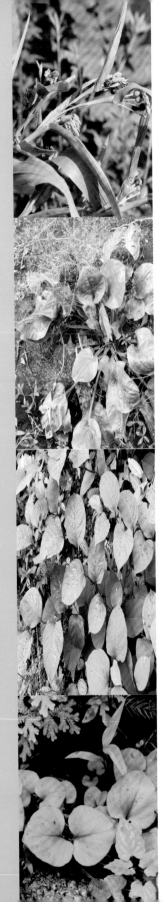

第十七课　解毒杀虫类　

Traditional

Chinese medicine

大蒜　DASUAN

别名：蒜、蒜头、独头蒜

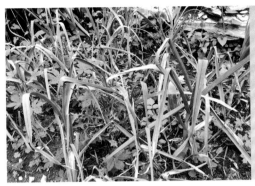 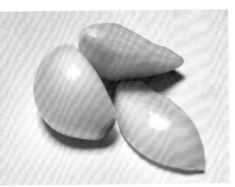

识别要点 呈类球形，直径 3～6 cm。表面被白色、淡紫色或紫红色的膜质鳞皮。顶端略尖，中间有残留花葶，基部有多数须根痕。剥去外皮，可见独头或 6～16 个瓣状小鳞茎，着生于残留花茎基周围。鳞茎瓣略呈卵圆形，外皮膜质，先端略尖，一面弓状隆起，剥去皮膜，白色肉质。

挑选要点 一看：以个大、饱满、皮紫色者为佳。二尝：气特香，味辛辣，具刺激性。

药理研究 大蒜中含硫化物，具有强的抗菌、消炎作用，对多种球菌、杆菌、真菌和病毒具有抑制和杀灭的作用。大蒜中的锗元素和硒元素，可抑制肿瘤细胞的生长和繁殖；排毒清肠，预防胃肠道疾病；降低血糖，预防糖尿病。

前人论述 《名医别录》："散痈肿疮，除风邪，杀毒气。"

名家妙用 国家级名老中医、北京中医药大学教授史载祥说："一瓣瓣的大蒜都是一颗颗救命良药，我第一个证实了，大蒜素有扩张冠状动脉的作用，堪称血管清道夫。"简单地说，腊八蒜继承了大蒜的所有优点，但是相比大蒜更为性温，对黏膜的刺激性减弱，二者相配，大蒜和醋的抑菌作用更加稳定，还弱化了吃大蒜时产生的不愉快气味。普通大蒜性温，多食生热，且对局部有刺激，因此阴虚火旺、目口舌有疾者忌食，但是腊八蒜没有这些禁忌。(《食品功能》)

食疗保健 **大蒜粥** 紫皮大蒜 30 g，粳米 100 g。大蒜去皮，放沸水中煮 1 分钟后捞出，然后取粳米，放入煮蒜水中煮成稀粥，再将蒜放入粥，同煮为粥。适用于急性细菌性痢疾，有慢性胃炎及胃和十二指肠溃疡的老人忌食。(《食疗本草》)

大蒜妙用小贴士	
性味归经	辛，温。归脾、胃、肺经。
功效	解毒消肿，杀虫，止痢。
主治病症	痈肿疮疡、疥癣、肺痨、顿咳、痢疾、泄泻、蛲虫病、钩虫病。
常用量及毒性	内服：煎服，9～15 g。外用：适量，捣烂外敷，或切片外擦。
不适宜人群	阴虚火旺及有目、舌、喉、口齿诸疾不宜服用；孕妇忌灌肠用。

蛇床子　SHECHUANGZI

别名：蛇米、蛇珠、蛇粟

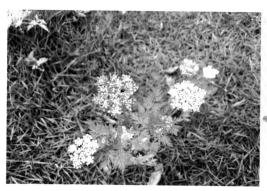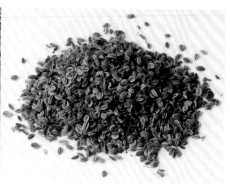

识别要点　本品为双悬果，呈椭圆形，长 2～4 mm，直径约 2 mm。表面灰黄色或灰褐色，顶端有 2 枚向外弯曲的柱基，基部偶有细梗。分果的背面有薄而突起的纵棱 5 条，接合面平坦，有 2 条棕色略突起的纵棱线。果皮松脆，揉搓易脱落。种子细小，灰棕色，显油性。

挑选要点　一看：以颗粒饱满、灰黄色、气味浓者为佳。二尝：气香，味辛凉，有麻舌感。

药理研究　蛇床子主要含香豆素类化合物，另外还含有挥发油，倍半萜及糖类等成分。蛇床子还有抗心律失常、抗菌、增强非特异性免疫功能、抗炎等作用。

前人论述　《神农本草经》："味苦平。主妇人阴中肿痛，男子阴痿，湿痒，除痹气，利关节，癫痫恶创。久服轻身。一名蛇米。生川谷及田野。"

名家妙用　清代名医陈士铎在其《本草新编》中曾说："蛇床子，功用颇奇，内外俱可施治，而外治尤良。"蛇床子外用擅治皮肤疥癣湿疮，倒是千真万确的。从古至今，中药蛇床子均被历代医家视为治疗皮肤病、瘙痒症的要药。可广泛治疗诸如小儿癣、恶疮、皮肤湿疹、过敏性皮炎、头疮、妇女阴痒、滴虫阴道炎等，多有显效。（《本草新编》）

食疗保健　**蛇床子汤**　威灵仙、蛇床子、当归尾、土大黄、苦参各 15 g，缩砂壳 9 g，老葱头 7 个。用法是以水 1 L，煎数滚，倾入盆内，先熏，候温浸洗。适用于肾囊风，干燥极痒，喜浴热汤，甚起疙瘩，形如赤粟，麻痒，搔破浸淫脂水，皮热痛如火燎的患者。（《医宗金鉴》）

蛇床子妙用小贴士	
性味归经	辛、苦，温。归肾经。
功效	燥湿祛风，杀虫止痒，温肾壮阳。
主治病症	阴痒、疥癣、湿疹瘙痒、寒湿带下、湿痹腰痛、肾虚阳痿、宫冷不孕。
常用量及毒性	有小毒。内服：煎服，3～10 g。外用：适量，多煎汤熏洗，或研末调敷。
不适宜人群	阴虚火旺或下焦有湿热者。

中药拼音索引

233